现代腹外疝与腹壁外科新进展

罗长江◎主编

汕頭大學出版社

图书在版编目（CIP）数据

现代腹外疝与腹壁外科新进展 / 罗长江主编. —汕头：汕头大学出版社，2019.1

ISBN 978-7-5658-3821-7

Ⅰ. ①现… Ⅱ. ①罗… Ⅲ. ①腹疝—外科学②腹壁—腹腔疾病—外科学 Ⅳ. ①R656

中国版本图书馆CIP数据核字（2019）第029595号

现代腹外疝与腹壁外科新进展

XIANDAI FUWAISHAN YU FUBI WAIKE XINJINZHAN

主　　编：罗长江
责任编辑：宋倩倩
责任技编：黄东生
封面设计：蒲文琪
出版发行：汕头大学出版社
　　　　　广东省汕头市大学路243号汕头大学校园内　　邮政编码：515063
电　　话：0754-82904613
印　　刷：北京市天河印刷厂
开　　本：880mm×1230mm　1/32
印　　张：11
字　　数：278千字
版　　次：2019年1月第1版
印　　次：2019年1月第1次印刷
定　　价：60.00元
ISBN 978-7-5658-3821-7

主编简介

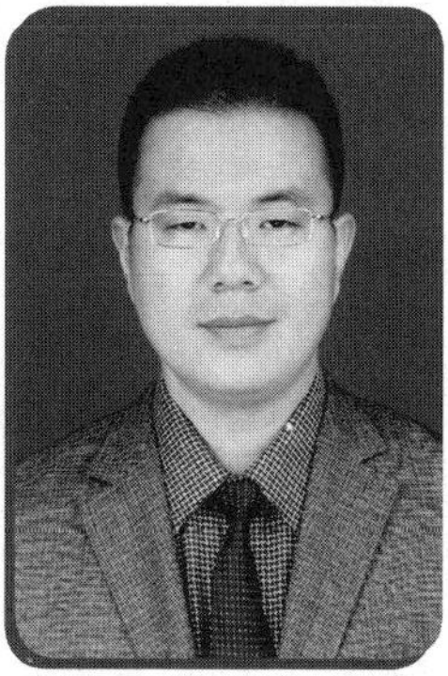

罗长江

男，主任医师，副教授。2006年毕业于第四军医大学，获研究生学历，现任兰州大学第二医院普外11科（疝与腹壁外科）主任。参与国家自然科学基金一项，主持省级科研两项，发表SCI文章五篇（其中SCI二区文章两篇），发表CSCD论文十篇。

前言 preface

疝与腹壁外科学是外科学的一个重要组成部分，疝与腹壁疾患是外科常见病、多发病。近年来，疝外科领域发展迅猛，出现了许多重要的技术革新。尽管看起来疝外科的进展主要发生在腹股沟疝领域，但是随着基础医学科学的进步、疝修补材料学的发展、疝外科的修补理念的更新、手术技术的不断提高以及腹腔镜外科的发展，都对整个疝与腹壁外科产生了深远的影响，并体现在疝与腹壁疾患的病因、发病机制、诊断与治疗等各个领域。以我国腹股沟疝为例，在以前，修补技术以Bassini、Ferguson、Marcy、Shouldice修补术等基本方法为主，而现在却是种类繁多的各类无张力修补技术被各级医院广泛应用，腹腔镜疝修补术亦得到蓬勃开展。鉴于疝与腹壁外科技术的日新月异，我们感到有必要将这方面最新的信息与知识进行总结和整理，为当代医师提供一本反映疝外科当代进展和实用性强的参考书。

本书分为14章，首先介绍了疝与腹壁外科的相关基础知识，如疝与腹壁外科概论，腹壁的胚胎发育与解剖，疝的概念、解剖及分类等，之后系统阐述了疝与腹壁外科常见病、多发病的病因、病理机制、相关解剖学知识、临床表现、诊断与治疗及各类手术技术等，本书在编写过程中，参阅了国内外有关疝与腹壁外科方面的众多文献，并结合编者从事临床工作的经验与心得体会，对疝与腹壁外科的相关问题进行了较为全面的论述，同时也介绍了这些疾病的相关基本理论，并且在部分章节中插入了评论的部分，以期向读者展现该领域的热点问题与前沿知识。本书内容翔实，图文并茂，具有一定的临床实用性、科学性和先进性，可供临床医学生、临床医师及各类临床工作人员参考使用。

限于水平和时间，本书疏漏、重复和不当之处在所难免，望同道不吝赐教、指正。

《现代腹外疝与腹壁外科新进展》编委会

2018年12月

目录 contents

第一章 概 论

第一节 腹壁与疝外科的历史与发展

一、腹壁与疝外科的研究范畴

1997 年，由欧洲疝学会和美国疝学会主办的《世界疝和腹壁外科杂志》（The World Journal of Hernias and Abdominal Wall Surgery）正式出版，简称《疝》（Hernia）。其目的是促进腹股沟疝、内疝、腹壁、膈和会阴部的疾病研究。腹壁与疝外科的研究范畴，主要以疝外科为主，还包括腹壁先天的或手术后的缺陷或缺损。

二、人类对腹壁与疝疾病研究历史与现状

（一）腹壁与疝疾病认识和治疗的历史过程

人类对疝与腹壁疾病治疗和研究的历史，体现了外科的发展史。解剖学、无菌术、微侵袭以及材料科学的进步无一不在疝外科的发展历程中起着至关重要的作用。疝外科发展的历史，主要是以最常见的腹股沟疝为代表的发展历史。

(1) 古代由于体腔囊闭塞后脐带脱落而形成的脐环未闭合，可以导致新生儿的腹壁缺损例如脐膨出或脐疝的发生，这在灵长类动物和人都可能发生。应该有了人类，就有了脐疝。公元 100 年，Celsusti第一次提出了脐疝，他称之为“脐的不合适的突出”。

腹股沟疝作为最常见的疝，更容易被人们关注。古希腊的一座小雕像即清楚地显示腹股沟区的凸出。埃及 Ramses V（公元前

1156—公元前 1151 年）木乃伊患有明确的腹股沟疝，法老王 Merneptah（公元前 1224—公元前 1214 年）的木乃伊甚至被怀疑做了疝手术。亚历山大大帝时代已经出现疝气带。希伯克拉底（Hippocrates）描述了疝和阴囊积液的鉴别诊断。

Aulus Cornelius Celsus（？—50 年）将希腊和亚历山大医学介绍到罗马。疝气带被广泛使用，手术被建议用于疼痛的患者，手术切口取在耻骨稍下方的阴囊，疝囊从精索分离并切除，伤口开放，伤口大者给予烧灼，促进瘢痕形成。

Galen（200 年）提出疝系伴随着筋膜和肌肉伸长的腹膜破裂形成的。Paul of Aegina（700 年）将根据疝囊是否进入阴囊将腹股沟疝分为不完全性和完全性两类，并推荐切除睾丸结扎疝囊和精索来治疗腹股沟疝。早在 1285 年 Arnauld de Villeneure 最先注意到白线疝，1363 年 Guyde Chauliac 第一次描述了腹股沟疝和股疝的区别。

（2）15～17 世纪在文艺复兴时期，外科知识不断丰富，此间建立了“疝学”（her niology）。病理解剖学的奠基人 Benivieni（1440—1502 年），仔细记录了临床笔记，随访并尸解了他的患者。在他死后，他的朋友 Rosati 出版这些笔记，其中描述了各种类型的疝。在Ambroise Paré的著作《辩证与论述》（The Apologie and Treatise）中，Paré 详细地描述了疝的手术，并记载了疝内容物应还纳于腹腔后缝合腹膜，他谴责了游医切除睾丸的手术方法。

1556 年，瑞士人 Pierre Franco 介绍了一种带沟槽的剥离器，可以分开绞窄疝缩窄的疝环，而不损伤肠管。他建议还纳疝内容物，并用亚麻线关闭缺损。

1559 年，Kaspar Stromayr 第一次描述了斜疝和直疝的区别，切除睾丸允许用于切除斜疝，而不能用于其他类型疝。

Pare 在 1579 年首次描述了膈疝，1610 年最早报道了创伤性膈疝，1646 年 Fabricus Hildanus 对创伤性膈疝进一步进行了报告及描述。

Barbette 于 1672 年首先报道腰疝。

(3) 17～19 世纪文艺复兴之后，尸体解剖的普及使疝外科进入了解剖时代。1700 年 Littré 报告了一例 Meckel 憩室进入疝囊。1724 年，Ronsil 报告了闭孔疝。1731 年 De Garengeot 描述了阑尾进入疝囊。1757 年，Percival Pott 阐述了绞窄疝的病理生理学，并建议外科手术。1756 年，John Hunter 指出一些斜疝的先天性特点，他发现斜疝鞘突与鞘膜是连续的。1785 年，Richter 报道了部分肠壁疝。

1728 年 Budgen 首次报告了先天性腰疝，Garangeot 在1731 年尸检时发现一例因腰疝嵌顿的患者，1750 年，Ravanton 医师完成了第一例腰疝修补手术。1783 年 Petit 详细描述了下腰三角的解剖界限（Petit 三角）。

1743 年 Garangeot 对白线疝作了详细描述，并认为本病可引起消化道症状，1802 年 Maunoir 首先报告手术修补白线疝并获得成功。

1755 年 Kirschbaum 复习文献并报告了 17 例先天性膈疝，Morgagni 在 1769 年对先天性膈疝作了较全面和深入的阐述。

1786 年 Neubauer 首先报告了十二指肠旁疝。

1814 年 Scarpa 描述了滑动疝。Astley Cooper 指出静脉回流障碍是绞窄疝血液循环障碍级联反应的第一步，这导致了液体积聚和颜色变暗。

1826 年 Rokitansky 在尸检时首次发现盲肠疝入回肠结肠附近的一个肠系膜裂孔内，Loebl 在 1844 年发现并报道了第一例横结肠系膜裂孔疝，Marsh（1888 年）和 Ackerman（1902 年）手术治疗肠系膜裂孔疝患者并取得成功。

1899 年，Ahfeld 首先应用乙醇作为结痂剂治疗脐膨出并获成功。

19 世纪早期随着解剖学的进步，对腹股沟管的认识达到了顶峰，Pott、Richter、Camper、Scarpa 和 Morton 等都出版了这方面的著作。由此产生了一些以首次描述者命名的疝和腹壁结构：Gimbernat 韧带（1793 年）、Camper 筋膜（1801 年）、Cooper 韧带（1804 年）、Cloquet 疝（1817 年）、Grynfeltt 疝（1866 年）、Hesselbach 三角（1814 年）、Laugier 疝（1833 年）、Nück 管（1650—1692 年）、Petit 疝（1783 年）、Scarpa 筋膜（1814 年）。

值得特别强调的是 1804 年 Cooper 定义了腹横筋膜，他将腹横筋膜从腹膜区别出来，并证明它是疝的主要屏障。他仔细描述了腹横筋膜在腹股沟韧带后方进入大腿形成股鞘和腹股沟韧带的耻骨部分（Cooper 韧带）。1817 年，Cloquet 描述了鞘突，并发现鞘突很少在出生时闭合。1888 年，Erichsen 第一次将绞窄疝坏死的肠管切除并吻合。

尽管解剖学有了巨大进步并出现了麻醉术，由于感染的原因，直到 19 世纪中期，疝手术仍然停滞不前，甚至认为，感染导致的瘢痕增生可以降低手术后的复发率，因此，多数外科医师切除疝囊后，开放伤口等待感染后的瘢痕愈合。后来发明了皮下注射器，一些外科医师如 Velpeau、Pancoast 和 Turner 采取注射硬化剂的方法治疗疝，后来被证实是危险和无效的，最终被废止。

（4）1870 年，Lister 介绍了外科防腐抗菌技术，1896 年 Halsted 在外科手术中推广使用橡皮手套。1904 年，VonMickulicz 将外科的防腐抗菌术命名为无菌术，无菌术促进了现代外科包括疝外科的飞速发展。Lister 的学生 Marcy1871 年出版了抗菌疝外科的著作，在他的手术中，疝囊不开放被还纳于外环上方。1876 年，美国得克萨斯医学院外科教授 Greensville Dowell 出版了著名的专著《关于疝根治技术的论文》（A Treatise on Hernia With a New Process for Its Radical Cure）。1874 年 Steele 也报告了疝囊不开放被还纳，外环被缝合于精索。1876 年，Czerny 将疝囊经外环拉下并打开，然后将疝囊颈结扎后在内环处回缩反转。Kocher 将疝囊缝合于腹外斜肌腱膜将而将其转移至侧前方，所有操作都通过外环完成。1881 年，Lucas-Championniére 第一次打开腹外斜肌腱膜，开放腹股沟管，并叠瓦状缝合腹股沟管。1886 年，Mac Ewen 通过扩张外环将疝囊折叠并固定于内环，并深部缝合关闭腹股沟管。1871 年，Marcy 第一次运用了疝外科的三个原则，即无菌术、高位结扎疝囊和缩紧内环。这一时期的疝治疗效果欠佳，4 年复发率 100%，多数外科医师感到悲观失望，他们像古代医师一样，将切口开放，依赖瘢痕增生预防复发。

Bassini 的手术开创了疝外科的新纪元。通过分析多种手术方法失败的原因，他放弃了深部缝合腹股沟管的方法，而是重建腹股沟管的生理结构，通过开放腹股沟管前、后壁重建内、外环。Bassini 通过进入腹膜外间隙，将疝囊解剖打开并高位结扎，将联合腱、腹内斜肌和腹横筋膜缝合至腹股沟韧带。他的手术开创了疝外科的先河：应用腹内斜肌和腹横筋膜以及腹直肌前鞘修复、两层修补、处理隐睾、丝线间断缝合。Bassini 进行了一系列的术后随访，其手术病死率和感染率至今仍是相当低的。

1887 年，Bassini 公布了最初的报告，1889 年，他出版了他的著名的论文专集，并附有精美的图解。Bassini 结束了疝外科的旧时代，开创了疝外科的新时代。

与 Bassini 同一时期，Williams Halsted 独立创建了腹股沟疝的另一种手术方式。与 Bassini 手术不同之处是将精索移至腹外斜肌腱膜上方。Bassini 和 Halsted 共同之处是重建腹股沟管的后壁。

疝外科的另一里程碑是修补术中应用 Cooper 韧带。1898 年，Georg Lotheissen 在一例复发疝中发现腹股沟韧带损坏，首次应用 Cooper 韧带进行了疝修补术。这一革新一直未被重视，直到被 Seeling、Tuholske、McVay 和 Anson 接受。髂耻束是疝修补术中另一条重要的韧带，Hesselbach 和 Thomson 最早描述了髂耻束，后来，Clark、Hashimoto 和 Griffith 采用髂耻束进行疝修补术。1945 年，Lytle 提出了腹股沟深环的遮门（shutter）机制。1956 年，Fruchaud 介绍了腹股沟疝耻骨肌口（myopectineal orifice）和腹横筋膜隧道的概念。

尽管 Bassini 手术被广泛普及，仍有部分学者使之发生了倒退，如 Bull 和 Coley，他们将腹内斜肌和筋膜在精索上方缝合，这一手术被 Fergusson 所接受，同时他建议腹股沟管后壁不应探查和解剖、精索留在原位防止睾丸萎缩。

而 Shouldice 发展了 Bassini 手术，Shouldice 手术的重点是修补腹横筋膜。这一手术最早由 Shouldice、Obney 和 Ryan 创建于 20 世纪 50 年代。至今为止，Shouldice 手术是张力修补手术中最为有效的手术方法。

(5) 无张力疝修补时代 Bassini 手术由于缝合张力的存在，导致术后的疼痛；并且局部肌肉薄弱或萎缩的患者，常易复发。Wolfler 设计了在腹直肌前鞘做减张切口来降低张力。1940 年，McVay 和 Anson 指出，腹直肌筋膜作为腹横筋膜的一部分在腹横肌腱膜下方插入腹直肌的侧方边缘，它相当结实足以防止减张后的切口疝（半月线疝）。

降低张力的另一种方法是使用外来材料修补。Marcy 是第一位应用动物筋膜进行疝修补术的外科医师，他先后应用了袋鼠、牛、鲸和鹿的筋膜进行了疝成形手术。1901 年，McArthur 应用带蒂的腹外斜肌腱膜条进行疝修补术。Kirschner 和 Gallie 等采用大腿阔筋膜带蒂或游离移植到腹股沟管进行疝修补术。20 世纪 30～40 年代，各种同种或异种的筋膜修补术不断被提出，后来被证实效果难如人意，原因是在巨噬细胞的作用下筋膜退化变形。Mair 曾应用皮肤或真皮作为修补材料，但由于皮肤附件产生皮脂和毛发囊肿而被废弃。

金属材料包括银网、钽片/网、不锈钢线和钴铬钼合金都被用于疝修补术，但是，由于后来出现的金属断裂、窦道形成、组织侵蚀和复发也被废弃。

1935 年 Carothers 发明了合成聚合物，Melick 首先将尼龙缝线用于疝修补术。织补技术可追溯到 1918 的 Handley，由于缺乏生物接受性良好的缝线，直到 1948 年 Moloney 等才应用尼龙缝线实施了织补技术，后来逐渐被普及。

医学家们还在继续寻找理想的人工修补材料。20 世纪 50 年代，Cumberland 和 Scales 创立理想的可植入材料的相关标准：材料不被组织液物理变性、化学惰性、不激发炎症或异物反应、非致癌物、不引起变态反应或高敏状态、保持机械张力、能够根据所需形状安放和能够灭菌。Fortisan 纤维、聚乙烯、尼龙、硅橡胶、碳纤维和特氟隆（聚四氟乙烯，PTFE）等材料先后应用于临床。目前广泛应用的生物材料主要为聚酯网片、聚丙烯网片和 e-PTFE补片。

聚酯聚合物又称为涤纶，机械编织的涤纶网片（Mersilene）首先由爱惜康公司研制上市，并广泛应用于切口疝和腹股沟疝的修补。涤纶网片材质柔软、具有良好的适应性和耐受性。但是，由于聚丙烯网片的普及，涤纶片的使用逐渐减少。

聚乙烯网片（Marlex50）首先由 Usher 于 1959 年用于临床疝修补术。1962 年，具有聚乙烯的优点又可高温灭菌的聚丙烯问世。1963 年 Marlex 的改进产品由巴德公司上市。Prolene 网片（爱惜康公司）和 Surgipro 网片（美国外科公司）也属类似产品。大量报道显示，聚丙烯网片具有良好的相容性甚至抗感染性。由于聚丙烯网片可诱导炎症反应和瘢痕形成，应避免其与肠管接触。

1963 年，日本人发明了新的工艺来提高 e-PTFE 的机械强度。后来，Gore 将 e-PTFE 研制成疝修补术的片状材料——GORE-TEX 软组织补片，并于 1983 年用于临床。GORE-TEX 补片的强度要高于聚丙烯网片，并可防止腹膜粘连，被广泛应用于切口疝以及腹股沟疝。

人工合成材料的出现，使外科医师不必在腹股沟疝手术中采用减张技术，有效降低了腹股沟疝复发率和复发疝的再次复发，从而迎来了真正的无张力疝修补术时代。

1975 年，Stoppa 和他的同事第一次描述了使用大的、免缝的涤纶补片经下腹正中切口修补各种腹股沟疝。补片的大小是疝缺陷面积的 6～10 倍，他们将补片放置在腹膜前间隙，依靠腹腔与肌肉层间的压力固定，后来由于组织的粘连和组织长入补片而巩固。这种技术被称为“巨大补片加强内脏囊（GPRVS）”，适合于巨大疝和复发疝。

Irving Lichtenstein 并不是最早应用人工合成材料进行疝修补术的外科医师，但他却是第一位提出“无张力疝修补术”概念的医师。1989 年，Lichtenstein 和他的同事报告了 1000 例无张力疝修补术，经 1～5 年随访复发率为 0。之后，简单易行和效果良好的 Lichtenstein 手术广为流行。

早在 19 世纪 30 年代，Pierre Nicholas Gerdy 将皮肤或阴囊反转塞入腹股沟管；Wutzer 也建议用木塞将阴囊皮肤和睾丸推压至腹股沟管，直至腹股沟管由于炎性粘连而闭合。人工合成材料问世后，1968 年，Irving Lichtenstein 将 Marlex 补片卷成圆柱体，即“烟卷状塞子”治疗股疝和复发疝。塞子可以直接堵塞在薄弱区，并由于其中长入组织而使其成为坚实的屏障。1987 年，Gilbert 发明了将网片折叠成锥形，称作“伞状塞子”，直接塞在疝囊位置。Bendavid 也应用伞状的 Marlex 塞子塞入腹膜外间隙治疗股疝。1989 年，Bendavid 描述了应用三叶羽毛状聚丙烯网片重建腹股沟后壁和腹股沟韧带。1989 年，Rutkow 和 Robbins 开始将手工卷制的伞状塞子用于疝修补术，至 1993 年他们实施这种“mesh-plug”手术近 1700 例，取得良好的效果。1993 年他们帮助巴德公司生产出定型产品“PerFix Plug”。Mesh-Plug 疝修补术（国内称“充填式无张力疝修补术”）成为全球最流行的无张力疝修补技术。

（6）微侵袭外科腹腔镜设备与技术的发展，使大多数腹部手术都可通过微侵袭途径进行，疝修补术当然也不例外。第一例腹腔镜腹股沟疝修补术完成于 1979 年，方法是用 Michel 夹关闭疝囊颈，由 Ger 于 1982 年首次报告，但这种方法不能修补腹股沟管后壁。后来，Bogojavlensky 通过腹腔镜放置腹膜前补片来修补腹股沟疝和股疝，但是由于当时的技术性原因，这项技术难以普及。Popp 曾经报告了应用脱水脑膜作为修补材料。1990 年，Schultz 及其同事报告了 20 例患者，通过腹腔镜开放腹膜放置聚丙烯塞子于内环并在腹股沟区域覆盖网片，用钛夹关闭腹膜。通过随访，平均 3.3 天恢复，活动不受限制、3.9 天恢复正常工作。由于这种技术复发率偏高，进一步改进为不用塞子、扩大补片面积并原位缝合固定。1992 年，Ferzli 及其同事，首次通过完全腹膜外

（TEP）途径进行疝修补术。由于较低的并发症和复发率，TEP 修补术是当前最常用的腹腔镜修补术。目前，腹腔镜技术已广泛应用于腰疝、闭孔疝、会阴疝、膈疝、食管裂孔疝等疝修补手术，并越来越受到医师和患者的欢迎。

（二）腹壁与疝疾病认识和治疗的现状

“无张力”是现代腹壁与疝外科缝合或修补技术的共识。众所周知，腹压增高是疝发生或复发的主要原因，降低压力或张力是防止疝发生或复发的基本前提。腹股沟疝张力修补后，原本可能并不发达的肌肉和筋膜在张力下变得更加薄弱；已适应宽松环境的切口疝在重新强行张力缝合后，腹腔压力骤然增加，再次出现切口疝复发的诱因。因此，符合生理成为腹壁与疝疾病治疗的基本要求。

腹壁薄弱或缺陷是疝发生或复发另一重要原因，现代科技造就的相容性好、强度高人工材料弥补了无张力后的腹股沟或腹壁的缺陷或缺损。

因此，无张力技术是现代腹壁与疝外科手术的主流。目前除了少数张力修补手术中最为有效的 Shouldice 手术之外，综合国内外的文献，已很少有对传统的张力修补术进行描述或探讨的文章了。

三、我国腹壁疾病与疝外科学研究的进步与发展

以腹股沟疝为主的腹壁与疝疾病的治疗，长期以来受到普外各级医师的重视，近年来在我国也得到了长足的发展。1989 年 Lichtenstein 在《美国外科杂志》上提出了无张力疝修补手术的新概念后，1993 年全竹富、黎介寿等人首先在《临床外科杂志》上较全面介绍了这个新概念及其手术方法。1997 年，马颂章在国内率先开展了疝环充填式无张力疝修补术（Mesh Plug hernia repair）。1998 年底，由冷希圣主持，在北京召开了我国第一次无张力疝修补手术学术会议，来自全国 20 余所医学院校和各级医院的普外医师对在我国开展无张力疝修补手术广泛交换了意见，为我国推广

无张力疝修补手术打下了基础。目前，无张力疝修补手术迅速普及，成为大医院腹股沟疝首选手术。随着电视腹腔镜技术的普及和各种器械材料的引进，国内学者应用腹腔镜技术对腹股沟疝、切口疝、食管裂孔疝等进行手术治疗并获得成功。

1999 年底，中华医学会外科学会组建了中华医学会外科学会疝和腹壁外科学组，这是继 1979 年在法国巴黎成立“欧洲疝学会”和 1997 年在美国迈阿密成立“美国疝学会”后，国际上第三个成立的国家级疝学术组织。2001 年，北京朝阳医院疝和腹壁外科疾病治疗研究中心成立，全军第一家疝及腹壁外科疾病治疗与研究中心在第二炮兵总医院挂牌成立，由中华外科学会疝和腹壁外科学组提出的《腹股沟疝、股疝和腹壁切口疝手术治疗方案（草案）》出台，标志着我国疝和腹壁外科疾病的治疗进入了一个崭新的历史阶段。

然而，目前国内多数医院的成人腹股沟疝的手术方式，主要是以 Bassini 手术为代表的张力手术。直到新版《外科学》教科书才介绍了无张力技术，才使医学生获得了不完全是“经典”的张力手术概念。

另外，国内医学水平和社会保障不平衡性，决定了医疗手段实施的不平衡性。经济发达地区，无张力疝修补术已被广泛接受。而多数地区或大多数腹股沟疝患者，接受的仍是张力疝修补术。人工材料价格偏贵是主要原因之一，在中国，患病的主要群体仍是中、低收入阶层，疝修补术多数在小规模或社区医院完成的。并且，绝大多数执业医师从学校获得的“经典”的手术方式已根深蒂固，并满意于由于随访不够而印象中的“低”复发率。

医学技术进步的同时，鉴于当今市场经济与医疗环境的现实，又出现了一些不和谐音：借助部分人畏惧手术的心理，亚历山大大帝时代就已经出现的疝气带被人加入草药或磁铁，大做广告；皮下注射器发明后 Velpeau 等采取的注射硬化剂治疗腹股沟疝的方法，又被某些人拾起。普及国人腹壁与疝外科疾病的常识、规范腹壁与疝外科的诊疗常规成为当务之急。

第二节　腹壁疾病与疝的诊断与常用诊断技术

一、诊断

多数腹壁疾病与疝的诊断简单而明确，患者或其亲属往往可提供典型的病史、症状和体征，如最常见的腹股沟疝、以及脐疝、腹壁肿瘤等。而有些疾病诊断相当困难，甚至被误诊。如腹内疝，表现为持续性腹痛，而无特异性体征，往往需要手术探查方能确诊。再如先天性膈疝和食道裂孔疝，可以表现为胸部或消化道症状，若无影像学检查，很难确诊。

因此，对于腹壁疾病与疝的诊断首先要解剖熟悉，然后要详细询问病史，包括消化道、呼吸道和泌尿系症状等，查体要全面而仔细。曾经有机械性肠梗阻患者，手术中才发现肠梗阻系腹股沟疝所致。在怀疑闭孔疝或会阴疝时，尚须行直肠指检方能明确诊断。

二、辅助检查

常见的腹股沟疝和体表肿物一般不须特殊检查，而某些诊断不清的腹壁疾病或疝往往需要以影像学为主的辅助检查。

（一）X线检查

1. X线透视或平片X线胸片

X线透视或平片X线胸片可以显示膈疝的部位和疝内容物，如实质性脏器进入胸腔表现为软组织影，空腔脏器进入胸腔表现为含液气平的阴影。各种腹外疝，可见到突出腹腔范围之外的肠管或其他软组织影。嵌顿或绞窄性腹外疝可出现典型的机械性肠梗阻的表现，如阶梯状液气平。有空腔脏器穿孔者，可见到膈下游离气体。

2. 钡剂造影或灌肠钡餐检查

该检查可以清楚地显示膈疝、食道裂孔疝、十二指肠疝和腰疝等。

3. 腹膜造影

本检查可以安全有效地诊断那些只有腹股沟区疼痛、而无其他明显临床症状的隐匿性腹股沟疝。威斯康辛一麦迪逊大学医学院的 Heise CP 博士及其同事选取主诉为慢性持续性腹股沟区疼痛但体检无阳性发现的 80 名患者进行腹膜造影检查，45%的患者发现腹股沟疝。

（二）超声检查

B 超是临床最常用的影像学检查。可广泛应用于腹壁疾病和疝的诊断和评估。对于常见的腹外疝，B 超可观察疝内容物的性质，如能显示肠管的蠕动，可看到阑尾、膀胱或输卵管等少见的疝内容物，还可以显示肠梗阻。多普勒检查可以观察疝内容物的血运，判断绞窄情况，甚至可以通过显示腹壁下动脉用于鉴别斜疝和直疝。B 超检查还能清楚地鉴别腹股沟疝与睾丸或精索鞘膜积液。

对于腹壁肿瘤及腹膜后肿瘤，B 超可以通过观察肿瘤在腹壁和腹膜中的位置与层次、大小与毗邻关系，指导手术定位，甚至观察肿瘤的包膜、血运和定性。

（三）CT

CT 检查已不再属于昂贵的检查措施。CT 扫描的作用与 B 超基本相同，虽然不能实时显示并且分辨率略逊，然而，CT 检查也有自身的优势：①不受气体干扰，可以清楚地显示腹内脏器的形态，对于闭孔疝、心包疝、食管裂孔疝、膈疝、腹内疝、腹壁及腹膜后肿瘤等的诊断具有价值，还可以了解腹壁硬纤维瘤、腹膜后纤维化的范围等。②手术者可以亲自读片，了解腹壁疾病和疝的形态、大小、性质和毗邻关系，测量腹壁缺损的范围，以指导手术操作。

（四）MRI

与 CT 相比，MRI 不仅能显示腹壁或腹膜后肿瘤、腹膜后纤维化所形成肿块的形态，而且能显示血管受累及狭窄程度，能通过血管内的流空现象来确定肿块与这些大血管之间的关系，此外，

其 T_2 加权像可为鉴别病变的良恶性提供依据。还能更精确地显示出腹壁硬纤维瘤病灶的部位、范围和形态、病灶边缘的爪状浸润，以及是否有包膜，亦可较清楚地显示出病灶内是否有脂肪组织，病灶周围是否有水肿区。同 CT 一样，MRI 对于诊断闭孔疝、心包疝、食管裂孔疝及膈疝等具有重要价值，但因价格昂贵，受到一定限制。

（罗长江）

第二章 腹壁的胚胎发育与解剖

腹壁由复杂的肌肉、腱膜组织所构成，向上、下和后面分别附着于肋骨、盆骨和脊柱。腹壁的上界为剑突、肋弓及第 11 肋前缘、第 12 肋下缘及 T_{12} 棘突；下界为耻骨联合上缘、耻骨嵴、耻骨结节、腹股沟、髂前上棘、髂嵴和 T_5 棘突。腹壁以腋后线为界分为前方的腹前外侧壁和后方的腹后壁。腹壁的主要功能为以下几点：①保护腹腔内脏器。②保证腹壁的完整性对于防止先天性、后天性以及医源性等各种疝的发生都具有重要意义。③腹壁肌肉有间接弯曲脊柱的作用。④腹壁也是脂肪的储藏库。

第一节 胚胎发育

目前认为，腹壁在胚胎早期由四个中胚层皱襞形成。其中包括：①头襞：体层将形成胸壁、上腹壁和膈肌。②尾襞：其体层和尿囊将形成下腹壁和膀胱。③两个侧襞形成两侧腹壁。腹壁的胚胎发生虽然很早，但其确定性结构的形成却要到出生断脐后才最后完成。当中肠闭合和体干相对缩小期间已有大部分腹壁形成。最初的腹壁是由外胚层和体壁中胚层组成的胚体壁，其中没有肌肉、神经和血管，而后在脊柱的两侧开始出现肌节，腹侧段肌节伸入胚体壁，并向外侧和腹侧移行、扩展和融合，其前沿边缘在腹壁中线对合之前分化成腹直肌，当胚胎第 7 周时，来自腹侧段肌节的中胚层分裂成 3 层扁平肌，最内层为腹横肌，中间层为腹内斜肌，最外层为腹外斜肌及其腱膜（图 2-1）。腹侧段肌节的表层在背侧发育成上后锯肌和下后锯肌。从腹壁肌肉节段地起源于上胸和下腰体节，以及腹壁神经、血管的分布形式来看，也可以反映出腹壁胚胎节段发生的特点。当胚胎第 12 周时，来自头端和尾端的左、右腹直肌开始向脐孔靠拢，腹壁在中央汇合形成脐环。出生断脐后，脐孔即会自然闭合，少数因闭合不全而形成脐疝，但大多数仍有闭合的可能性。

如果腹壁在上述胚胎发育受到某些因素的影响，如发育过程中某个环节发生障碍、四个襞中某一体层发育受到限制、内压增高、脐带的牵引及前腹壁近脐带部遗有缺损等，由于四个襞中发育受抑制的不同，就会产生相应的内脏膨出畸形，如头襞发育缺陷：脐膨出、膈疝、胸骨缺损及异位心；侧襞的发育缺陷：脐膨出、腹裂；尾襞发育缺陷：脐膨出、膀胱外翻、小肠膀胱裂、肛门直肠闭锁等。单块肌肉或其中一部分、整组肌肉缺如或发育障碍时，可导致先天性腹壁肌肉发育不良的发生；全腹壁肌肉缺如或发育不良时，可导致先天性腹壁肌肉发育不良综合征或称梅干腹综合征（Prune-Belly sydrom）。

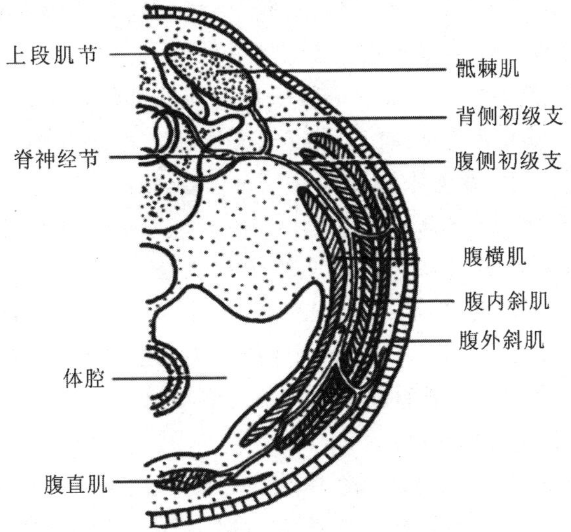

图 2-1　胚胎期腹壁肌肉原基形成示意图

第二节　腹前外侧壁的解剖

一、腹前外侧壁的分层

腹前外侧壁分为10层，由外向内计有：①皮肤。②Comper氏筋膜。③Scarpa氏筋膜。④腹外斜肌筋膜。⑤腹外斜肌及腱膜。⑥腹内斜肌。⑦腹横肌。⑧腹横筋膜。⑨腹膜外脂肪。⑩腹膜壁层。

（一）皮肤

腹前外侧壁皮肤薄而有弹性，易与深部的组织分离。除腹股沟区皮肤活动性较小外，其余则有较大的活动性，以适应腹、盆部脏器容积的变化。腹部中点稍下方为脐，为胎儿与母体联系的脐动、静脉以及卵黄囊管和脐尿管等结构所通过。胎儿娩出脐带脱落后，脐的局部封以致密的结缔组织板（称做脐筋膜）向深部直接与腹膜壁层相连，形成了腹壁最薄弱的部位，也是疝的好发部位。前腹壁皮肤的皮纹有一定的方向性，沿裂开线（langer′s line）作切口，形成的瘢痕最少。

（二）Comper氏筋膜

皮下组织中的浅筋膜由脂肪组织和疏松结缔组织构成。在脐以上仅有1层，而在脐以下则明显地分为两层。浅层为脂肪层，叫做Comper氏筋膜，由脂肪组织构成，厚度因人的胖瘦而异，向下与大腿、会阴和坐骨直肠窝的脂肪组织相延续。

（三）Scarpa氏筋膜

浅筋膜的深层为膜性层，由疏松结缔组织构成，叫做Scarpa氏筋膜，在中线处与腹白线相附着，向下越过腹股沟韧带附着于大腿的阔筋膜，该筋膜向内下方除构成阴茎浅悬韧带外，还与阴茎浅筋膜、阴囊肉膜和会阴浅筋膜（Colle氏筋膜）相延续。在外科切口缝合过程中，应仔细对合Scarpa筋膜，并应注意不要将其与腹外斜肌腱膜相混淆。

（四）腹外斜肌筋膜

一般临床上计算腹壁层次时，覆盖于腹外斜肌表面的深筋膜，即腹外斜肌筋膜被算做一层。英文文献常称无名筋膜，其在腹股沟皮下环处向下续为精索外筋膜，包于提睾肌和精索的表面。从外科角度来看，此层不具有重要性。

（五）腹外斜肌及腱膜、腹内斜肌、腹横肌

腹外斜肌起于下位 7 对肋骨的外面、腰背筋膜、髂嵴唇外缘以及腹股沟韧带（图 2-2）。纤维方向由外上斜向内下，至锁骨中线外形成坚韧的腱膜，形成半月线。参与构成腹直肌的前鞘，在正中线与对侧的腱膜相交织构成腹白线。该肌在髂前上棘与脐的连线附近，移行为灰白色腱膜。腱膜的纤维走行与腹外斜肌相同，仍以外上方斜向内下方，构成腹股沟管的前壁，并在耻骨结节的外上方形成一个三角形裂隙，即腹股沟管皮下环（疝外环），其上缘部分称为内侧（或上）脚，附着于耻骨联合，下缘部分称为外侧（或下）脚，附着于耻内结节，正常成人皮下环可容下一示指尖。腹外斜肌腱膜在髂前上棘至耻骨结节间向后上方反折增厚成为腹股沟韧带，其内侧的一小部分纤维又继续向下后方，并向外侧转折而形成陷窝韧带。陷窝韧带向外侧延续附着于耻骨梳上的腱膜，称为耻骨梳韧带。这些韧带在腹股沟疝修补术中有着重要意义。

腹内斜肌起自下位 5 对肋骨、腰背筋膜、髂嵴唇中央部以及腹股沟韧带外二分之一（图 2-2）。纤维方向与腹外斜肌交叉，由外下斜向内上，但其下部纤维几近水平，在腹直肌外侧缘处移行为两层腱膜，其前层与腹外斜肌腱膜合成腹直肌前鞘，后层与腹横肌腱膜在脐和耻骨联合中间的 Douglas 半环线以上处合成腹直肌后鞘，腹内斜肌的前、后两层腱膜包绕腹直肌后也参加腹白线的构成。起自腹股沟韧带外二分之一的腹内斜肌纤维，向内下方走行并止于耻骨联合和耻骨结节的中间，部分肌纤维当睾丸通过腹壁下降时，被其拉入阴囊成为睾提肌。

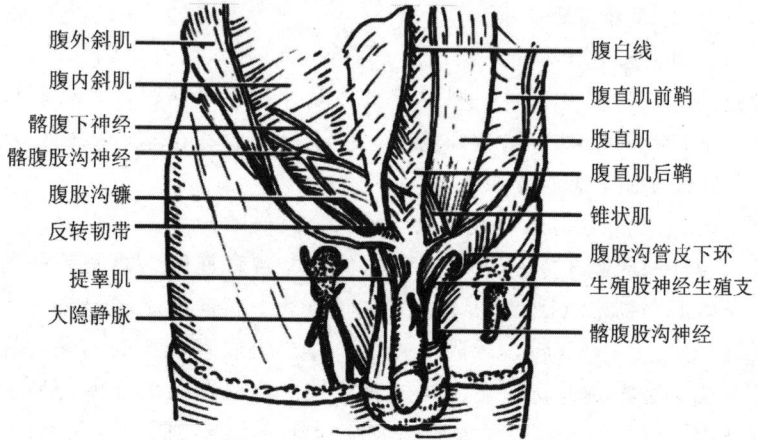

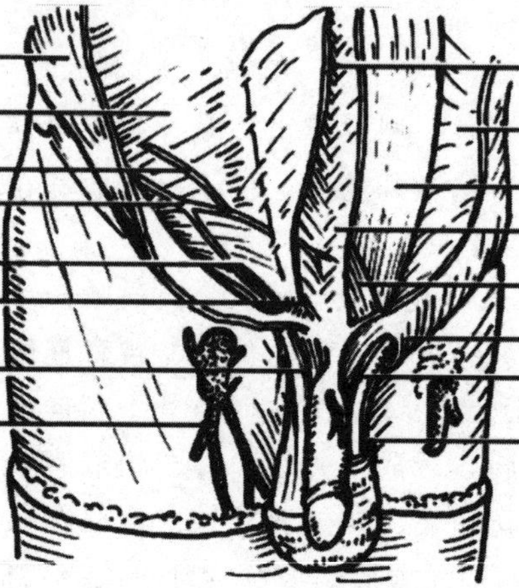

图 2-2 腹壁肌层

腹横肌始自下位 5 对肋骨、腰背筋膜、髂嵴唇内侧缘，止点在于腹股沟韧带的外三分之一，肌纤维由后外向前内平行，也在腹直肌外侧缘处变为腱膜，参与构成腹直肌后鞘，最后也止于腹白线。起自腹股沟韧带的肌纤维向内方走行，止于耻骨的部位同腹内斜肌。偶见腹内斜肌和腹横肌下方的肌纤维融合成联合腱，但实际上大多数仍以联合的肌肉形式存在，并非为肌腱组织。Condon 解剖无腹股沟区病理改变的 175 例新鲜男尸发现，该肌内侧半为腱膜，外侧半为肌肉，在接近内环部位则是肌肉和腱膜的混合结构。在腹股沟区呈弓状横肌在内环的内侧、腹股沟管后壁的上方，游离的腹横肌腱膜下缘和腹横筋膜融合形成腹横肌腱腱弓。该肌的完整性在腹股沟疝的形成中具有重要意义，因而腹横肌的弓状下缘也是经典腹股沟疝修补时的重要组织。

在腹外斜肌、腹内斜肌和腹横肌与腹直肌外侧缘之间，腹外斜肌、腹内斜肌、腹横肌腱膜组成的筋膜称为 Spigelian 筋膜（又称半月线），标志是腹直肌鞘的外侧缘。该筋膜略呈弧形，从耻骨结节延伸到第 8、9 肋的肋软骨，是腹壁的又一薄弱区域。当腹横肌腱膜断裂、或腹内斜肌腱膜和腹横肌腱膜断裂、或腹外斜肌腱膜以及腹内斜肌腱膜和腹横肌腱膜均断裂，在腹内压增高的诱因下可发生半月线疝（Spigelian 疝）。尤其半月线与半环线的交叉部位是半月线疝的好发部位。

（六）腹横筋膜

腹横筋膜为深筋膜的最内层，是衬于腹横肌深面的部分，实际上是腹腔的一层连续的内衬，因而又有腹内筋膜之称。上与膈下筋膜相续，后方连于髂腰筋膜，向下附着于髂嵴内缘及腹股沟韧带，并在腹股沟韧带中点上方一横指处（约 2 cm）有一漏斗形裂孔，即腹环（疝内环），精索从中通过，腹横筋膜随之延续向下，包绕精索而形成精索内筋膜，在腹环内侧增厚而形成凹间韧带。在疝修补术时，缝合紧缩疝内环意义重大。腹横筋膜或腹内筋膜甚为坚韧，现代疝外科理论认为，此层筋膜的某一部位存有缺损或裂口是导致疝形成的重要原因之一，如常见的腹股沟斜疝、腹股沟直疝、股疝和切口疝等发病几乎均与之有关。因此，近年来许多学者都强调腹横筋膜的修复在疝修补术中的作用与意义。

（七）腹膜外脂肪

为充填于腹膜壁层和腹横筋膜之间的脂肪层，向后与腹膜后腔的疏松结缔组织相续。从外科角度看，这一层不具有重要性，肥胖者此层含有大量的脂肪组织。

（八）腹膜壁层

腹膜壁层是一层薄而致密的结缔组织，内衬以一层扁平的单纯扁平细胞。腹膜壁层移动性大，其经腹壁缺损或薄弱处突出而形成的袋状结构，即为疝囊。在腹股沟韧带上方，腹壁下动脉处腹膜壁层形成一皱襞，称为腹壁动脉襞。在该襞的两侧，分别为腹股沟内侧凹与外侧凹，是腹前壁的薄弱部位，腹腔内容物可由此突出而形成腹股沟直疝和斜疝。缝合外科切口时，腹膜虽然提供的张力并不大，但其对防止腹腔感染有重要作用。

（九）腹直肌和腹直肌鞘

腹前外侧壁肌除两侧的三层阔肌外，还包括紧靠前正中线两侧纵行排列的腹直肌，腹直肌位于前正中线两侧，居腹直肌鞘内。

为上宽下窄的长带状三角形肌，上起自第 5 肋软骨，下止于耻骨，左右腹直肌在正中线处靠拢，仅由白线相隔，有 3～4 个腱划（多数位于脐上）将肌分为 4～5 个肌腹（图 2-3）。腱划与腹直肌鞘前层愈合紧密，但不与鞘的后层粘连。腹直肌除支撑腹壁外，尚有弯曲脊柱的功能。

腹直肌鞘由腹部三层阔肌的腱膜包被腹直肌而形成，其中腹内斜肌腱膜分为前、后两片，分别包被于腹直肌的前后面，即前片与腹外斜肌腱膜构成腹直肌鞘前层，后片与腹横肌腱膜构成腹直肌鞘后层，后层的上方还有腹横肌的肌质部参加，但后层并不完整，在脐下约 4～5 cm 处缺如，形成一个弧形游离缘，叫做弓状线（半环线）。弓状线以下部分腹直肌后面仅有 1 层透明的腹横筋膜覆盖（图 2-3、2-4）。

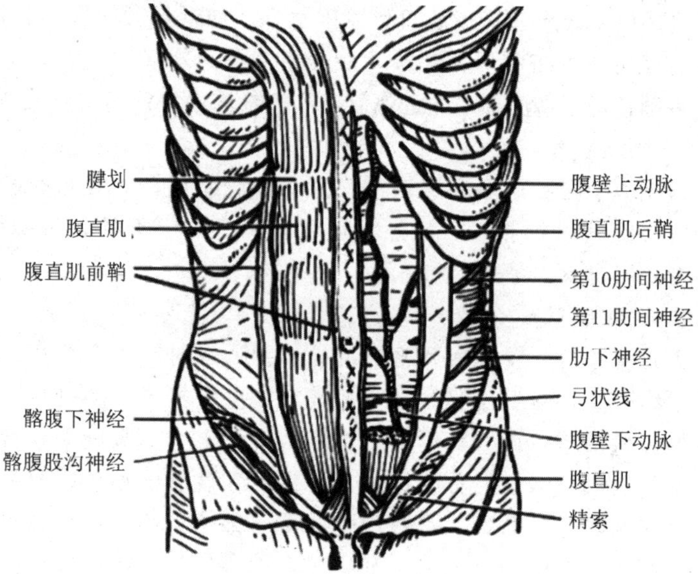

图 2-3 腹直肌和腹直肌鞘

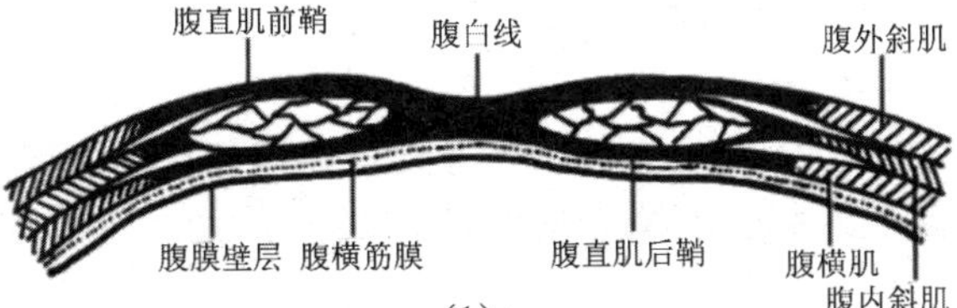

(1)

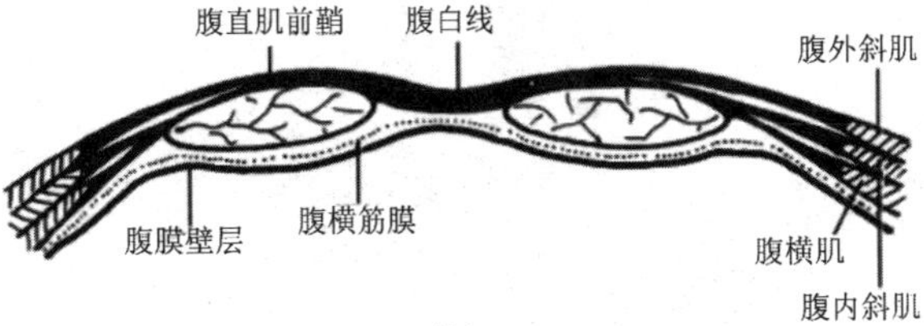

(2)

图 2-4　腹直肌鞘及腹白线

(1) 半环线以上；(2) 半环线以下

腹前外侧壁三层扁肌的腱膜纤维在左、右侧腹直肌之间相互穿插、交错编织形成的腱性条带称之为腹白线（图 2-4），上宽下窄，位于剑突和耻骨联合之间。脐上白线较宽，可达 1.25～2.5 cm（平均 1 cm）；中部为脐环；脐以下因两侧腹直肌互相靠拢而变窄，宽度多数仅达 0.1 cm，呈伸长的三角形，有时两侧腹直肌可互相重叠，因而白线疝绝大多数发生于脐上。如胚胎期发育异常，普遍宽而薄弱，可导致腹直肌分离畸形。腹白线的外表面，交叉的纤维粗细均匀，交织紧密，除供细小血管、神经支穿出的小孔以外，罕见大的孔隙。而内表面腱膜纤维束粗细不均，常形成粗束或板状，而且走向不甚规则，交叉纤维间有神经、血管支贯穿其中的孔、陷窝或裂隙，使白线内层存在缺陷，这类缺陷造成腹白线局部薄弱，为诱发白线疝的重要因素之一。

二、腹前外侧壁的血管

（一）腹前外侧壁的动脉

腹前外侧壁下半部有两条较大的浅动脉，即腹壁浅动脉和旋髂浅动脉，均起自股动脉，前者上行越过腹股沟韧带走向脐部；后者分布髂前上棘附近（图 2-5）。由于这些浅动脉走行于浅筋膜的浅、深层之间，故在此部切取带血管蒂的皮瓣时，宜保留足够的浅筋膜组织。此外还有来自肋间动脉、肋下动脉、腰动脉等的细小分支。

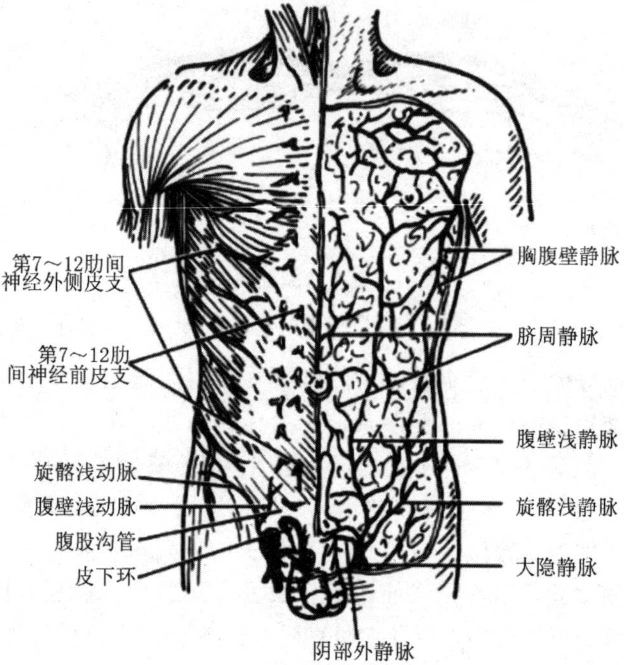

图 2-5 腹前壁浅血管

腹前外侧壁的深动脉包括腹壁上、下动脉，旋髂深动脉，第 10、11 肋间动脉与肋下动脉，腰动脉。

1. 第 10、11 肋间动脉、肋下动脉和腰动脉

此三者呈节段性地走行于腹横肌和腹内斜肌之间，供给腹前外侧壁肌肉。

2. 腹壁上动脉

腹壁上动脉是起于锁骨下动脉的胸廓内动脉的终支，走行于

腹直肌与腹直肌鞘后层之间，分支供给腹直肌，并向前穿过腹直肌及肌鞘前层至腹前壁皮下。

3. 腹壁下动脉

腹壁下动脉在腹股沟韧带上方起自髂外动脉，在腹横筋膜深面与腹膜壁层之间经腹股沟管内环的内侧行向内上方，在弓状线（半环线）进入腹直肌鞘并沿腹直肌深面上行，手术中可依据其位置判别腹股沟直疝或斜疝。腹壁下动脉与腹壁上动脉可在腹直肌后面或腹直肌内形成广泛的吻合支。

4. 旋髂深动脉

旋髂深动脉为髂外动脉的分支，沿腹股沟韧带行向外上，在髂前上棘附近穿腹横肌进入腹内斜肌和腹横肌之间供给腹外侧壁肌肉。

（二）腹前外侧壁的静脉

腹前壁的浅静脉非常丰富，互相吻合成网，尤以脐区最发达（图 2-5）。脐以上的浅静脉经腹外侧部的胸腹壁静脉汇入胸外侧静脉，再汇入同侧腋静脉。脐以下的浅静脉经腹壁浅静脉和旋髂浅静脉汇入于大隐静脉，回流于同侧股静脉，从而沟通了上、下腔静脉系统的血液。脐区的浅静脉与深部的腹壁上、下静脉之间有吻合，此外还与门静脉的属支附脐静脉相吻合。所以当门脉高压症时，门静脉的血液可经脐周的静脉网回流，致使脐周静脉怒张、迂曲，称为“海蛇头”。腹前外侧壁的深静脉与同名动脉伴行。其中腹壁上、下静脉和旋髂深静脉分别上、下行汇流入胸廓内静脉和髂外静脉；肋间静脉和肋下静脉回流于奇或半奇静脉；腰静脉回流至下腔静脉和腰升静脉。

三、腹前外侧壁的淋巴管

脐以上的浅淋巴管注入腋淋巴结；脐以下者注入腹股沟浅淋巴结；肝脏的淋巴管可沿肝圆韧带至脐。腹前外侧壁的深淋巴管伴随静脉回流，上部的淋巴管回流至肋间淋巴结或胸骨旁淋巴结；中部者汇入腰淋巴结；下部的回流入髂外淋巴结。

四、腹前外侧壁的神经

分布于腹前外侧壁的神经为第7～12胸神经的前支以及来自腰丛的髂腹下神经、髂腹股沟神经和生殖股神经（图2-6）。

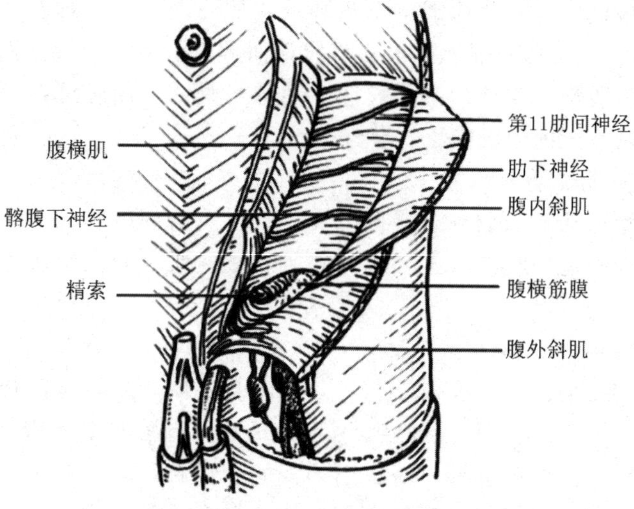

图2-6　腹前壁神经

（一）7～12胸神经前支

第7～11胸神经前支叫做肋间神经。第12胸神经前支叫做肋下神经。在胸廓下缘分别由各相应的肋间隙或第12肋前端进入腹壁，在腹横肌和腹内斜肌之间斜向内下方走行至腹直肌的外侧缘处进入腹直肌鞘。这些神经除支配腹前外侧壁诸肌外，在前正中线旁开2～3 cm处穿腹直肌鞘前层浅出前皮支，穿过腹直肌和腹直肌鞘前层分布于腹前壁的皮肤。在腋中线附近还穿深筋膜发出外侧皮支，分布于腹外侧部皮肤。腹前外侧壁皮肤的感觉神经分布呈现明显节段性。第7肋间神经分布于剑突平面，第10肋间神经分布脐平面，第1腰神经前支分布于腹股沟韧带的上方，所以当胸椎或脊髓胸段发生病变时可从腹壁感觉障碍的平面来判定病变的部位。但每一神经分布区域的皮肤同时还受其上、下邻近神经的支配。如脐平面主要受第 10 肋间神经分布，但也有第 9 和第 11 肋间神经支配。因此只有当胸髓或胸神经损伤三个节段以上时，才产生一个节段皮肤的感觉消失。

（二）髂腹下神经

髂腹下神经起于腰丛，从腰大肌外缘穿出后走行于腹横肌与腹内斜肌之间至髂前上棘内侧 2～3 cm 处穿过腹内斜肌，行于腹内斜肌和腹外斜肌腱膜之间至腹股沟管浅环上方穿过腹外斜肌腱膜，分布于耻骨联合上方的皮肤。该神经支配行程沿途的腹前外侧壁肌。

（三）髂腹股沟神经

髂腹股沟神经位于髂腹下神经下方一横指处并与之平行走行，穿出腹内斜肌后入于腹股沟管，居于精索或子宫圆韧带的前外侧，出皮下环分布于阴囊或大阴唇及股前面上内角部的皮肤。

（四）生殖股神经

生殖股神经自腰大肌前面穿出，沿该肌下降，分为生殖支和股支。生殖支又名精索外神经，经深环入腹股沟管，与精索或子宫圆韧带伴行，在精索的内侧出浅环，分布于提睾肌和阴囊内膜。股支又名腰腹股沟神经，伴髂外动脉下降，穿股血管鞘前壁或卵圆窝分布于股三角区的皮肤。

五、脐

脐位于腹正中线中点稍下方，相当于 $L_{3\sim4}$ 椎体之间。胚胎第 12 周时腹壁在中央汇合形成脐环，是原肠与卵黄囊之间相连接的卵黄管的通道，也是脐动脉、脐静脉和脐尿管通道，是腹壁闭合最晚之处。出生后脐带脱落，由腹白线形成的脐环即自行闭锁，局部形成致密的脐筋膜。脐部无脂肪组织，皮肤、筋膜和腹膜直接相连，是为腹壁薄弱处之一，是腹外疝的始发部位。

第三节　腹股沟区解剖

腹股沟区是位于下腹部前外侧壁、左右各一的三角形区域，其内侧界为腹直肌外缘，上界为髂前上棘至腹直肌外缘的水平线，下界为腹股沟韧带。此区由于腹外斜肌在此处移行为较薄的腱膜；腹内斜肌与腹横肌的下缘达不到腹股沟韧带的内侧部，内侧部没有肌肉遮盖；精索或子宫圆韧带通过腹股沟管而形成潜在性裂隙而较为薄弱。此外，当人站立时，腹股沟区所承受的腹内压力比平卧时增加三倍，故腹外疝多发生于此区域。

一、腹股沟区的各层结构特点

腹股沟区的腹壁层次与腹前外侧壁其他部位一样，只不过皮下组织层在此部位由浅层的 Camper 筋膜和深层的 Scarpa 筋膜组成。因此，由浅及深分为以下几种。

（一）皮肤

腹股沟区附近的皮肤较薄、柔软，有弹性，相对腹部其他区域移动性较小，腹股沟区皮肤表面标志，在临床上较为重要，如髂前上棘，耻骨结节和腹直肌外侧缘等。

（二）浅筋膜

浅筋膜由脂肪组织和疏松结缔组织所构成，在脐平面以下，浅筋膜分为两层。浅层即 Camper 筋膜，含有较多脂肪组织，向上扩展到腹壁，向下越过腹股沟韧带与股部的脂肪层相连续，扩展到阴茎、阴囊、会阴、大腿和臀部。深层即 Scarpa 筋膜，是富有弹性纤维的膜样组织，在内侧附着于腹白线，在两侧则向下达腹股沟韧带下方约一横指处，止于大腿的阔筋膜，但在耻骨联合与耻骨结节间的浅筋膜并不附着，而于该处变薄继续向下至阴囊，与会阴浅筋膜（Colle 氏筋膜）相连。Scarpa 筋膜在腹股沟区的下部增厚，其表面呈交错的纤维索条状结构，而于皮下环处消失，这种形态很似腹外斜肌腱膜及皮下环，尤其婴幼儿更为明显。

在浅筋膜的浅、深两层之间，有起自股动脉向上越过腹股沟韧带中、内 1/3 交界处，走向脐部的腹壁浅动脉及同名静脉，以及起自股动脉走向髂嵴的旋髂浅动脉及同名静脉，手术切开时应注意止血。

（三）腹外斜肌筋膜、腹外斜肌及腹外斜肌腱膜

1. 腹外斜肌筋膜

腹外斜肌筋膜是覆盖在腹外斜肌表面的一层独立的筋膜，将腹外斜肌与皮下组织相隔开，腹外斜肌筋膜与腹外斜肌腱膜在腹股沟区完全融为一层。

2. 腹外斜肌及腹外斜肌腱膜

该肌起自第八肋的后部，在髂前上棘与脐的连线附近，移行为银白色腱膜。腱膜的纤维走行与腹外斜肌相同，仍以外上方斜向内下方，并在耻骨结节的外上方形成一个三角形裂隙，即腹股沟管皮下环（疝称外环），其上缘部分称为内（或上）侧脚，附着于耻骨联合，下缘部分称为外（或下）侧脚，附着于耻内结节，皮下环的底为耻骨嵴。在皮下环两脚之间，有来自于腹外斜肌腱膜的薄层纤维结缔组织，向下延续成薄膜，被覆于精索的外面，称为精索外筋膜（图 2-7）。正常人皮下环可容下一示指尖，环内有精索（男）或子宫圆韧带（女）。发生腹股沟斜疝时，皮下环有不同程度的增大，用手指自阴囊皮肤向上伸入皮下环，可测知该环的大小。嘱患者咳嗽增加腹压时，可触知有疝内容物冲击感。

腹外斜肌腱膜在髂前上棘至耻骨结节间向后上方反折增厚成为腹股沟韧带，其内侧的一小部分纤维又继续向下后方，并向外侧转折而形成陷窝韧带，陷窝韧带向外侧延续附着于耻骨梳上的腱膜，称为耻骨梳韧带（图 2-8）。这些韧带在腹股沟疝修补术中有着重要意义。此外，髂腹下神经和位于其下方约一横指处的髂腹股沟神经，两者平行行走于腹外斜肌腱膜深面、腹内斜肌前方，有时，两者相互交叉相连或成为一条神经，在疝修补手术中，尤其切开腹外斜肌腱膜、提睾肌时，要防止损伤上述二条神经（图 2-9）。

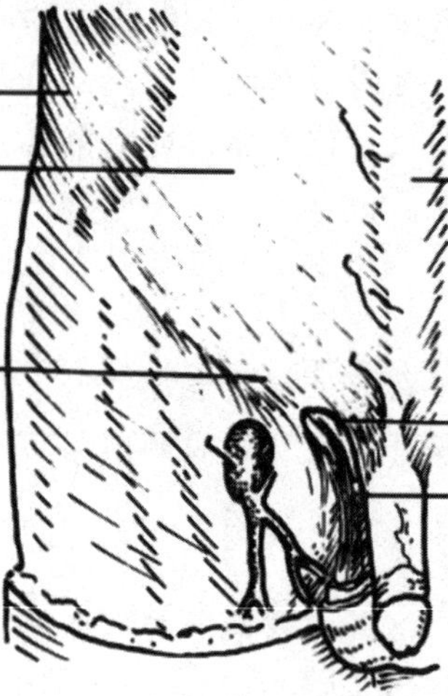
腹外斜肌
腹外斜肌腱膜
腹白线
腹股沟管前臂
腹股沟管皮下环（外环）
精索外筋膜

图 2-7　**腹外斜肌及腹外斜肌腱膜**

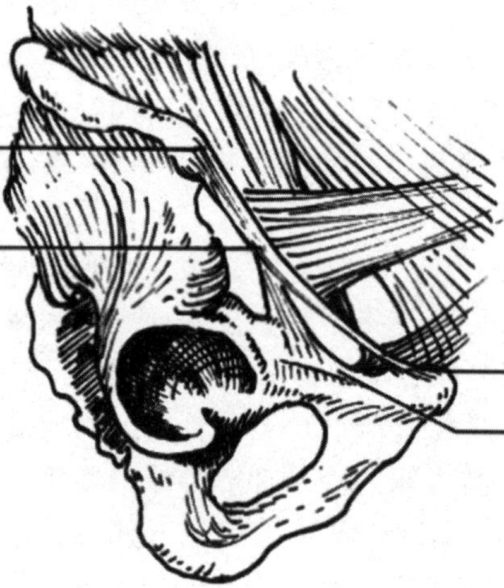
髂前上棘
腹股沟韧带
腔隙韧带
耻骨梳韧带

图 2-8　**腹股沟区韧带**

（四）精索及髂腹下神经和髂腹股沟神经

翻开腹外斜肌腱膜即可显露位于腹内斜肌、腹横肌弓状下缘与腹股沟韧带之间的精索及其上、下方的二条神经——髂腹下神经和髂腹股沟神经（图 2-10）。

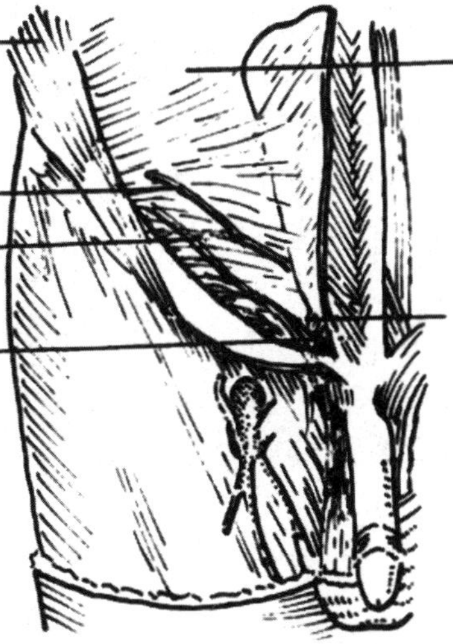

图 2-9 腹股沟区解剖

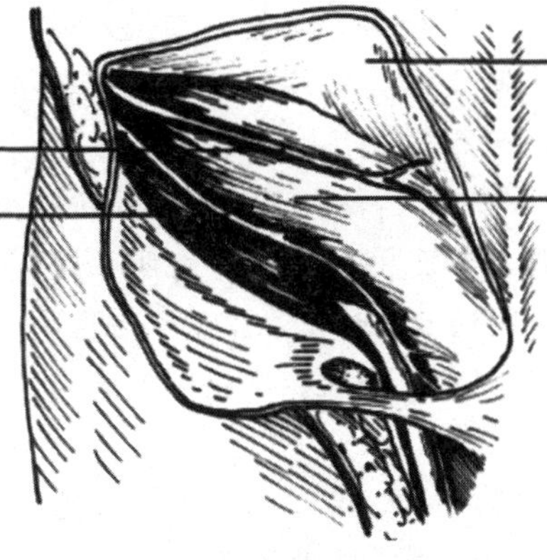

图 2-10 腹股沟区神经

1. 精索

精索始于腹股沟管内环，经腹股沟管及皮下环进入阴囊，终于睾丸后下缘，精索在皮下环以下至睾丸的一段活动度大，容易摸到。精索出腹股沟管内环后，由来自腹横筋膜的精索内筋膜所覆盖，在腹内斜肌及腹横肌弓状缘以下尚有提睾肌，提睾肌由腹内斜肌及腹横肌组成，围绕精索下行。精索通过腹股沟管外口时，又有来自腹外斜肌腱膜的精索外筋膜参加。腹股沟斜疝手术时，需将提睾肌及精索内筋膜切开，方能显露疝囊。手术时应尽量保护之，以减少疝手术中损伤的可能。精索中的输精管位于精索血管的内后方，手术时应注意保护。

2. 髂腹下神经

髂腹下神经多来自 T_{12}～L_1，向内下走行于腹内斜肌和腹横肌之间，成人于髂前上棘前方约 2.5 cm 处穿过腹内斜肌并紧靠腹内斜肌表面的肌膜向内下方走行，腹外斜肌腱膜覆盖于其浅面，在皮下环上方 2.5～3 cm 处穿出腹外斜肌腱膜，分布于耻骨上方的皮肤。

3. 髂腹股沟神经

髂腹股沟神经较多来自 T_{12}～L_1，在髂腹下神经下方约一横指处，进入腹股沟管并位于精索前外侧，出皮下环后终支分布于大腿上部内侧皮肤及阴茎根部、阴囊（或大阴唇）的前部皮肤，神经沿途还发出细小肌支至腹内斜肌、腹横肌等处。由于髂腹股沟神经在提睾肌浅面与精索关系密切，故疝手术时，应注意不可误伤或缝扎此神经。同时，因髂腹股沟神经在腹内斜肌下缘 3～6 cm 处穿出于腹内斜肌，故疝手术将腹内斜肌和腹横肌腱膜弓缝合于腹股沟韧带或耻骨梳韧带上时，要注意不可将此神经缝扎在内。

（五）腹内斜肌以及联合腱、腹横肌及腱膜

1. 腹内斜肌

在腹股沟区，腹内斜肌起自腹股沟韧带的外侧 1/2 及髂嵴中间线前 2/3 和接近于髂嵴的腰背筋膜。在下外侧，腹内斜肌起自腹股沟韧带、髂嵴并与深层的腹横筋膜相连。此肌起始部的内缘逐渐形成弓状遮盖内环之上，从此处开始，肌纤维分出一部分参与形成提睾肌。此肌无论在生理或疝的手术修补上均有重要意义。

2. 腹横肌

在腹股沟区，腹横肌起自腹股沟韧带外侧 1/3 处，两者下缘均呈弓状，先越过精索的内上侧，在腹直肌外缘呈腱性融合，称为联合肌腱或称腹股沟镰（图 2-11）。然后绕至腹股沟管下部精索的后方，止于耻骨梳韧带。但有一部分人两肌仅相结合，而未成为腱性组织，称为结合肌。腹内斜肌和腹横肌弓状下缘，在结构上有所不同，前者多为肌肉组织，后者则多为腱膜结构，称为腹横肌腱膜弓（图 2-12）。腹肌收缩时，两肌的弓状下缘伸直，接近腹股沟韧带，起封闭腹股沟管的作用。此外，腹横肌腱膜弓在疝修补术中具有十分重要的临床意义。

（六）腹横筋膜及凹间韧带

1. 腹横筋膜

腹横筋膜位于腹横肌深面，其下面部分的外侧半与腹股沟韧带相连，而内侧半则附着于耻骨梳韧带，向后附着于髂筋膜，比较发达。腹横筋膜在腹股沟韧带中点上方一横指处（约 1.5 cm）有一漏斗形裂孔，即内环，（亦称腹环），精索从中通过，腹横筋膜随之延续向下，包绕精索而形成精索内筋膜。在腹股沟韧带的内侧半，腹横筋膜覆盖股动静脉，并伴随至股部，形成股鞘前壁。

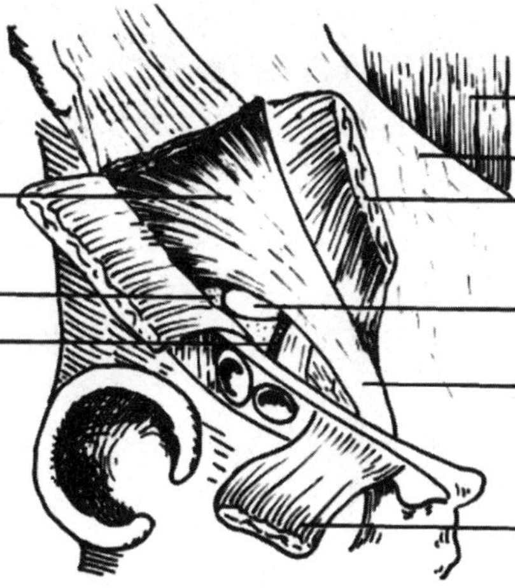

图 2-11　腹内斜肌、腹横肌与联合肌腱

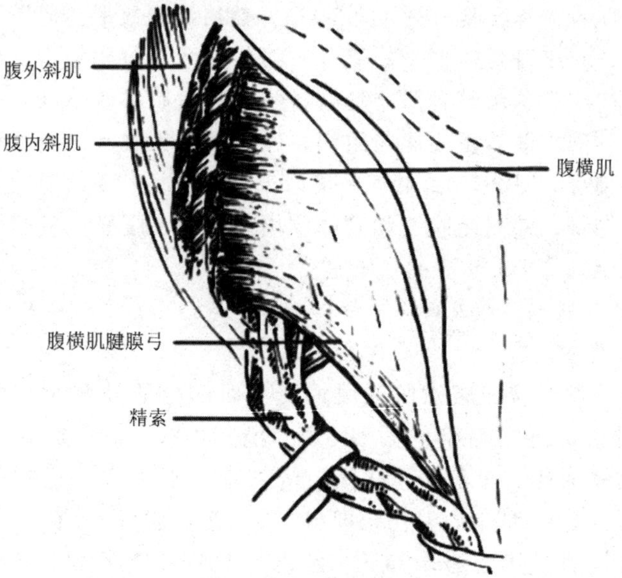

图 2-12　腹横肌腱膜弓

2. 凹间韧带

凹间韧带由横筋膜在内环内侧增厚而形成，在腹股沟管内环之内侧，从腹横肌下缘下达耻骨上支，从而加强了腹股沟管后壁。在疝修补术时，缝合凹间韧带可紧缩内环。凹间韧带深面的腹膜前脂肪中有腹壁下动、静脉通过。

（七）腹膜外组织

大多为脂肪组织，也含有血管、神经和局部淋巴结等。

（八）腹膜（壁层）

最深层为腹膜，也称为壁层。

二、腹股沟管

腹股沟管位于腹股沟韧带内侧半的上方，由外上向内下、由深向浅斜行，相当于腹横肌腱膜弓状下缘与腹股沟韧带之间的肌肉筋膜裂隙，成人长约 4～5 cm，是胚胎期间睾丸下降过程在腹股沟区腹壁形成的一个通道。在此管中男性有精索通过，女性则为子宫圆韧带通过。腹股沟管有四个壁及内、外两个口。管的前壁为腹外斜肌腱膜及在外侧 1/3 处的腹内斜肌起始部；后壁为腹横筋膜和深面的腹膜，在内侧 1/3 处尚有联合肌腱，是腹股沟管较为薄弱的部分；上壁为腹内斜肌及腹横肌的弓状下缘，呈弧形跨过精索的上方而至其后方构成；下壁为腹股沟韧带和陷窝韧带。内口为内环（亦称腹环或深环），位于腹股沟韧带上方 1.5 cm 处，由腹横筋膜形成。从腹膜腔内看不见内环，而是看腹膜壁层遮覆该环处形成的腹股沟外侧窝，窝的内侧即腹膜遮覆腹壁下动脉而形成的腹壁动脉襞。外口即为外环（亦称皮下环），位于耻骨结节外上方，由腹外斜肌腱膜构成，通向腹股沟内端上方皮下，后方正对腹股沟三角下部（图 2-13）。

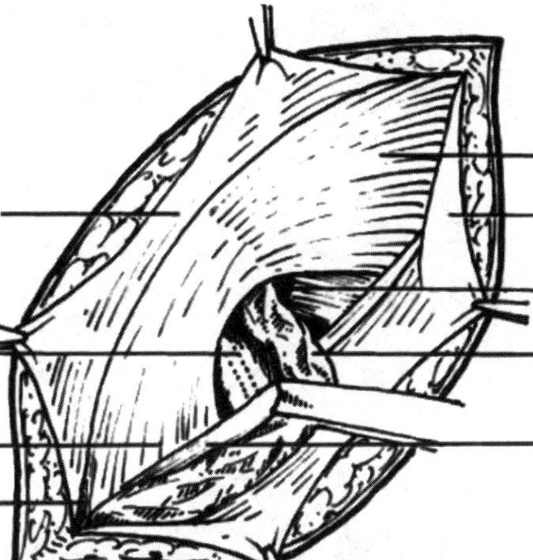

图 2-13　腹股沟管解剖

腹股沟管是斜行的肌肉和腱膜裂隙，所以当腹压增加时，管的前后壁则被压扁而互相靠近。由于肌肉收缩，腹内斜肌和腹横肌的弓状下缘变得平直，从而使上壁向下壁（腹股沟韧带）靠拢，管的口径变小。同时，腹横肌收缩带动其深面的腹横筋膜形成的深环向外上方移动，环口缩窄，使腹腔内容物不致从腹股沟管疝出。

三、腹股沟三角

腹股沟三角又称为 Hesselbach 三角，是指在腹股沟区由腹壁下动脉、腹直肌外侧缘和腹股沟韧带内侧所围成的三角形区域。在此三角形区域，无腹肌覆盖，腹横筋膜亦较周围部分为薄，是腹股沟区最弱的区域。腹股沟直疝即由此三角区突出，故该三角区又名为直疝三角。直疝三角与腹股沟管内环之间有腹壁下动脉和凹间韧带相隔（图 2-14、2-15）。

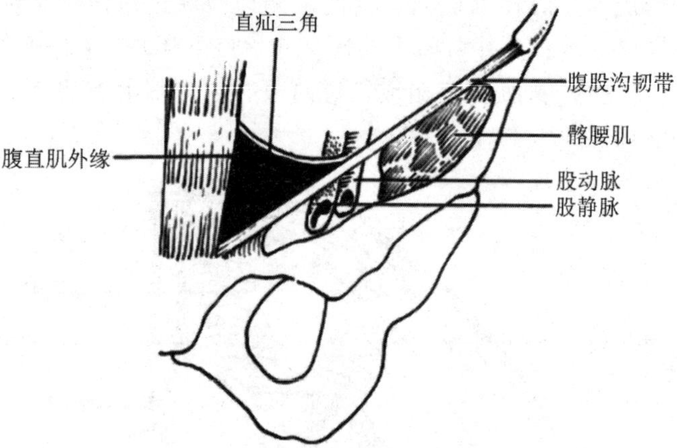

图 2-14　直疝三角

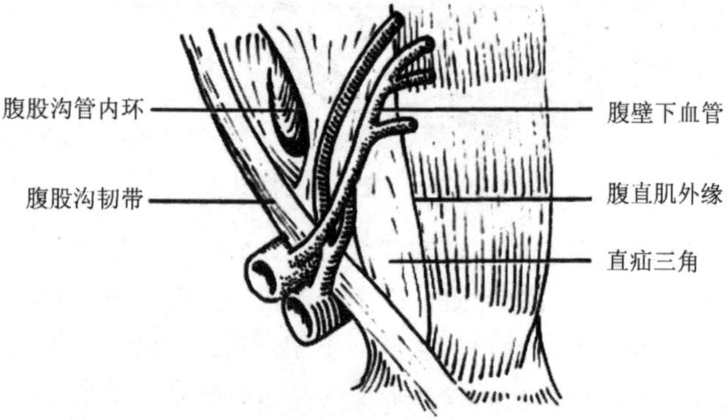

图 2-15　直疝三角（后面观）

四、股管

股管（femoral canal）是腹股沟韧带后侧、内下方的一个漏斗状间隙，长约 1～2 cm。管内有少许脂肪、疏松结缔组织和数条淋巴管及 1～2 个淋巴结。股管的前界为腹股沟韧带；后界为耻骨梳韧带；内界为陷窝韧带；外界借纤维隔与股静脉相邻。股管的上口为股环；下口对向阔筋膜所形成的卵圆窝（图 2-16）。如腹腔内容物经股环、股管出于卵圆窝，则形成股疝。

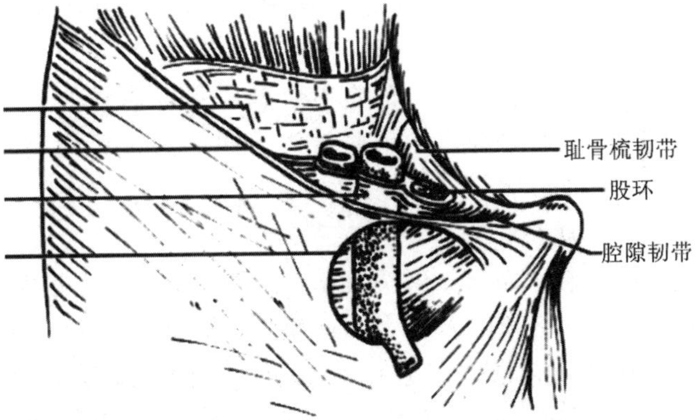

图 2-16　股　管

五、现代外科有关腹股沟区解剖的认识

近年来，随着对腹股沟疝研究的进一步深入，对腹股沟部的解剖有了更深入而全面的认识。

（一）腹股沟韧带

Mc Vay 的研究指出腹股沟韧带的厚度并不象以前人们已描述那样为腹外斜肌的增厚部分，其实它并不比腹外斜肌腱膜厚。Nyhus 认为它并非真正的韧带，因为它不具有韧带稳定骨骼的功能。近来多数人不赞成用此结构作修补。但 Lichlenstein 最近又有不同看法，认为 Cooper 韧带虽坚实，但与耻骨梳固定太紧，与 Cooper 韧带相缝合跨度太大，会加大修补张力而致术后复发。而腹股沟韧带的外侧部分因与髂腰筋膜和阔筋膜相粘着，而内侧部分则较容易与后方的腹横筋膜分开，所以，腹股沟韧带的外侧部分与Cooper韧带相比，横跨两个固定点上，有一定弹性，有利于阻止疝的复发。

（二）腹横肌与腹横肌腱膜弓

腹横肌起于髂腰筋膜，止于腹股沟韧带。Condon解剖175例无腹股沟区病理改变的新鲜男尸发现，该肌内侧半为腱膜，外侧半为肌肉。接近内环时则是肌肉和腱膜的混合结构。在腹股沟部中央可见到它的明显边缘，在内环内侧呈弓状横肌，腹股沟管后壁上方，游离的腹横肌腱膜下缘和腹横筋膜融合形成腱性弓状结构，即腹横肌腱膜弓。腹横肌的弓状下缘是用于腹股沟疝修补时的重要组织。同时，该肌的完整性可防止腹股沟疝的形成。

（三）联合肌腱

1841年，Morton首先提出该解剖结构，认为腹横肌与腹内斜肌下缘的腱膜在进入腹直肌前鞘之前已融合。但Shandalakis和Mc Vay等研究指出，约95%的人体中腹内斜肌下缘的肌肉组织并未与腹横肌融合，不存在联合肌腱，故Skandalakis提倡改称此区为“联合区”为好。Hollinshead等仅发现5%～6%的人体有联合肌腱，绝大多数人体上这两层肌肉在共同形成腹直肌鞘前是可以分开的。腹内斜肌腱膜与腹横肌腱膜在腹直肌鞘处才真正融合。真正的腹股沟镰应为Henle韧带，是腹直肌鞘的外侧扩大部分，止于耻骨梳。它仅存在于30%～50%的人体，易与腹横筋膜混淆。通常腹股沟疝修补所用的组织是腹横肌腱膜、腹内斜肌腱膜和腹直肌鞘的外侧，偶尔也缝合腹内斜肌、腹股沟镰、凹间韧带或腹股沟韧带的反折部，这些组织均未联合在一起。故Nyhus认为不应再应用联合肌腱这一词。

（四）腹横筋膜

近年来，腹横筋膜作为疝修补的关键问题，促使人们对腹横筋膜的解剖进一步熟悉和深入研究。在正常情况下，外侧腹横筋膜易于分离，而在内侧，特别在腹股沟区腹股沟管后壁不易分离。在腹横肌腱膜弓处，腹横筋膜与腹横肌腱膜相互融合，在腹前壁的上方紧贴于腹直肌鞘后面，在半环线以下紧贴于腹直肌后面，被称之为腹横层（或腹横板）。腹横筋膜大部分为一较薄的结缔组织层，而在腹股沟部发育较好。由于所有腹外疝的第一道屏障均为腹横筋膜，因此利用腹横筋膜作为疝修补术的一个重要步骤在解剖上是合理的。近来，许多学者都认为腹横筋膜层的修复是疝修补的关键。

腹横筋膜在腹股沟部有特定的解剖学结构，它包括腹横筋膜同类物、腹股沟三角和股鞘，腹横筋膜同类物包括凹间韧带、腹横肌腱膜弓、髂耻束和耻骨梳韧带。随着对腹横筋膜在防止腹股沟疝的发生和疝修补术中解剖上重要性的认识，对腹横筋膜同类物的解剖意义更加强调。

1. 凹间韧带

凹间韧带又称腹横筋膜悬吊带，是腹横筋膜在内环的内缘和下缘增厚，形成一个向外上方开口的 U 形或钩形增厚结构。凹间韧带加固了内环的内、下缘，而外、上缘则较薄弱。因此，腹股沟斜疝多由内环外上方突出并位于精索的前外侧。亦有人认为先天性腹膜鞘突未闭，就是凹间韧带发育不良的缘故。凹间韧带在内环内侧缘部较长，称为上脚；下缘部较短，称为下脚，它与下方的髂耻束相延续。该韧带两个脚均附着在浅面的腹横肌，当腹横肌收缩时，将内环拉向外上方，延长了腹股沟管，增加了它的倾度，使内环升至腹横肌下缘上方，同时腹内斜肌下降，起到掩闭器作用。上脚的深面为腹壁下动静脉，腹股沟斜疝手术增强内环时，应注意勿损伤内侧深部的腹壁下血管，缝缩内环时，以能容纳示指尖为度，以免压迫精索影响睾丸血供而致不育（图 2-17、2-18）。

2. 腹横肌腱膜弓

由于腹横肌腱膜弓与各种腹股沟疝有密切的毗邻关系，故用此弓作为修补各种腹股沟疝在解剖上的基本成分，又由于此弓含有腹横筋膜的成分，因此它成为腹横肌腱膜弓与腹横筋膜同类物缝合的组织学基础。

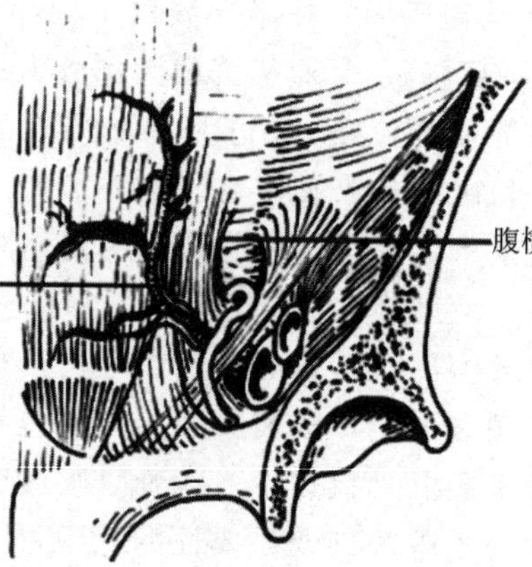

图 2-17　腹横筋膜悬吊韧带（后面观）

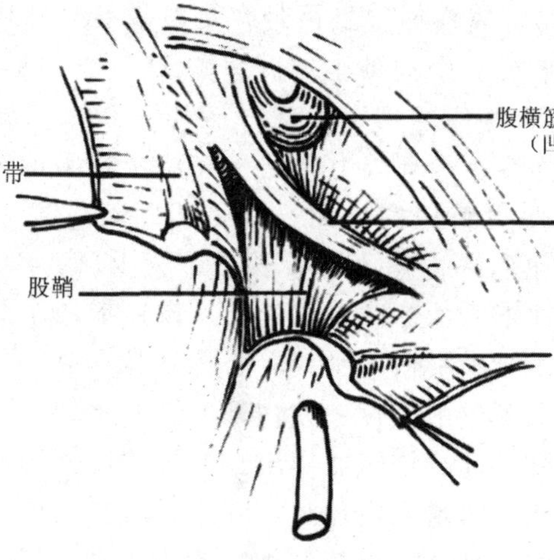

图 2-18　腹横筋膜悬吊韧带（前面观）

3. 髂耻束

1960 年，Condon 报告了腹横筋膜增厚而形成髂耻束的解剖学资料，并认为髂耻束在腹股沟疝解剖学上的重要之处在于它形成各种腹股沟疝疝环的一个边缘。髂耻束是腹横筋膜在腹股沟韧带深面增厚而形成的一束结缔组织，是腹横筋膜与髂筋膜胚胎时融合而形成的，又称为 Thomson 韧带。Condon 发现 98%的人体存在此韧带。髂耻束在外侧附着于髂前上棘和髂骨翼内唇，向内与髂耻弓相连，然后再向内下方伸展至腹股沟韧带的后上方，通过股管前上方时，构成股鞘前部，它绕过股管向后下反转，呈扇形延续至耻骨梳韧带，因此，髂耻束构成了股管的前、内侧部，髂耻束呈扇形分布的内侧为腔隙韧带（图 2-18、2-19）。如果构成股管的髂耻束发育不良，可成为股疝的发病基础。构成股管前、内侧部的髂耻束较厚而坚韧，股疝内容物绞窄可由其卡压所致。当斜疝和直疝时，髂耻束构成薄弱区的下缘。近来许多人主张以髂耻束作为疝修补术时腹横层修补的重要附件，强调中小型腹股沟疝修补时，可将腹横肌腱膜弓向外固定在髂耻束上。

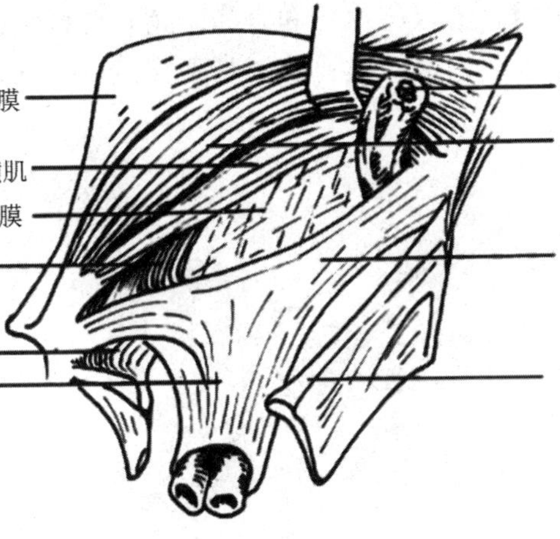

图 2-19　**髂耻束**

4. 耻骨梳韧带

自 Cooper1804 年描述耻骨梳韧带以来，许多学者对其进行了观察，得出了不同的结论。Mc Vay 认为耻骨梳韧带是由耻骨结节外侧的腹横肌腱膜抵止于耻骨上支骨膜而形成。Bombeck 和 Nyhus 认为是骨盆骨膜、腹横肌腱膜和髂耻束形成。Condon 认为该韧带包含有耻骨上支的骨膜、同时还含有腹横筋膜的腹横肌腱膜以及髂耻束的内侧部。还有人认为耻骨梳韧带仅仅是腔隙韧带在耻骨上支的延续。Skan dalakis 较全面地描述了耻骨梳韧带的组成，即包括了耻骨肌起点的纤维、耻骨上支的骨膜、陷窝韧带止点的纤维、腹横筋膜止点的纤维、腹直肌腱止点的纤维、腹内斜肌止点纤维的一混合结构，这一描述更接近于事实。耻骨梳韧带与腹股沟韧带向外后方的夹角约 30°，可见耻骨梳韧带位置较深。

（五）耻骨肌孔

耻骨肌孔（myopectineal orifice，MPO）是由 Fruchaud 在 1956 年提出的，近年来受到广泛关注。耻骨肌孔位于下腹前壁与骨盆相连水平，是一卵圆形裂孔，它的构成是：上界为腹内斜肌和腹横肌的弓状下缘，下界为上耻骨梳的骨膜，内侧为腹直肌，外侧为髂腰肌。它被位于前面的腹股沟韧带和其后的髂耻束分隔为上下两个区域，上区有内环和直疝三角，此区域的缺陷导致腹股沟斜疝和直疝；下区有股血管和神经穿过，此区域的缺陷导致位于股血管周围各个位置的股疝（图 2-20）。

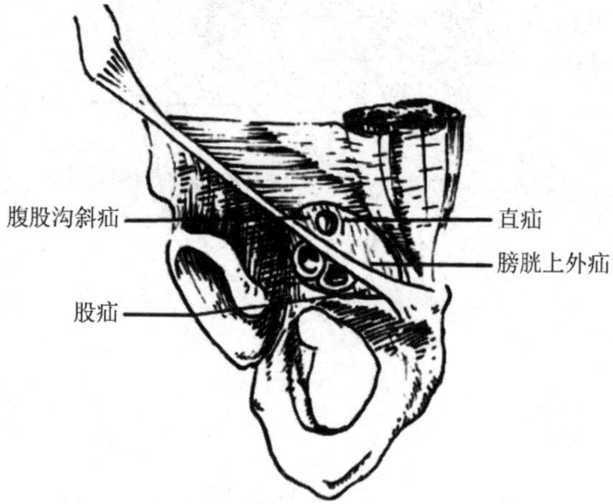

图 2-20　耻骨肌孔

六、腹腔镜下腹股沟区的解剖结构

详细解剖结构见图 2-21、图 2-22。

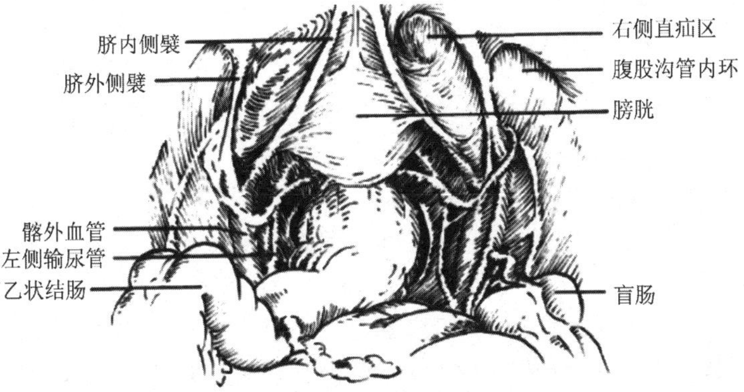

图 2-21 膀胱镜下腹股沟区图像

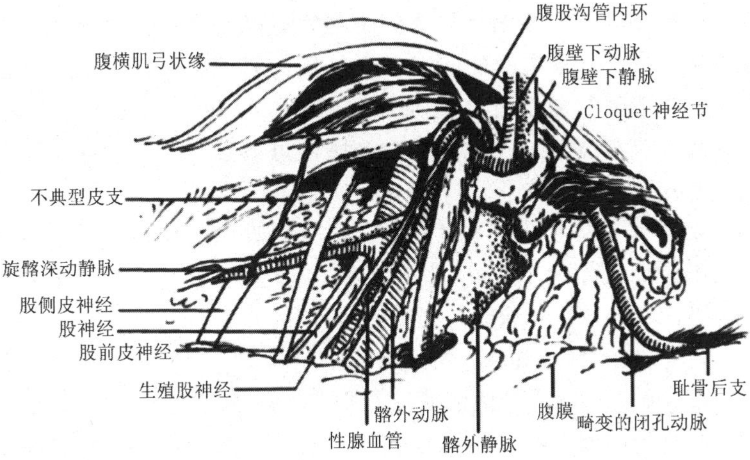

图 2-22 腹腔镜下腹股区解剖

第四节　腹后壁解剖

一、腹后壁肌肉及筋膜

腹后壁脊柱两侧为腰大肌、腰方肌及其筋膜，腰方肌下方为髂窝，内有髂肌及髂筋膜。

（一）髂腰筋膜及腰方肌筋膜

被覆在腰大肌表面的筋膜称为腰大肌筋膜，被覆于髂肌表面的筋膜叫髂筋膜，两者合称髂腰筋膜。其上部较薄，附于腰椎体，向外侧附于腰椎横突；下部增厚，内侧附于腰椎体、骶骨和髂骨弓状线，外侧附于腰椎横突及髂嵴全长，向下随髂腰肌经腹股沟韧带深面至股前部，与内侧的耻骨肌筋膜共同构成股三角的底，并易名为髂耻筋膜。髂腰筋膜在行经腹股沟韧带深面时与韧带愈合，内侧部增厚，形成腹股沟韧带与髂耻隆起之间的髂耻弓，将腹股沟韧带与髂骨之间的间隙分为外侧的肌腔隙和内侧的血管腔隙。髂腰筋膜与腰部脊柱侧面和髂窝共同形成一个骨性筋膜鞘，内容腰大肌和髂肌。腰椎结核时，脓液可溃破骨膜，沿此筋膜鞘向下蔓延至股骨小转子。

腰方肌筋膜覆于腰方肌前面，与肾筋膜后层相贴，向上与膈下筋膜相续，并附于第 12 肋，下面附于髂嵴，内侧止于腰椎横突，外侧在腰方肌外侧缘与腰背筋膜愈合。

（二）腰大肌、髂肌和腰方肌

腰大肌是位于脊柱两侧的长条肌，起自 T_{12}、上 4 个腰椎椎体和椎间盘的侧面、以及腰椎横突，纤维下行与髂肌共同经肌腔隙止于股骨小转子。

髂肌位于腰大肌的外下方，呈扇形起于髂窝上部、髂嵴和骶骨外侧部，下行与腰大肌合并，称髂腰肌。收缩时可屈并外旋大腿，当下肢固定时则可使躯干前屈，髂腰肌行经髋关节前方时，两者之间夹有滑液囊，又名髂耻囊，以减少摩擦。

腰方肌是长方形扁肌，起自髂嵴，肌纤维上行止于第 12 肋及上 4 腰椎横突。作用为降肋，助吸气；一侧收缩时可使脊柱向同侧侧屈。

二、腹膜后腔

腹膜后腔是指腹后壁腹膜与腹后壁的腹内筋膜之间的间隙，上达膈肌，下抵骶岬，两侧向外接连腹膜外脂肪。间隙内充以疏松结缔组织，主要结构有位于脊柱前方的腹主动脉及其分支，下腔静脉及其属支，脊柱两侧的腰交感干，以及围绕腹腔干和肠系膜上动脉周围的腹腔神经丛；还有腹主动脉神经丛、肠系膜下丛和上腹下丛等植物神经丛；再向两侧为左、右肾和肾上腺以及输尿管。此外还有位于腰大肌深面的腰丛及其分支。

（一）腹主动脉

腹主动脉位于脊柱的左前方，在平 T_{12} 高度经主动脉裂孔进入腹腔，下行至 L_4 下缘，分为左、右髂总动脉。腹主动脉前方有胰、十二指肠下部的小肠系膜根横过；右侧为下腔静脉；左后方有腰交感干。腹主动脉的分支有脏支和壁支两类，脏支又可分为成对支和不成对（奇数）支。

不成对（奇数）脏支包括腹腔干、肠系膜上动脉和肠系膜下动脉。成对脏支包括肾上腺中动脉、肾动脉和睾丸（卵巢）动脉。壁支主要分布至腹腔的上壁（膈肌）及其前外侧壁，均是成对的，包括膈下动脉、腰动脉和骶正中动脉等。

（二）下腔静脉

下腔静脉为收集下半身（双下肢、盆部、腹部）静脉血的主干，在 L_5 前方偏右由两侧髂总静脉合成。在腰椎前方沿腹主动脉右侧上行，经肝脏腔静脉窝，穿膈腔静脉裂孔入胸腔，开口于右心房，下腔静脉前方有十二指肠水平部、胰头、小肠及其系膜根、门静脉；后方为腰椎、右膈脚及右交感干；右侧邻腰大肌、右输尿管、右肾及肾上腺；左侧为腹主动脉。

下腔静脉的属支也有脏支和壁支两类，脏支含成对脏器的静脉（肾静脉、睾丸或卵巢静脉和肾上腺静脉）和肝静脉；壁支为来自膈和腹后壁的静脉，包括膈下静脉和腰静脉，均与同名动脉伴行。各腰静脉间有纵干联系，叫做左、右腰升静脉。腰升静脉上行穿过膈脚，分别汇入半奇静脉和奇静脉，是上、下腔静脉间重要的侧支吻合。

（三）髂总动脉和髂总静脉

1. 髂总动脉

髂总动脉是腹主动脉的终支，在平 L_4 下缘起始，沿腰大肌内侧向外下方斜行，至骶髂关节处分为髂内、外动脉，髂内动脉进入盆腔，分支供给盆腔脏器和盆壁；髂外动脉沿腰大肌内侧缘下降，经腹股沟韧带中点的深面，穿血管腔隙至股前部，易名为股动脉。髂外动脉发出腹壁下动脉和旋髂深动脉。

2. 髂总静脉

髂总静脉由髂内、外静脉在骶髂关节前方汇合而成，左右各一。左侧髂总静脉较长，在右髂总动脉后方穿过、行于同名动脉的内侧，由于受到其前方的右侧髂总动脉压迫，故髂股静脉血栓形成左侧多见。右侧者略短，行于同名动脉的深面。在 L_4、L_5 间的椎间盘平面二者汇成下腔静脉。

（四）腹膜后腔的神经

1. 植物神经丛（图 2-23）

（1）腹腔丛：位于膈内侧脚和腹主动脉的前方，左、右肾上腺之间，腹腔干和肠系膜上动脉根部的周围，由一对腹腔神经节和进出节的交感神经纤维以及迷走神经后干的腹腔支构成。由于该丛的纤维伸向各方，有如阳光四射，故又名太阳丛。

腹腔神经节是最大的交感神经节，位于膈内侧脚的前面，肾上腺的内侧，成对且互相连结。内脏大神经的节前纤维进入节的主部，内脏小神经进入节的外下部（主动脉肾节）。由节发出的节后纤维互相吻合成丛，随同腹主动脉的分支至腹腔脏器。少量节前纤维仅穿过神经节到达副丛内的副节，在副节内换神经元后，节后纤维随附近的血管分支抵达所分布的器官。腹腔丛属的副丛有成对的和单一的两种，成对的有膈丛、肾上腺丛、肾丛和睾丸（或卵巢）丛；单一的有肝丛、脾丛、胃丛和肠系膜上丛等。

迷走神经后干腹腔支由副交感节前纤维构成，随腹腔丛和各副丛到达肝、胆囊、胰、脾和结肠左曲近侧段的大、小肠，在器官壁内或附近与副交感神经节细胞形成突触连接，由节细胞发出的节后纤维分布于平滑肌、腺体等效应器官。

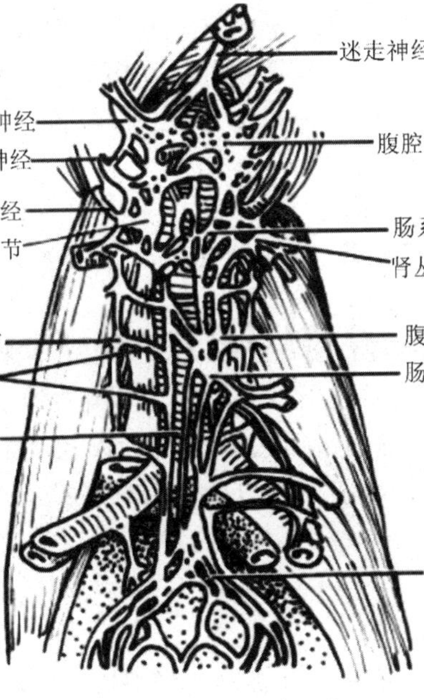

图 2-23　腹部植物神经丛

（2）腹主动脉丛：是腹腔丛向下的延续，位于腹主动脉的前方及两侧，它还接受腰交感干的纤维，向下移行于上腹下丛和髂总动脉丛。髂总动脉丛可延伸至股动脉的近侧段，下肢各动脉的交感神经均来自邻近的各神经干。

（3）肠系膜下丛：发自腹主动脉丛，并接受第 1、2 腰交感节的纤维，其副交感节前纤维来自脊髓骶部的副交感中枢，随肠系膜下动脉及其分支走行，分布于降结肠、乙状结肠和直肠上段。

（4）下腹下丛：上腹下丛的交感纤维为腹主动脉丛的延续，

还接受第3、4、5腰交感节的纤维，在L_5前面沿两髂总动脉分为两束，叫做左、右腹下神经，入盆腔的下腹下丛。副交感节前纤维起于骶髓，沿腹下神经行至上腹下丛，还可穿该丛上行至肠系膜下丛。

2. 腰交感干

腰交感干由4～5对腰交感节和节间支构成。位于腰椎体的前外侧，腰大肌的内侧缘，右侧者前方有下腔静脉，左侧者循腹主动脉左缘下行，两干间有横行纤维连结。向下经髂总动、静脉的后方与骶交感干连接，腰交感节较小，位置越靠下两侧的节越靠近。主要的分支有以下三种。

（1）灰、白交通支：白交通支连于第1～3腰神经；灰交通支从各交感节发出后至第1～5腰神经，随腰神经分布于腹下部及下肢的皮肤和血管。

（2）腰内脏神经：由穿过腰交感干的交感神经节前纤维构成，至腹主动脉丛、肠系膜下丛、上腹下丛等的神经节，由节发出的节后纤维随血管分布于结肠左曲远侧的消化管和盆腔诸器官。

（3）血管支腰交感干发出的节后纤维缠绕于髂总、髂内、髂外等动脉的周围，形成各动脉的神经丛，并随之到达各器官和组织。

3. 腰丛及其分支

腰丛位于腰大肌深面，由第12胸神经前支的一部分、第1～3腰神经前支和第4腰神经前支的一部分组成。第4腰神经前支的另一部分和第5腰神经的前支共同形成腰骶干，参加骶丛的构成。腰丛的主要分支和腰大肌的关系不同，从腰大肌外侧缘穿出的从上至下依次为髂腹下神经、髂腹股沟神经、股外侧皮神经和股神经；穿腰大肌肌质的生殖股神经；闭孔神经则从腰大肌内侧缘穿出。

（五）腹膜后腔的腰淋巴结和腰淋巴干

腰淋巴结数目较多（30～50个），位于腹主动脉和下腔静脉周围，收纳腹后壁成对的泌尿生殖器官的淋巴管，还接受总汇下肢和盆部淋巴的髂总淋巴结的输出管。腰淋巴结的输出管形成左、右腰淋巴干，注入乳糜池（图 2-24）。

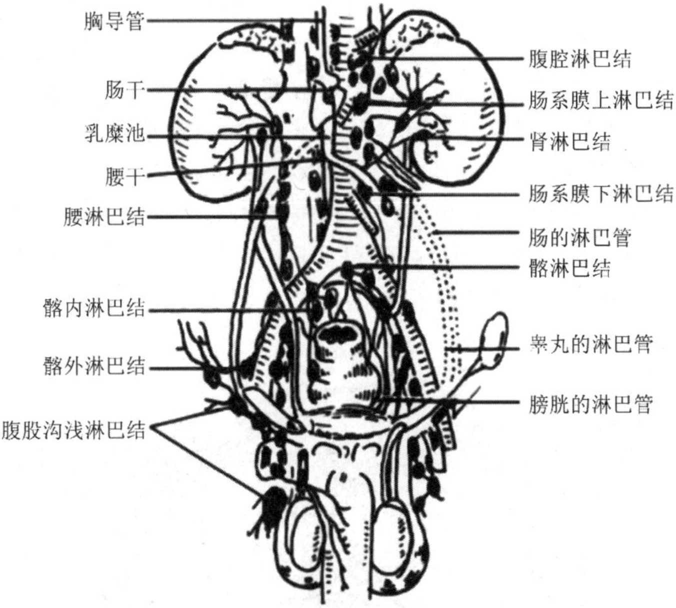

图 2-24　腹膜腔后的淋巴结

乳糜池是胸导管的起始部，多为膨大的梭形囊，位于 L_1 的前方，腹主动脉的右后方，由左、右腰干和肠干合成，经主动脉裂孔入胸腔。有的人没有乳糜池代之以淋巴管网或并不膨大。

第五节　腹膜和腹膜腔

一、腹膜的概述

腹膜属于浆膜，由对向腹膜腔表面的间皮及其下面的结缔组织构成，覆盖于腹、盆腔壁的内面和脏器的外表，薄而透明，光滑且有光泽。依其覆盖的部位不同可分为壁腹膜（或腹膜壁层）和脏腹膜（或腹膜脏层）。前者被覆于腹壁、盆壁和膈下面；后者包被脏器，构成脏器的浆膜。两者互相延续构成腹膜囊。男性腹膜囊是完全封闭的，女性由于输卵管腹腔口开口于腹膜囊，因而可经输卵管、子宫和阴道腔而与外界相通。腹膜脏层与壁层之间的不规则腔隙，叫做腹膜腔（图 2-25）。腹膜从壁层向脏层移行，或从一器官移行于另一器官，构成双层的腹膜结构，两层腹膜间常有血管、神经和淋巴管走行，根据其本身结构特点和特定脏器联属而分别命名为韧带、网膜和系膜。另外，腹膜在一些特定部位形成小而浅的隐窝或大而深的陷凹，在覆盖一些血管或韧带时形成向腹腔内隆起的皱襞。

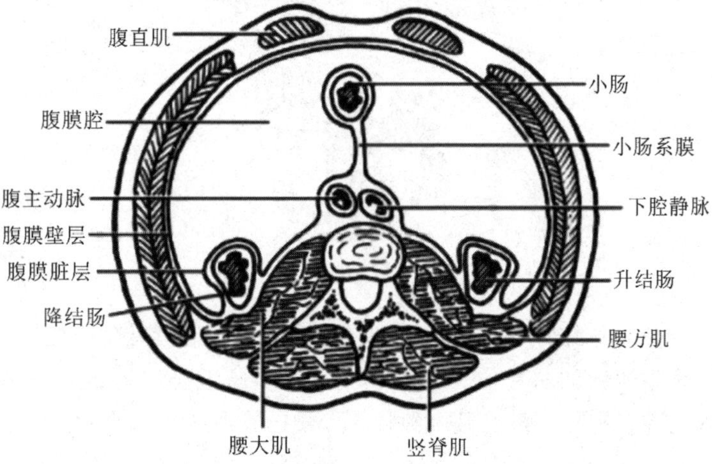

图 2-25　腹膜及腹膜腔的关系

二、腹膜的功能

腹膜除对脏器有支持固定的作用外，还具有分泌和吸收功能。正常情况下腹膜可分泌少量浆液，以润滑脏器表面，减少它们运动时的摩擦。由于腹膜具有广阔的表面积，所以有较强的吸收能力。在病理情况下，腹膜渗出增加则可形成腹水。腹膜具有较强的修复和愈合能力。因而在消化道手术中浆膜层的良好缝合可使接触面光滑，愈合速度加快，且减少粘连。如果手术操作粗暴，腹膜受损则术后并发粘连。腹膜还具有防御机能，一方面其本身具有一些防御或吞噬机能的细胞，另一方面，当腹腔脏器感染时，周围的腹膜形成物尤其是大网膜可迅速趋向感染病灶，包裹病灶或发生粘连，使病变局限不致迅速蔓延。

三、腹膜与脏器的关系

为在外科手术中选择最佳的手术入路，我们应了解脏器和腹膜的关系。根据脏器表面被腹膜覆盖的多少可将腹、盆腔脏器分为三种类型（图 2-26）。

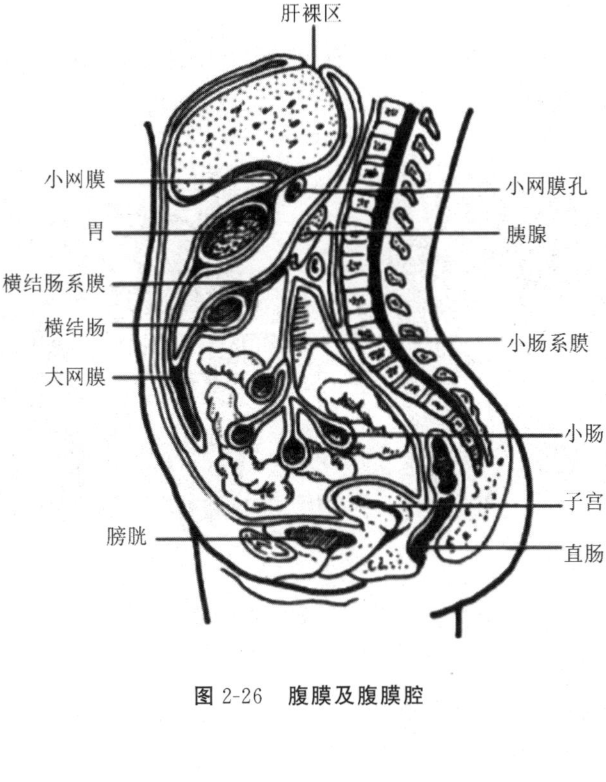

图 2-26　腹膜及腹膜腔

（一）腹膜内位器官

这些器官几乎全部为腹膜所包被，如胃、空肠、横结肠、乙状结肠、脾、卵巢、输卵管等。

（二）腹膜间位器官

器官的大部分或三面均为腹膜所覆盖者，叫腹膜间位器官，如肝、胆囊、升结肠和降结肠、子宫和膀胱等。

（三）腹膜外（后）位器官

器官仅有一面被腹膜覆盖，叫做腹膜外位器官。由于这些器官大多位于腹膜后腔，仅前被覆腹膜，故又称腹膜后位器官。如胰腺、十二指肠的降部和水平部、肾上腺和输尿管等。

四、腹膜腔的分区

以横结肠及其系膜为界可将腹膜分成结肠上、下两大区。

（一）结肠上区（图 2-27）

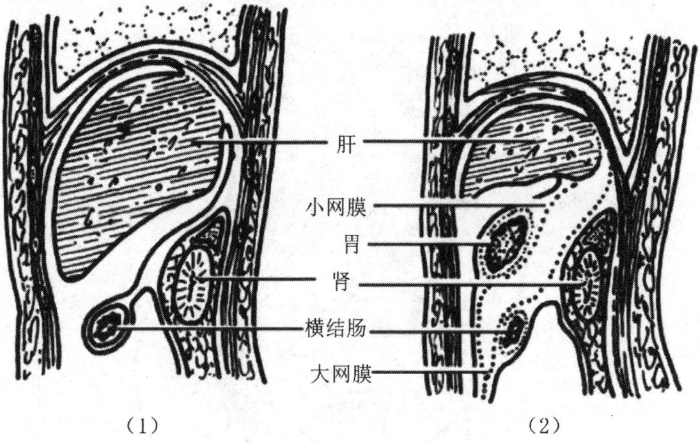

图 2-27　腹膜腔结肠上区

（1）右侧矢切；（2）左侧矢切

此区位于膈肌与横结肠及其系膜之间，又称膈下间隙。首先它可被肝脏分为肝上和肝下两个间隙。

(1) 肝上间隙被肝镰状韧带分为右肝上间隙和左肝上间隙；右肝间隙又被肝冠状韧带分为较大的右肝上前间隙和较小的右肝上后间隙。此外，冠状韧带前后层间的肝裸区与膈下筋膜间充以疏松结缔组织，叫做膈下腹膜外间隙，肝脓肿可经此间隙溃破入胸腔。

(2) 肝下间隙借肝圆韧带划分为右肝下间隙（肝肾陷窝）和左肝下间隙。左肝下间隙又可被胃及小网膜分为左肝下前间隙和左肝下后间隙（网膜囊）。上述七个间隙发生的脓肿统称为膈下脓肿，但以右肝上后间隙多见，右肝下间隙和右肝上前间隙次之。

（二）结肠下区

此区包括四个间隙，即左、右结肠旁（外侧）沟和左、右肠系膜窦。右结肠旁沟与膈下间隙相通，左结肠旁沟由于膈结肠韧带的存在而与膈下间隙有一定程度的阻隔；左、右结肠旁沟分别经左、右髂窝通入盆腔的陷凹。横结肠及其系膜以下，升、降结肠间的区域被小肠系膜根分为左、右两个间隙。右侧者叫右肠系膜窦，呈三角形，周界几乎是封闭的；左侧者叫左肠系膜窦，呈向下开口的斜方形，向下与盆腔的陷凹相通。

五、盆腹膜腔

盆腹膜腔是腹膜腔向盆内延伸的部分。腹膜自腹前壁向下在骨盆入口处转向后，在男性覆盖膀胱上壁、侧壁和膀胱底的上部以及输精管壶腹和精囊腺后上部，继而反折向后上至直肠，其间形成直肠膀胱陷凹［图 2-28（1）］。在女性腹膜覆盖膀胱上壁、侧壁和底的上部，然后反折到子宫体前面，并覆盖子宫底、体面的后面，直达阴道后壁上部，继而反折到直肠，在子宫的前、后分别形成膀胱子宫陷凹和直肠子宫陷凹［图 2-28（2）］。覆盖子宫前、后壁的腹膜在子宫两侧会合形成双层腹膜结构，附着于骨盆侧壁，叫做子宫阔韧带。直肠中段仅前面有腹膜覆盖，而直肠上段的前面与侧面均有腹膜覆盖。

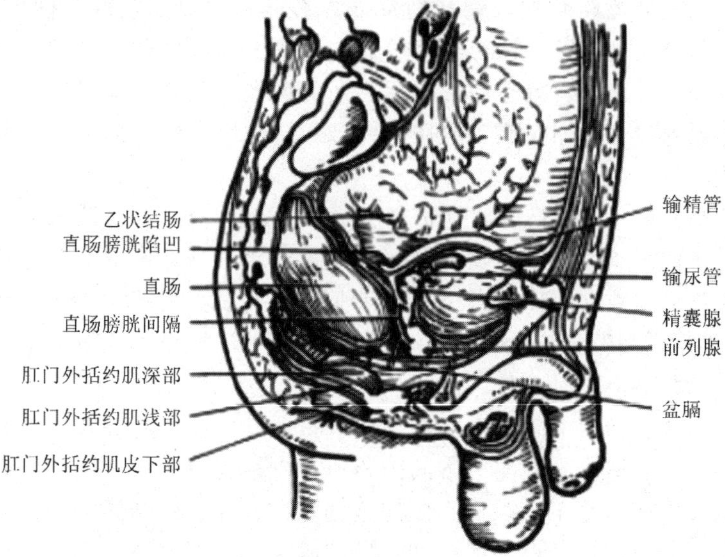

（1）

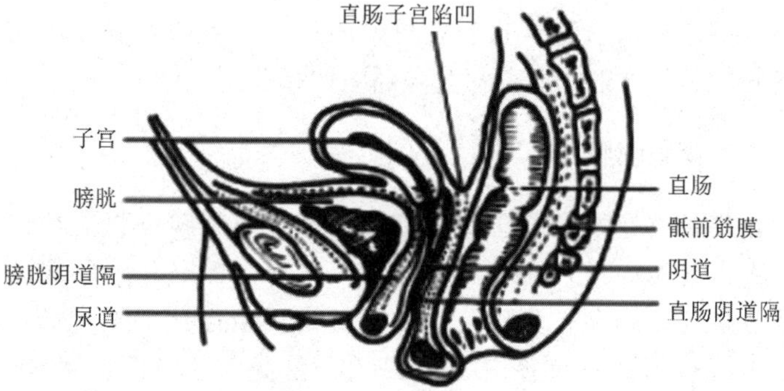

（2）

图 2-28　盆腔腹膜

（1）男性盆腔腹膜；（2）女性盆腔腹膜

男性的直肠膀胱陷凹的凹底距离肛门约 7.5 cm。女性的直肠子宫陷凹较膀胱子宫陷凹深，侧壁由直肠子宫襞围成，陷凹底距离肛门约 5.5 cm。在直立、坐或半卧时，男性的直肠膀胱陷凹或女性的直肠子宫陷凹为腹膜腔的最低位，腹膜腔的液体易在这里积存。一般认为此部腹膜面积小，吸收性能差，临床上引流该处的积液较为方便（男性可经直肠前壁穿刺，女性可经阴道后穹穿刺），故腹膜腔有炎症或炎症性腹膜腔手术后，患者常采用半卧位。

六、腹膜皱襞和隐窝或陷凹

皱襞为腹腔脏器之间或脏器与腹膜壁层之间腹膜移行部，由于器官间形态结构差异、高低不一，而形成不同的腹膜折皱隆起。皱襞内（深部）往往有血管经行。隐窝为皱襞之间或皱襞与器官、腹膜壁层之间的凹陷。比较大的隐窝又称为陷凹。有些皱襞和隐窝小而浅，不恒定；有些恒定而明显。隐窝处可能形成腹内疝，并可能导致嵌顿或肠绞窄。皱襞和隐窝多是腹腔器官和腹膜发育过程中，如肠管转位贴近腹后壁，原来器官之系膜与壁腹膜融合后退化消失不全而造成的。

（一）腹前壁下部腹膜襞和凹窝

腹前壁下部有五条腹膜襞，在腹前壁下部、耻骨联合和腹股沟韧带内侧段上方形成三对凹窝（图 2-29）。

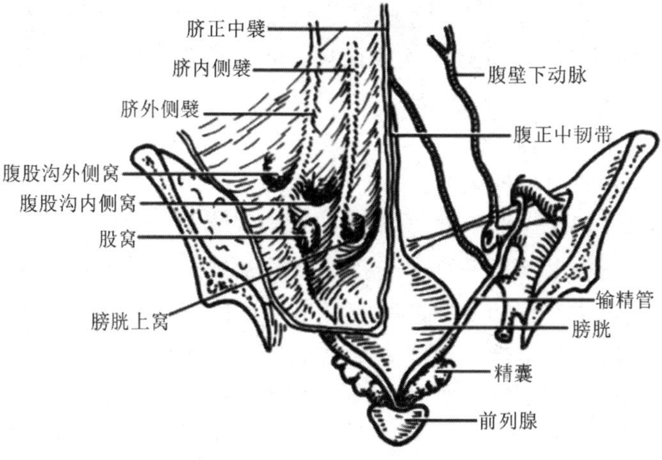

图 2-29　腹前壁下部腹膜襞和凹窝

1. 脐正中襞

脐正中襞只有一条，腹膜壁层被覆脐正中韧带所形成，该线下段较高而明显。

2. 脐内侧襞

脐内侧襞左右各一条，是腹膜壁层被覆脐内侧韧带所形成。

3. 脐外侧襞

脐外侧襞左右各一条，过去也称腹壁动脉襞，是腹膜壁层被覆腹壁下动脉所形成。

4. 膀胱上窝

此窝位于脐正中襞与脐内侧襞之间，膀胱上方。耻骨上横切口经过此窝。

5. 腹股沟内侧窝

腹股沟内侧窝位于脐内侧襞与脐外侧襞之间，位于腹股沟韧带内侧段上方，也就是腹膜遮覆腹股沟三角而形成的凹窝。已如前述，腹内器官经此窝推顶腹膜由腹股沟管浅环脱出，即为腹股沟直疝。

6. 腹股沟外侧窝

腹股沟外侧窝位于脐外侧襞与腹股沟韧带的夹角处，其深面（从腹腔方面而言）是腹股沟管深环，如腹内器官经此窝推顶腹膜经腹股沟管深环脱出，即为腹股沟斜疝。

（二）十二指肠附近的皱襞和隐窝

十二指肠附近的皱襞和隐窝较多，但有的不恒定。

1. 十二指肠上襞和十二指肠上隐窝

十二指肠上皱襞或称十二指肠空肠襞是一半月形腹膜襞，下缘游离，是十二指肠空肠曲与左肾前面的腹膜延续形成的，襞内或其左端常有肠系膜下静脉经过（图 2-30）。此襞与腹后襞间形成的一个口向下的隐窝，称十二指肠上隐窝（图 2-31），它位于十二指肠升部。

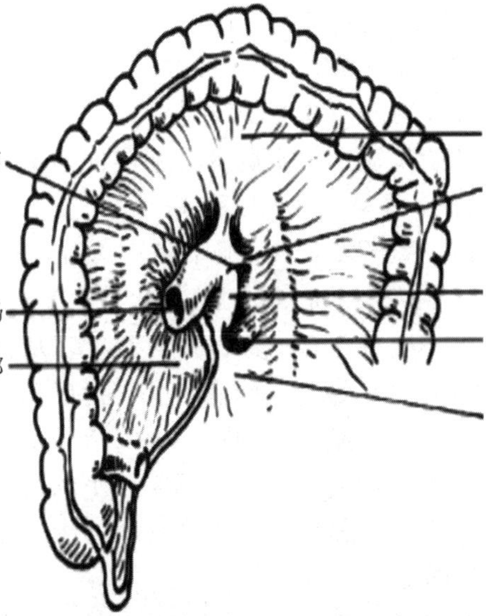

图 2-30　十二指肠附近的皱襞

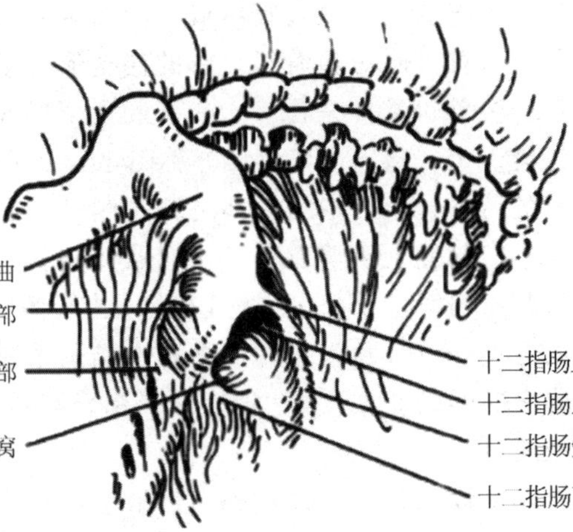

图 2-31　十二指肠附近的隐窝

上部（近十二指肠空肠曲）的左侧，平对第二腰椎，隐窝深约 2 cm，口可容一指尖，口位于左肾静脉横过腹主动脉所形成的夹角处。约50%的个体有此隐窝，国内一报道是59.22%，可以是单独存在或与十二指肠下隐窝并存。

2. 十二指肠下襞和十二指肠下隐窝

十二指肠下皱襞是从十二指肠升部下部向左侧腹后襞伸延的腹膜襞，游离的锐缘向上，也称为十二指肠结肠系膜襞(图2-30)。此襞后方即形成十二指肠下隐窝（图2-31)，此窝出现率高达75%，上述国内报道是38.51%。此窝位于十二指肠升部的下部左侧，平对第三腰椎，窝的深浅差异很大，从仅是一小凹到深达3 cm。隐窝口向上可容2个指尖伸入。此隐窝常与十二指肠上隐窝连起来而共有一个卵圆形的口。十二指肠下隐窝有时向右可伸于十二指肠升部的后方，向左达肠系膜下动脉分支、左结肠动脉的升支和肠系膜下静脉的前方，这种大的十二指肠下隐窝容易成为发生腹内疝的地方。

3. 十二指肠旁襞和十二指肠旁隐窝

十二指肠旁襞是在十二指肠升部的左侧，遮被肠系膜下静脉和左结肠动脉升支的腹后壁腹膜形成一游离缘向右的半月形皱襞(图2-30)，有人称Treitz血管弓，有的甚至形成了该两血管的系膜。十二指肠旁襞也常常是连接十二指肠上下襞左端、游离缘向右的一个皱襞。十二指肠旁隐窝，亦称Landzert隐窝）即位于十二指肠旁襞的后方，十二指肠升部之稍左侧口向右方（图2-31)。此隐窝常与十二指肠上下隐窝并存，在胎儿和新生儿较在成人常见，在成人其出现率仅2%。肠管突入十二指肠旁隐窝，即形成左侧十二指肠旁疝，有人从发生角度而称左结肠系膜疝，是因为十二指肠旁隐窝的形成是由于发生时左结肠系膜与腹后壁腹膜粘连、愈合不完全所致。

十二指肠末段邻近的隐窝，特别是十二指肠上下隐窝、十二指肠旁隐窝并存时，隐窝口大而深可发生腹内疝，当发生内疝绞窄时，手术松解时应注意勿损伤隐窝上缘内之血管——肠系膜下静脉和左结肠动脉的升支，一般隐窝口下源处无血管。

4. 十二指肠后隐窝

十二指肠后隐窝是十二指肠隐窝中最大的，隐窝位于十二指肠水平部和升部的后方，腹主动脉的前方，向上几乎达十二指肠空肠曲，窝的两侧与腹膜皱襞称十二指肠腹壁皱襞为边界，窝的口向下向左，窝深可达 8～10 cm（图 2-31）。

5. 十二指肠空肠隐窝

十二指肠空肠隐窝或称为结肠系膜隐窝，约见于 20％的个体，不与或极少与其他十二指肠隐窝并存。隐窝位与腹主动脉左侧十二指肠空肠曲与横结肠系膜根之间，上界达胰下缘，左侧达左肾，下界是左肾静脉。窝深约 3 cm，由两个腹膜皱襞围成，口环形，朝向右下（图 2-31）。

6. 小肠系膜腹壁隐窝

小肠系膜腹壁隐窝亦称 Waldeyer 隐窝，较常见于胎儿和新生儿，而成人出现率仅 1％。恰位于十二指肠水平部下方，并向右深陷入小肠系膜根的上部，口大，向左，口的前方有一由肠系膜上动脉引起的皱襞。肠管突入小肠系膜腹壁隐窝即形成右十二指肠旁疝，有人也称右结肠系膜疝（图 2-31）。

（三）回盲区隐窝

回盲区隐窝一般均较小，不大可能形成内疝。国人统计回盲无隐窝者有 26.9％。

1. 回盲上隐窝

回盲上隐窝常见，在儿童发育最好，老年人减小并常常消失，特别是在肥胖者。隐窝是由于供应回盲结合部前面的回结肠动脉的分支——盲肠前动脉，被腹膜包被形成的弓形腹膜襞，称盲肠血管襞，或称回盲上皱襞而形成，呈狭窄缝隙状，其范围前界即该血管襞，后方即回肠系膜，下方是回肠的终末部，右侧是回盲结合部，隐窝口朝向左下方（图 2-32）。

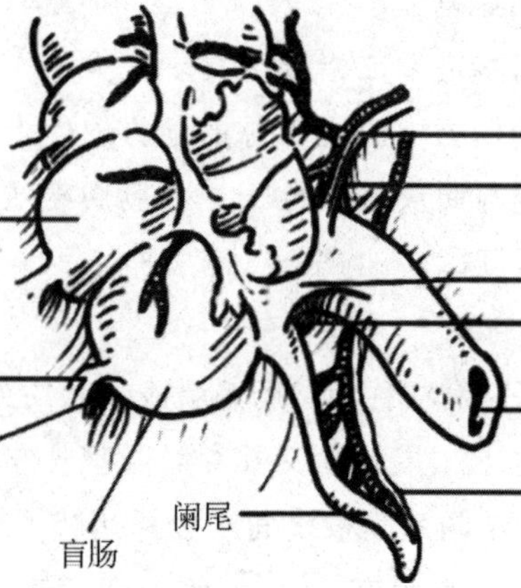

图 2-32　回盲区隐窝

2. 回盲下隐窝

回盲下隐窝位于回盲襞和阑尾系膜之间，开口朝向左下，其前界是回盲襞，上方是回肠及系膜，右侧是盲肠，后方是阑尾系膜的上部。

3. 盲肠后隐窝

盲肠后隐窝位于盲肠后，大小范围差异甚大，偶尔可向上伸延到升结肠后方相当距离，其深度足以允许整个手指伸入。隐窝范围前方是盲肠（偶尔是升结肠下部），后方是髂窝处壁腹膜，两侧是盲肠到髂窝腹膜延续形成的盲肠襞，亦称腹壁结肠襞。阑尾常常位于此隐窝内（图 2-32）。

（四）结肠旁隐窝

此隐窝不常见，位于升结肠或降结肠后方，开口向结肠旁沟，偶可形成绞窄性疝。

（五）乙状结肠间隐窝

胎儿和婴儿期常见，而随年龄增长可能消失。位于乙状结肠系膜根左侧，恰在乙状结肠系膜根呈“∧”形附着于腹后壁之顶端处，呈向上的漏斗形隐窝，口向左下（图 2-33）。窝大小有差异，从仅是一小凹或呈可容小指尖的窝状，窝后方恰是左输尿管跨过髂总动脉分叉处，手术时可依此隐窝儿寻找左输尿管。

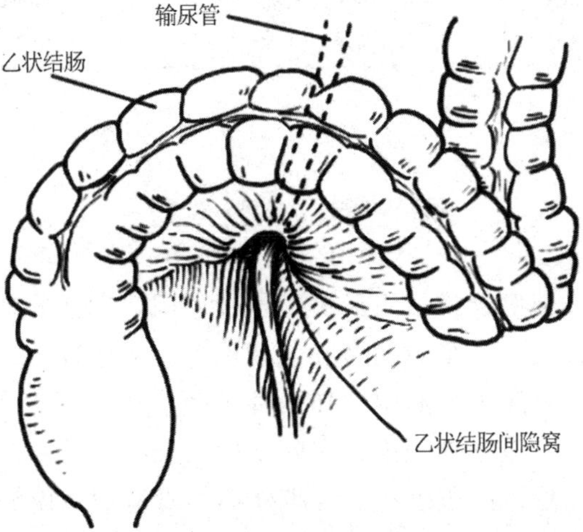

图 2-33　乙状结肠间隐窝

（六）盆腔腹膜的陷凹

详见本节盆腹膜腔部分。

（罗长江）

第三章　腹外疝的概念、解剖及分类

第一节　概　念

腹腔内任何脏器或组织，由于各种原因，离开原来位置，经由先天存在的或后天形成的裂孔或间隙、薄弱区进另一部位，称为腹疝。腹疝分腹外疝和腹内疝两种类型。其中，绝大多数是由腹腔内脏器通过腹壁上先天存在的或后天发生的孔隙，连同腹膜向体表突出而形成的腹外疝。与腹外疝相对应的腹内疝则是指腹腔内一个部位通过腹腔内先天或后天发生的孔隙突出到腹腔内另一部位，并往往产生疝出脏器的绞窄坏死，如小网膜孔疝、十二指肠隐窝疝等。腹外疝远较腹内疝多见，约为人群的 1.5％，是腹部最常见的一种疾病。

第二节　疝的病理解剖

典型的腹外疝由疝环、疝囊、疝内容物和疝被盖四部分组成。不典型的疝至少要具备两部分解剖结构，其中疝环是各种疝必备的解剖结构。

一、疝环

疝环是疝囊从腹腔突出体表的“门”，故又称为疝门，多呈环形，实为一先天性缺口或后天形成的环状缺损。后天性疝环好发于血管、食管、肠管、精索或子宫圆韧带等腹腔内结构出入腹壁

（或膈肌）部位的薄弱区。创伤亦可形成疝环。腹腔内压力增高是疝环形成乃至疝发病的重要因素。疝环是疝发病的关键，是各种疝必须具备的解剖结构。疝环大小、形态不一，均呈环形结构，组织构成多为腹膜，形成疝囊颈口，是疝内容物的入口。疝发病的早期，疝环多为小、软、薄、弱、富有弹性的腹膜组织。随着病程进展，疝环逐渐增大，组织增厚，纤维组织增多，质地变硬，弹性变差。疝环的形态、扩张度及弹性还受疝及周围组织的形态、走向、质地等因素影响，如股疝受腹股沟韧带影响，疝环较小、欠圆滑。白线疝、脐疝、闭孔疝的疝环周围组织致密，扩张度小，弹性差。临床上，各类疝多以疝环来命名，如腹股沟疝、股疝、脐疝、切口疝等。

二、疝囊

疝囊是壁层腹膜经疝环而突出的囊样结构，是疝内容物的包囊。典型的腹外疝疝囊呈梨形、卵圆形或半球形，是一个完整的囊袋。由囊颈、囊体和囊底三部分组成。囊颈位于疝环处，是疝囊与腹腔相连接的狭窄部。一般来说，其分界明显，但在腹股沟直疝和切口疝常无明确的囊颈。切口疝有时无完整疝囊，仅疝环处有少量腹膜组织，其余为瘢痕纤维组织形成的疝囊。因疝内容物脱出和回纳反复摩擦刺激易使囊颈处产生瘢痕组织而变得肥厚坚韧。这在老年患者、病史长者和使用疝带的患者中特别明显。由于囊颈处常常是狭小的，故易使疝内容物嵌顿于此。囊体是疝内容物留居于疝囊的膨大之处。囊底是疝囊的最底部分。绝大部分疝的疝囊全部是由壁层腹膜组成，但有些疝，其疝囊的一部分是由盲肠、膀胱、乙状结肠等部分腹膜覆盖的脏器组织，这些脏器在疝形成过程中，随着腹膜壁层而被牵拉下来，从腹腔正常部位滑动到疝的部位并成为疝囊的一部分（主要是后壁），此时，这些内脏器官既是疝囊，又是疝内容物。这类疝即称为滑动性疝。

三、疝内容物

疝内容物是从腹腔经疝环突出而进入疝囊的器官和组织。由于疝的部位不同，腹腔内脏器的活动度不同，疝内容物最常见为小肠，其次为大网膜，其他可见盲肠、阑尾、膀胱、升结肠、乙状结肠、卵巢、输卵管、胃、横结肠、肝脏、脾脏、肾脏、输尿管等。腹内器官的某些病变或异常结构也有可能进入疝环成为疝内容物，如小肠憩室、大网膜囊肿、卵巢囊肿等。其中临床可见小肠 Meckel 憩室单独构成疝内容物的腹外疝（Littre 疝）、疝内容物仅为部分肠管壁者（Richter 疝）及疝内容物为两段小肠肠管，且呈“W”状嵌顿的“逆行性疝”或“W 型疝”等。

四、疝被盖

疝被盖是指疝囊以外覆盖的腹壁各层组织，通常由筋膜、肌层、皮下组织和皮肤组成。疝被盖组织的层次多少，常因疝的部位不同而有所不同，白线疝、脐疝的疝外被盖层次少，无肌肉，较薄弱。切口疝的疝外被盖层次不清更为菲薄，有时疝外被盖、疝囊（假囊）、疝内容物粘连成一体使疝的解剖结构紊乱，无层次可分，此时，疝被盖仅为一层薄薄的皮肤。在病程长或巨大疝患者，疝被覆组织较长时间的过度伸展或受压也会萎缩、变薄。

第三节　腹外疝的分类及命名

腹外疝的分类及命名经历了人们对疝的认识过程。Celsus 在公元一世纪首先发现和描述了疝内容物和疝囊，对疝的发生机制有所揭示，并记录了如何识别阴囊、疝囊、精索、睾丸。公元 7 世纪，Paul 进一步描述了疝内容物和疝，把疝内容物为肠管的疝称为“肠疝”，疝内容物为网膜的疝称为“网膜疝”，疝内容物为肠和网膜的疝称为“网膜肠疝”，而疝内容物为肠、网膜和水者称为“积水性肠网膜疝”。文艺复兴中，随着对外科学知识的日渐提高，疝外科学也初现雏形。1559 年 Caspar 描述了腹股沟斜疝、直疝与股疝的区别。文艺复兴以后，实体解剖学遍及整个欧洲，疝外科也趋向成熟。1724 年 Heister 完整描述了直疝。1785 年 Pott 研究了绞窄肠段的病理生理。1785 年 Richeter 报告了 1 例肠壁疝，后人以之命名。1790 年 Hunter 初次描述了鞘状突与先天性腹股沟斜疝的关系。至今著名的 Camper 筋膜（腹壁浅筋膜浅层）、Scarpa 筋膜（腹壁浅筋膜深层）、Cooper 韧带（耻骨梳韧带）、Gimhertnat 韧带（陷窝韧带）及 Hesselbach 三角均发现于这一时代。值得说明的是，Cooper 首次于 1804 年指出腹横筋膜在腹股沟疝形成中的主要作用，而 Hesselbach 在 1814 年已阐明了髂耻束（iliopubic tract）的存在与作用，另外，Pott 1856 年描述了先天性疝，William 和 John Hunter 认为先天性疝独立存在，并且作了先天性疝的胚胎生物学的研究。随着人类进步和科学发展，人们对疝的发病机制也渐渐认识清楚。目前，腹外疝的分类及命名主要有以下几种类型。

一、根据疝发生部位

根据发生部位可分为腹股沟疝、股疝、脐疝、切口疝、白线疝、半月线疝（Spige lian Hernias）膈疝、腰疝、闭孔疝、会阴疝等。其中以腹股沟疝最为多见，占腹外疝的 90%左右；其次是股疝占约 5%左右。脐疝、切口疝和白线疝这些较常见的腹外疝约占 1%～2%。此外，尚有类别繁多的罕见疝约占 1%，如腰疝、闭孔疝、会阴疝和半月线疝等。（图 3-1）。

二、根据病因

可根据病因分先天性疝和后天性疝两类。如婴幼儿脐疝属先天性疝；切口疝是后天性疝。但有时病因是很难肯定的，如成人的腹股沟斜疝，其疝囊究竟是胎儿睾丸下降时的腹膜鞘状突未闭这一先天性产物发展而形成，还是后天壁层腹膜经内环突出而致，这很难断定。另外，妇女的股疝亦与此相似。

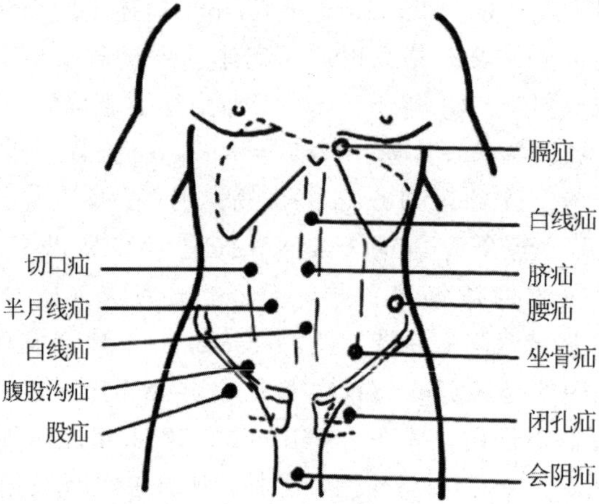

图 3-1　疝的好发部位

三、根据疝的内容物

根据疝的内容物可分为小肠疝、结肠疝、大网膜疝、膀胱疝等。

四、根据临床特点

根据临床特点可分为可复性疝、难复性疝、滑动疝、嵌顿疝、绞窄性疝和复发疝等类型。

（罗辉年）

第四章　腹股沟疝

发生在腹股沟区的腹外疝称为腹股沟疝。由于该区域解剖结构的缘故，腹股沟疝是最常见的腹外疝，约占全部腹外疝的90%左右。常见腹股沟疝包括腹股沟斜疝、腹股沟直疝、股疝，其中以斜疝最多见，占腹股沟疝的90%。男性占大多数，男女比例约为15∶1，以婴幼儿及老年人发病率最高。

第一节　腹股沟疝的分型

腹股沟疝表现形式多种多样，根据不同情况选用不同手术方式，也是腹股沟疝手术发展史上一个重要的进步标志和新的方向。传统的腹股沟疝分类方法是以解剖学和手术方法，或以病理解剖和修补技术等为基础进行的，有的分成四型和三个亚型，有的分成五型和七型等，比较繁琐。目前，将腹股沟疝分为直疝、斜疝及股疝的分类法还是极为常用的，但是它的局限性是不能根据病变的实际情况选用对应的手术方法。有人提出异议，反对Hesselbach仅凭一根腹壁下动脉把腹股沟疝划分为斜疝和直疝。因而一些学者和学术团体认为腹股沟疝分型应有利于依据个体化原则实施疝修补手术，应有助于随访时对不同病变使用不同手术方法的效果作出判断。常见分型如下。

一、Casten **分型**

这种分型是由Casten在1967年提出，他将腹股沟疝分为3型。

（一）Ⅰ型

腹股沟斜疝，其内环大小正常。

（二）Ⅱ型

内环扩大和变形的斜疝，包括滑疝。

（三）Ⅲ型

所有直疝和股疝，手术为 Mc Vay 疝修补术。

二、Gilbert 分型

1988 年 Gilbert 根据手术中发现的解剖和功能缺陷，即疝囊是否存在、内环形态和功能、Hesselbach 三角区腹横筋膜层的完整与否，将腹股沟疝分为 5 型。对照起来，Glibert 的Ⅰ、Ⅱ、Ⅲ型相当于传统的不同程度的斜疝，Ⅰ型内环不松弛，疝囊大小不定；Ⅱ型内环已有扩大但不明显，Ⅲ型内环明显扩大，常有疝内容物抵达阴囊或有滑疝存在，常造成直疝三角的损害。Ⅳ、Ⅴ型则相当于直疝的弥漫型和局限型，Ⅳ型整个腹股沟管后壁损坏，Ⅴ型为耻骨上直疝的憩室样缺损。Rutkow 和 Robbins 于 1993 年将该分型标准加以扩展，在 Gilbert 分型的基础上增加了Ⅵ、Ⅶ型。

（一）Ⅰ型

腹股沟斜疝，内环口小于一指，腹横筋膜和腹股沟管后壁完整。

（二）Ⅱ型

腹股沟斜疝，内环口介于一指和二指之间，腹横筋膜和腹股沟管后壁欠完整。

（三）Ⅲ型

腹股沟斜疝，内环口大于二指，腹横筋膜和腹股沟管后壁不完整，或疝囊进入阴囊。

（四）Ⅳ型

腹股沟直疝，内环口大于二指，腹横筋膜和腹股沟管后壁不完整。

（五）Ⅴ型

腹股沟直疝，内环口小于二指，腹横筋膜和腹股沟管后壁不完整。

（六）Ⅵ型

马鞍疝（同时合并直疝和斜疝）。

（七）Ⅶ型

股疝。

三、Nyhus 分型

1991 年 Nyhus 归纳提出腹股沟疝的分型和不同手术方案，该分型以内环的解剖状况和腹股沟管后壁的完整与否为基础，但必须在手术中才能确定分型。与其他分型相比，该分型简明扼要，而又符合多种多样腹股沟疝的病理解剖特点。

（一）Ⅰ型

此分型为内环大小，轮廓和结构正常的斜疝，Hesselbach 三角正常，疝囊可自内环突出但不超过腹股沟管中部。此型多见于婴幼儿或年轻人。

（二）Ⅱ型

腹股沟斜疝，Hesselbach 内环扩大变形，但未影响到腹股沟管后壁，为此应切开疝囊后用手指伸入触摸 Hesselbach 三角区为正常韧实无松弛突出才确认之，疝囊突出内环占据腹股沟管，但未进入阴囊。

（三）Ⅲ型

此分型分为以下 3 个亚型。①Ⅲa：腹股沟直疝，无论大小均属之。薄弱的腹横筋膜（腹壁下血管内侧的腹股沟管后壁）在疝块的前面向前松弛突起。②Ⅲb：内环扩大的斜疝（直径≥4 cm），且腹股沟管后壁或多或少受到损害而松弛，疝囊常坠入阴囊，有时右侧的盲肠或左侧的乙状结肠构成疝囊壁的一部分，这种滑疝总是损害腹股沟管后壁；内环扩张，而腹壁下血管未移位，直疝和斜疝可骑跨在该血管两侧形成复合疝，即所谓马裤疝或马鞍疝。③Ⅲc：股疝。

（四）Ⅳ型

复发疝，又分为以下几种亚型。①Ⅳa：复发直疝。②Ⅳb：

复发斜疝。③Ⅳc：复发股疝。④Ⅳd：几种疝同时复发。

四、中华医学会外科学会疝和腹壁外科学组分型标准

中华医学会外科学会疝和腹壁外科学组在2001年，根据疝环缺损大小、疝环周围组织完整性、腹股沟管后壁坚实程度，把腹股沟疝分成Ⅰ、Ⅱ、Ⅲ、Ⅳ型。该分型有利于实施疝手术的个体化方案，同时，有助于随访时对不同病变使用不同手术方法的效果作出判断。

（一）Ⅰ型

疝环缺损最大直径不超过2.5 cm，疝环周围组织完整性好，腹股沟管后壁坚实。

（二）Ⅱ型

疝环缺损最大直径超过2.5 cm，疝环周围组织完整性尚好，腹股沟管后壁还坚实。

（三）Ⅲ型

疝环缺损最大直径超过2.5 cm，疝环周围组织不完整、腹股沟管后壁缺损。

（四）Ⅳ型

复发疝、滑疝。

注：疝环周围组织是指腹横筋膜、腹横肌腱弓下缘和腹股沟韧带上缘的间隙，即耻骨肌孔的上半侧内无腱膜及肌肉组织时，则视为腹股沟管后壁结构缺损。

此外，1993年Bendavid设计了分型（type）、分期（staging）和大小（dimension）（TSD）综合标准，又将不同类型的疝根据疝解剖学范围分为三期。Stoppa依据Nyhus分型标准，结合引起病情加重的因素，诸如局部因素、复发性疝、滑动性疝等，全身因素包括从事体力劳动、年龄、便秘、肥胖、前列腺及膀胱疾病等，以及其他感染、手术困难等，提出了Stoppa分型标准，该标准强调应考虑疝的类型，有利于进行个体化治疗，但比较繁琐。

第二节　小儿腹股沟斜疝

小儿腹股沟斜疝是最常见的小儿外科疾病之一，直疝异常罕见。与成人不同的是，小儿腹股沟斜疝多为胚胎期睾丸下降过程中腹膜鞘状突未能闭塞所致，是一先天性疾病，而成人腹股沟疝则是在腹膜鞘状突闭塞之后，因腹股沟区薄弱和腹内压力增高，腹膜受腹内压力外突而形成疝囊。小儿腹股沟斜疝在新生儿期即可发病，男性多见，右侧较左侧多2～3倍，双侧者少见，约占5％～10％。

一、胚胎学及病因

胚胎第5周，尿生殖嵴内侧的腹膜上皮增生、变厚，形成生殖上皮。第6周时，生殖上皮向生殖嵴增生、伸入，形成一些界限不清楚的生殖细胞索，称为原始生殖腺。第6～7周，如受精胚为XY型，因有Y染色体的存在，诱导原始生殖腺向睾丸方向发育。胚睾形成时，其位置相当于T_{12}；3～4月时，位于腰部腹膜后腰椎旁，其前面的腹膜形成一皱襞；6月时，腹膜皱襞开始下降，睾丸在睾丸引带的牵引下降至腹股沟内环，并逐渐进入腹股沟管向外环及阴囊内下降；8月时降入阴囊。睾丸从腹股沟管内环经腹股沟管出外环进入阴囊底部，谓之睾丸下降过程。与此同时，覆盖在睾丸前的腹膜也随着下降，在腹股沟内环处斜向下内穿过腹股沟管形成一袋形突出，称之为腹膜鞘状突。腹膜鞘状突随同睾丸继续下降，最终达到阴囊，其盲端将睾丸大部分包围，但此时腹膜鞘状突与腹腔仍然保持相通。在出生前，腹膜鞘状突先从内环处闭塞，然后靠睾丸上部闭塞，最后整个精索部闭塞、退化成纤维索。仅遗留睾丸部分的腹膜鞘状突形成睾丸固有鞘膜腔，与腹腔隔绝不再相通［图4-1（1）～（3）］。

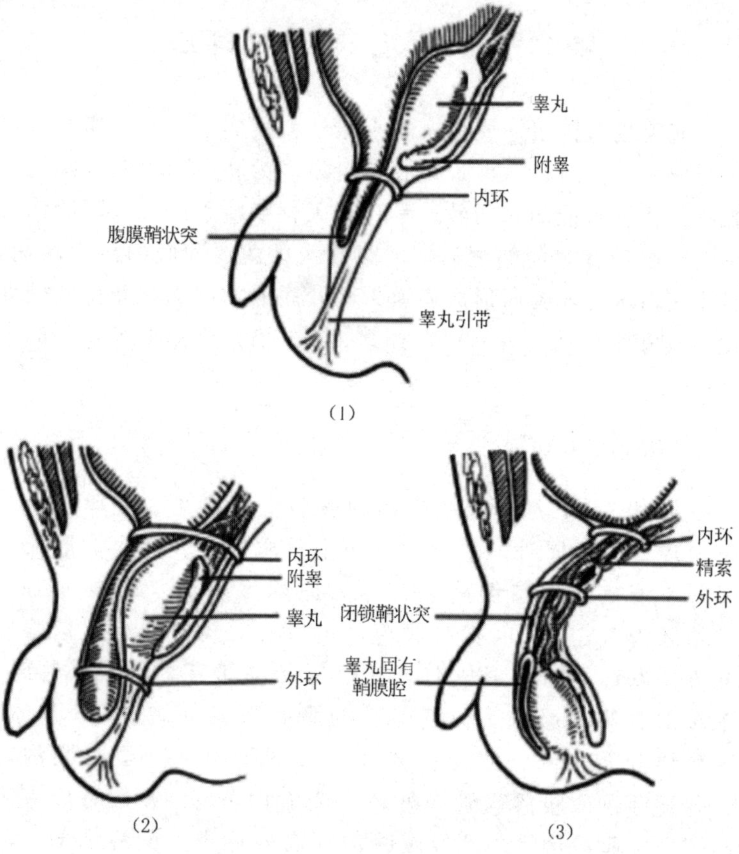

图 4-1　腹膜鞘状突形成及闭锁过程

如果腹膜鞘状突的发育延缓或停顿，出生时仍未闭塞或仅部分闭塞仍与腹腔相通［图 4-2（1）～（2）］，则为腹腔内容物进入其中、形成腹股沟斜疝提供了发病的解剖学基础。但并非每一腹膜鞘状突未闭者都发生疝，据统计，出生时腹膜鞘状突未闭塞者可高达 80%～94%，5 个月以内的婴儿腹膜鞘状突未闭者达 25.5%，甚至有学者报告 1 岁以内婴儿尸体解剖发现腹膜鞘状突未闭塞者高达 57%，而腹股沟斜疝的发生率则远远低于该比例。其原因是，出生后大部分小儿的腹膜鞘状突仍能逐渐萎缩、闭塞，退化成纤维索，随着小儿年龄的增长，闭塞者增多，腹壁肌肉逐渐强壮，只有腹壁肌肉发育薄弱或有持续腹压增高的小儿，腹腔内脏器才能突入腹膜鞘状突形成疝（图 4-3）。

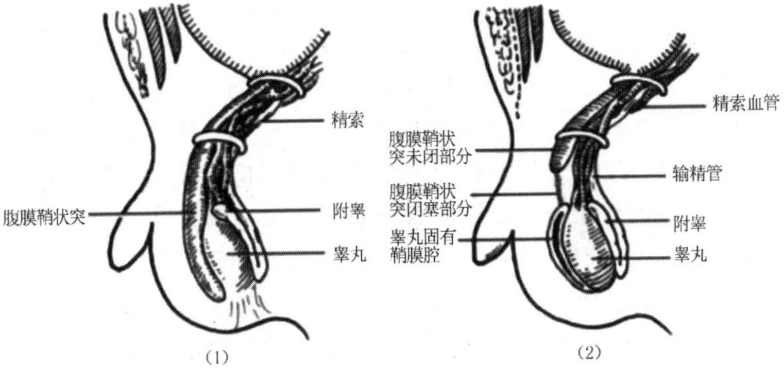

图 4-2　腹膜鞘状突闭塞异常

（1）整个腹膜鞘状突出生时未闭塞；（2）出生时仅部分腹膜鞘状突闭塞

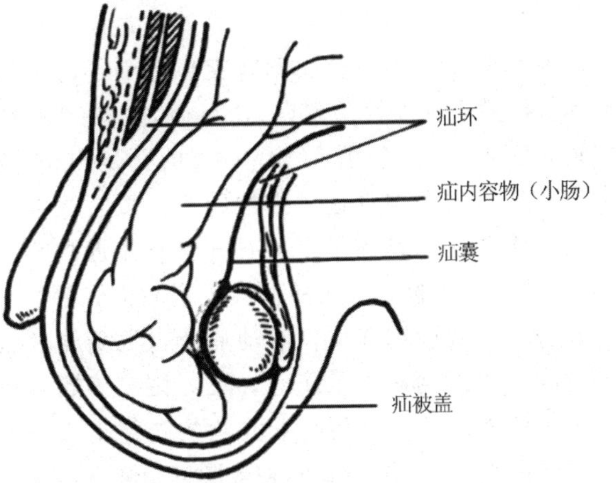

图 4-3　小儿（先天性）腹股沟斜疝（睾丸疝）

引起腹内压增高的因素有，剧烈哭闹、长期咳嗽、便秘、排尿困难、腹内肿物、腹水等。如果未闭的腹膜鞘状突呈一狭细的管腔状或部分闭塞，则可形成不同类型的鞘膜积液。右侧睾丸下降迟于左侧，故出生后右侧腹膜鞘状突未闭塞、与腹腔保持相通者多见，因而发生疝的几率大大高于左侧。而且临床发现，左侧先发生腹股沟斜疝小儿，其右侧发生疝的可能性比较大，其原因可能与此有关。

此外，小儿腹股沟管的长度因年龄而异，约 1～4 cm 不等，而且年龄越小腹股沟管的长度越短，内环和外环亦越接近。新生儿的腹股沟管长约 1 cm，从内环到外环的走向几乎垂直，似直接穿出腹壁。当剧烈哭闹、长期咳嗽、便秘、排尿困难等引起腹内压增高时，受力方向直接指向腹壁皮下，缺少腹股沟管的缓冲和内环关闭制约作用。新生儿、婴儿多呈双髋屈曲、外旋、外展的仰卧位，腹壁肌肉松弛，收缩防卫力弱。因此婴儿期易发病，随年龄的增长、腹膜鞘状突闭塞、腹壁肌肉逐渐强壮、腹股沟管长度增加和内环关闭制约作用的增强，发病率逐渐降低。

女性胚胎子宫圆韧带源于胚胎期的中肾腹股韧带，卵巢下降时其拆屈成角，弯曲角的头侧发育为卵巢韧带，尾侧发育为子宫圆韧带。子宫圆韧带起自子宫角，自盆腔经过腹股沟管穿出，末端止于大阴唇结缔组织内，腹膜鞘状突也伴随子宫圆韧带通过腹股沟管到达大阴唇，在女性又名为 Nück 管，多数于出生后不久闭塞。据报道，出生 3～4 个月后仍有 30％的女婴 Nück 管未闭。因子宫圆韧带通过的腹股沟管远较男性狭小，故女性很少发生腹股沟斜疝。由于婴儿的卵巢和子宫位置前倾，靠近腹膜，极易进入 Nück 管。因此，女婴腹股沟疝易发生子宫附件嵌顿，且年龄越小发生率越高。女性腹股沟疝中，滑动疝所占比例相对较高，婴幼儿及儿童滑动疝中多为附件及子宫，成人则多为肠管或膀胱。同男性一样，女性未闭塞、呈狭细管腔状的腹膜鞘状突亦可形成鞘膜积液，临床上称之为 Nück 管囊肿或圆韧带囊肿。

二、病理

小儿腹股沟斜疝是由于腹腔脏器进入没有闭塞、并与腹腔相通的腹膜鞘状突所致，未闭塞的腹膜鞘状突是先天性腹股沟斜疝的疝囊（图 4-3）。疝囊自腹壁下动脉外侧经腹股沟管穿出腹壁，位于精索的内前方并与精索紧贴，精索血管在输精管外侧，而且精索血管往往与输精管分离，手术中应特别注意。成人腹股沟斜疝则是在腹膜鞘状突闭塞之后，腹膜外突而形成疝囊，故疝囊与精索之间相对疏松（图 4-4）。

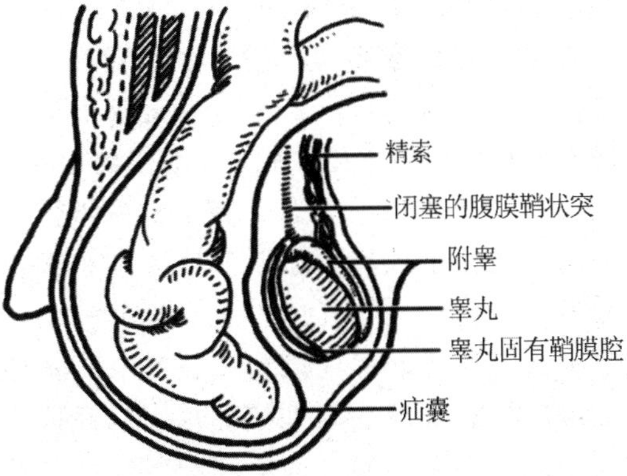

图 4-4　成人腹股沟斜疝

小儿的腹股沟管很短，尤其新生儿和婴儿，长度约 1 cm 左右，腹股沟管几乎从腹壁直接穿出，内环和外环近乎重叠。因此，婴幼儿手术时，不必切开外环即可完成疝囊高位结扎手术。

新生儿和婴儿大网膜很短，极少突入疝囊，疝内容物最多见的是小肠。新生儿和婴儿回盲部系膜固定尚不完善，活动度较大，盲肠、阑尾不仅可以疝入右侧疝囊，而且可以疝入左侧疝囊内。随着年龄的增长和大网膜的发育，年长儿童的大网膜可疝入疝囊。少数患儿的盲肠或膀胱构成疝囊壁的一部分，形成滑动疝（sliding hernia）。

疝囊颈细小或外环比较狭小的初发疝或小婴儿疝，在剧烈哭闹、阵咳时导致腹内压突然升高，可推挤较多脏器扩张疝环并进入疝囊，腹内压暂时降低时，疝环弹性回缩，疝内容物不能回纳而发生嵌顿。小儿腹股沟斜疝嵌顿的疝内容物以肠管居多，嵌顿后出现肠梗阻的症状和体征。由于局部疼痛和肠管绞痛，患儿越发哭闹，腹内压持续增高，加之局部疼痛可反射性引起腹壁肌肉痉挛，加重嵌顿，难以还纳。较之成人，小儿的疝囊颈和疝环比较柔软，腹壁肌肉及筋膜组织薄弱，腹股沟管所受腹肌压力较小，肠系膜血管弹性也较好，故发生肠管绞窄、坏死者较少见，而且血液循环障碍由静脉回流受阻、淤血、水肿发展至肠坏死的进程相对缓慢。被嵌顿的肠管血液循环受阻，肠管可出现充血水肿、片状出血，肠管紫绀，疝囊内多有渗液。肠管绞窄坏死后，阴囊内渗出液混浊、血性，阴囊红肿，并伴有全身中毒症状。精索长时间受压，睾丸血运受阻可发生梗死，发生率约10%～15%。

女性患儿的疝内容物可有子宫、卵巢、输卵管，卵巢嵌顿和坏死的发生率高，阔韧带或卵巢血管蒂可进入疝囊并成为滑动疝疝囊的一部分。

根据腹膜鞘状突的闭塞程度以及疝囊与睾丸固有鞘膜腔的关系不同，小儿腹股沟斜疝分为睾丸疝和精索疝两种。睾丸疝的整个腹膜鞘状突未闭，疝囊由睾丸固有鞘膜腔和精索鞘膜构成，疝囊内可看到被鞘膜包裹的睾丸（图 4-3）。精索疝的腹膜鞘状突近睾丸部分闭塞而精索部分鞘膜未闭，疝囊止于精索部，与睾丸固有鞘膜腔不通，疝囊内看不到睾丸（图 4-5）。

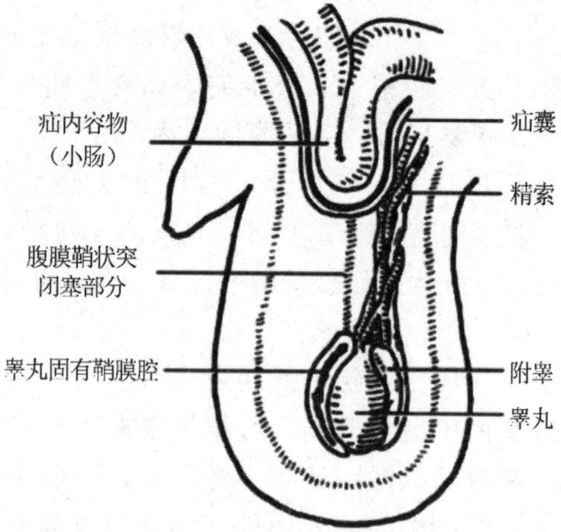

图 4-5　小儿（先天性）腹股沟斜疝（精索疝）

三、临床表现

（一）一般症状和体征

多数在2岁以内发病，一般在生后数月出现症状与体征，生后1月内甚至在出生后第一次啼哭时即发病者并非鲜见。最初主要表现是腹股沟区可还纳性包块，当哭闹或其他原因致使腹内压增高时，包块可明显增大，安静、平卧、睡眠后包块可缩小或完全消失。一般不妨碍活动，不影响小儿正常发育。除非发生疝内容物嵌顿，很少有痛苦不适。年长儿可自述有坠胀感。

主要体征为腹股沟区可复性包块。包块大小不等，光滑柔软；包块较小者，多位于腹股沟管内或由腹股沟管突出到阴囊起始部，呈椭圆形；大者可突入阴囊，致阴囊肿大。无论包块位于阴囊内或精索处，其上界与腹股沟管、腹股沟内环均无明显界限，似有蒂柄通向腹腔内。内容物多为肠管，用手轻轻向上推挤，包块可还纳腹腔，还纳过程中有时可闻及肠鸣音（“咕噜”声）。疝内容物还纳后可触及外环增大、松弛。刺激婴幼儿哭闹或嘱年长儿咳嗽的同时，将手指伸入外环可感觉有冲击感。以手指尖压住腹股沟管内环处，包块不能再膨出，移开手指后肿物再度出现。对继往有腹股沟区包块突出史、就诊时检查并未发现疝块的小儿，仔细检查局部可发现患侧腹股沟区较对侧饱满，疝内容物能坠入阴囊者其患侧阴囊较对侧大。将示指放在外环处在精索上方左右滑动时，可触及患侧精索较健侧增粗，并有两层丝绸摩擦的感觉（图4-6）。

此外，体格检查时应注意检查对侧是否亦有疝的存在。

（二）小儿嵌顿性腹股沟斜疝的临床特点

（1）多发生于2岁以下婴幼儿，尤以疝囊颈细小、或外环比较狭小的初发疝、或小婴儿疝更易发生。国内学者报告524例小儿嵌顿性腹股沟斜疝中婴幼儿占90%，其中新生儿6例，婴儿111例，幼儿360例，学龄前至儿童仅47例。

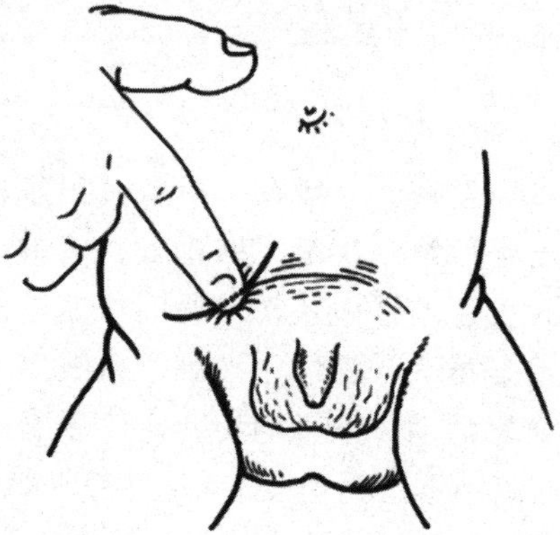

图 4-6　小儿腹股沟斜疝查体

（2）与成人相比，发生肠管绞窄、坏死者少见，而且出现的时间较晚。

（3）易导致睾丸萎缩及坏死，发生率约 10%～15%。

（4）多在一阵剧烈哭闹、咳嗽后，疝块突然增大、变硬、不能回纳并有触痛。嵌顿的疝内容物以肠管居多，嵌顿后可出现腹痛，腹胀，呕吐，停止排气、排便等梗阻的症状。就诊较晚已发生绞窄者，阴囊可有水肿、发红、皮温增高、触痛等表现。并且有体温升高，白细胞增高，水、电解质失衡和酸碱平衡紊乱、中毒性休克等全身表现。

（三）早产儿腹股沟斜疝的临床特点

1. 发病率高

据统计，早产儿的发病率可高达 9%～11%，而足月新生儿腹股沟疝的发病率仅为 3.5%～5.0%；双侧腹股沟斜疝的发生也较一般足月新生儿常见，文献报告低出生体重儿患者中约 55%为双侧腹股沟斜疝，早产儿患者中约 44%为双侧腹股沟斜疝，而成熟婴儿双侧疝仅为总发生率的 8%～10%。

2. 疝嵌顿和并发症的发生率高

据统计，早产儿嵌顿疝的发生率为年长儿的 2～5 倍，年龄小于 3 个月的小儿腹股沟斜疝睾丸梗死的发生率为 30%，显著高于一般小儿难复性嵌顿性腹股沟斜疝睾丸梗死的发生率（7%～14%）。尤以腹股沟斜疝伴发隐睾，未降睾丸恰好位于腹股沟内环外侧者更易发生睾丸梗死。部分女婴，卵巢或输卵管可因疝囊压迫，或生殖器官自身扭转导致卵巢缺血梗死。

3. 肠管嵌顿和绞窄是其最为严重的并发症

一旦发生肠管嵌顿，全身症状重笃。可有胆汁性呕吐、明显腹胀等表现，疝入脏器呈黑色或暗蓝色。腹部X线平片示小肠梗阻征象。病情进展迅速，严重者可有中毒症状，如心动过速（脉率>160次/分），白细胞计数>15×10^9/L，核左移、水、电解质及酸碱平衡紊乱。

（四）女性腹股沟斜疝的临床特点

1. 发病率较男性低

虽然大约有30%的女婴在出生3～4个月后Nück管仍未闭塞，但女性圆韧带通过的腹股沟管远较男性狭小，女性腹股沟斜疝的发病率显著低于男性。美国学者报道6321例腹股沟疝中，男性占94%，而女性只占6%。国内有学者报告728例小儿腹股沟斜疝，女性56例，占7.7%。而日本学者报告1976—1984年日本红十字医疗中心小儿外科收治小儿腹股沟斜疝2 211例，男孩1 274例（占57.1%），女孩937例（占42.9%），男性发病率虽仍高于女性，但女孩发病率则明显高于其他学者的报告比率。他认为以下几点可能是以前文献记载和其他学者报告女孩发病率低的原因：①过去报告的本病男、女发病率仅包括手术病例，如包括未手术病例，则女孩发病率高于过去报告数。②女孩腹股沟斜疝症状轻，未能引起家长的注意，未到医院诊治。③医师对其认识不足，检查方法不当导致漏诊。④外科医师对女孩手术持消极态度，未对其手术治疗。⑤有自愈的可能性。⑥手术延期者居多等。他对同时出生1个月后就诊的237例腹股沟斜疝婴儿进行为期1～9年的调查，结果142例中男孩133例（占93.7%）已行手术治疗，而95例女孩中仅62例（占65.5%）行手术治疗。对儿童期亦有本病的136例母亲进行调查研究发现，儿童期手术者仅37例（占

27.2%），自愈者92例（占67.6%）；92例自愈者中成人后又发病者34例（占37%），其中妊娠期发病者23例。

2. 嵌顿疝的比率高

女性腹股沟管狭小，故发生嵌顿的几率高，而且易导致嵌顿的子宫、卵巢、输卵管绞窄坏死，年龄越小发生率越高。有人报告未满1岁的267例女婴腹股沟斜疝中，133例有卵巢疝入。

3. 滑动疝的比率高

由于反复嵌顿、慢性炎症刺激等因素，女孩斜疝容易发生粘连并形成滑动疝。据统计，女性滑动疝占腹股沟斜疝12.5%，男性仅占0.9%。女孩滑动性疝的临床特点有：发病年龄小，包块易脱出，外环口较大而松弛，包块大、形态不规则，在女婴及女童滑动疝中附件及子宫多见而且易嵌顿，卵巢嵌顿时局部症状重而全身症状轻，肠管嵌顿时则全身症状重。

4. 女性患儿腹股沟区解剖结构特殊

除嵌顿疝外多无症状，大部分患儿就诊时往往无包块存在，但有腹股沟区可复性包块病史。增加腹压时，可见患侧腹股沟区或大阴唇上方皮肤稍隆起或出现球型包块，可还纳。外环表面可触及患侧子宫圆韧带较健侧粗。

发生嵌顿后，患侧腹股沟区可见包块。如内容物为卵巢，有时可触及实质性轮廓。部分患儿其包块常不显著，仅见外环口有一隆起。直肠指诊，患侧内环较饱满或可以触及索状物。

四、诊断与鉴别诊断

（一）诊断

（1）病史除首发即为嵌顿疝外，几乎每一患儿都有腹股沟区可复性包块病史。

（2）体格检查时，局部可见椭圆形包块，包块有蒂柄通向腹腔，且容易还纳入腹腔，压迫内环处包块不能再膨出，外环增大松弛，手指伸入外环咳嗽或哭闹时可觉察冲动感等。对小儿有腹股沟区包块突出史、腹股沟区暂时查不到包块者，婴幼儿可刺激其哭闹或对腹部加压，年长儿可令其咳嗽、屏气、鼓腹、跑跳后再检查，多能查到包块并明确诊断。

(3) 疝造影术诊断确有困难者应行疝造影术。即取一定量的泛影葡胺，经下腹注入腹腔内，嘱患儿头高脚低俯卧位，15 分钟后摄片，造影剂进入疝囊显影即可确诊。

确诊后应注意是否有合并隐睾、鞘膜积液或双侧腹股沟斜疝的可能。

(二) 鉴别诊断

小儿腹股沟斜疝应与以下疾病鉴别。

1. 鞘膜积液

小儿鞘膜积液与先天性腹股沟斜疝的发病机制有相同之处，均系腹膜鞘状突发育延缓或停顿、出生时仍未闭塞或仅部分闭塞、与腹腔相通所致，其区别不过是未闭的腹膜鞘状突比较狭细而已。近年，依据其闭塞部位将其分为精索鞘膜积液和睾丸鞘膜积液两种类型。

(1) 精索鞘膜积液：腹膜鞘状突在睾丸上极闭塞，仅精索部与腹腔相通，液体积聚于睾丸以上的精索部位。肿块呈圆形或椭圆形，位于腹股沟管内或阴囊上方，能随精索移动，透光试验阳性。睾丸可触及。女性鞘膜积液位于腹股沟管内或大阴唇部。

(2) 睾丸鞘膜积液：整个腹膜鞘状突全程未闭，液体经精索鞘膜进入睾丸固有鞘膜腔。肿块位于阴囊内，囊性，用手挤压后缓慢变小，睾丸被包在鞘膜囊之中，肿块透光试验阳性。

精索鞘膜积液、睾丸鞘膜积液所形成的包块晨起或平卧休息后均可缩小或消失、活动和玩耍后增大。

2. 隐睾

睾丸位于腹股沟管内或阴囊上部，为实质性肿块，但较小，挤压胀痛。患侧阴囊发育较差，空虚、瘪缩，阴囊内触不到睾丸。轻挤时有下腹部胀痛。不少患儿两者并存，查体时既有疝的体征又有隐睾的体征。

3. 腹股沟淋巴结炎

嵌顿疝或绞窄疝应与之鉴别。腹股沟淋巴结炎患儿既往无腹股沟区包块史，伴有腹股沟区疼痛，发热，但无肠梗阻的症状和体征。肿块位于外环的外侧，边界清楚，与腹股沟管关系不密切，局部皮肤有红肿、温度升高和压痛等炎症改变。而疝块上界则与腹股沟管、腹股沟内环无明显界限，并呈蒂柄状通向腹腔。此外，一些腹股沟淋巴结炎患儿在腹股沟淋巴引流区域内有时可发现外伤或感染性病灶。B超检查有助于诊断。

4. 睾丸肿瘤

睾丸肿瘤多为无痛性实质性肿块，阴囊有沉重下坠感，不能还纳入腹腔内。部分患儿有性早熟现象。血清甲胎蛋白测定等对诊断有帮助。

5. 子宫圆韧带囊肿

子宫圆韧带囊肿也可促进腹股沟疝的发生，应注意两者的鉴别，但鉴别比较困难。

五、治疗

（一）小儿腹股沟斜疝治疗方法的选择

方法包括手术治疗和非手术治疗两种。

1. 手术治疗

虽然腹膜鞘状突在出生后仍可继续闭塞，但腹股沟斜疝一旦发生几乎无自愈可能，而且随着年龄增长和疝块增大，可随时发生嵌顿、绞窄影响睾丸发育，甚至危及生命。因此，从原则上讲，腹股沟斜疝确诊后均应早期手术治疗为宜。

2. 非手术治疗

（1）佩戴疝带或应用棉纱束带压迫腹股沟部：一般认为，该方法适用于年龄小或有严重疾病不宜手术者。新生儿疝应用本法压迫内环和腹股沟部，进而阻止疝内容物疝出，等待腹膜鞘状突在出生后最初数月中继续闭塞，以期增加疝“愈合”的机会。但对较大的疝或年龄在3、4个月以上的小儿，非手术治疗治愈疝的可能性极小。而且婴幼儿棉纱束带或疝带不易固定，易被尿液粪渍浸污，并可压迫或擦伤皮肤；长期使用不仅使疝囊颈经常受到摩擦变得肥厚坚韧而增加嵌顿疝的发生率，甚至影响睾丸血运、或导致腹股沟管局部粘连进而增加手术困难和并发症。故作者认为，非手术治疗仅适用于伴有严重疾病不宜手术者。

（2）注射治疗：应用腹股沟管内注射硬化剂的方法治疗腹股沟疝，在上一世纪 30～40 年代，欧美曾风行一时。有学者于 1996 年报告，我国 20 世纪 80～90 年代仍有人应用此法治疗腹股沟斜疝。大量临床资料显示，该方法有以下弊端：①硬化剂进入腹腔后易引起腹膜炎、肠粘连或肠坏死。②易导致输精管和血管粘连、损伤。③腹股沟管局部瘢痕组织收缩使睾丸上缩招致医源性隐睾，影响睾丸发育。④腹股沟管局部形成瘢痕及组织粘连，注射治疗无效、需手术治疗者，手术的难度和手术并发症的发生率大大增加。故该方法已摒弃。

（二）非手术治疗方法

1. 棉纱束带压迫法具体操作

让患儿平卧，将疝内容物还纳腹腔；取长棉纱束带对折成双头，折端放置于内环体表投影处及腹股沟管区，双头从髂嵴上方自背后绕到对侧腰部，返回到腹前部后将双头穿过折端，使形成扣环，正好压迫内环。再经过腹股沟部转向后方至臀上方腰部打结（图 4-7）。可在内、外环处垫以棉纱或海绵，以加强压迫、减少皮肤擦伤。

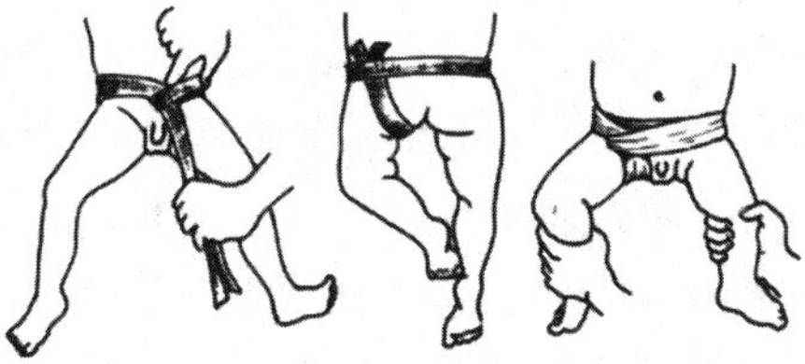

图 4-7　小儿腹股沟斜疝棉纱束带压迫治疗

2. 佩戴疝带法

据某学者 1989 年报告，应用该法治疗腹膜鞘突未闭、无腹股沟管处肌肉薄弱或缺损的小儿腹股沟斜疝 100 余例，疝闭合率达 70%。其疝带用尼龙制品制成，易于清洗，以具有弹性和拉力的疝盖帽防止小肠从腹股沟管旁疝出。

结构包括：①腰围（新生儿 35～40 cm，婴儿 40～45 cm，幼儿 50～55 cm，儿童 60～65 cm）。②半圆环。③疝帽（四周有松紧带牵拉、具有弹性）。④大腿固定带（图 4-8）。

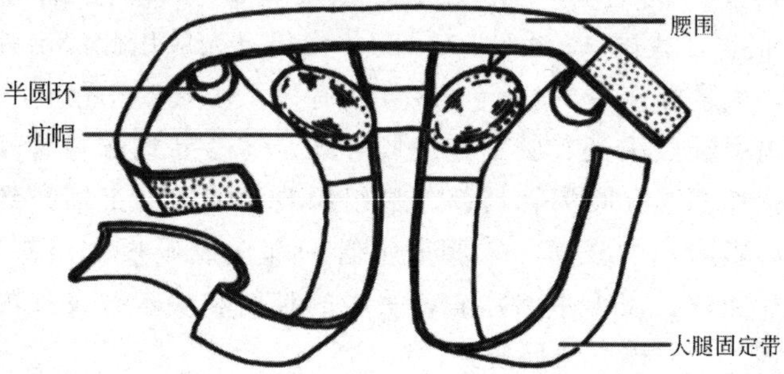

图 4-8　小儿疝带

使用方法为：将疝帽覆盖于腹股沟管疝内环处，回纳疝内容物入腹腔，固定腰围，将大腿固定带由会阴部向下绕过大腿后沿臀外缘向上，与同侧半圆环结扎固定（图 4-9）。固定时须注意无疝内容物疝出及松紧合适。单侧疝先固定患侧，双侧疝可先后固定两侧。佩戴该疝带后，患儿可下地随意行动，不妨碍大小便，若有污染应及时清洗。如佩戴不合适或有疝内容物疝出，须重新固定。每日松解、清洗臀部后再佩戴。新生儿、婴儿一般用疝带固定 2～3 周，不再有疝内容物疝出即视为痊愈，如再疝出，继续佩戴、固定一个月，重复检查；1 岁以后小儿固定 2～3 个月，松解疝带约 1 周未疝出即为疝已闭合，如仍有疝出时，可再固定；年龄较大儿童，如伴有腹肌薄弱、疝环大，固定 3～4 个月后仍有疝出者，宜转手术治疗。

目前，应用佩戴疝带治疗小儿腹股沟斜疝的临床医师相对较少，而且其疗效亦远差于某学者报告的疗效。

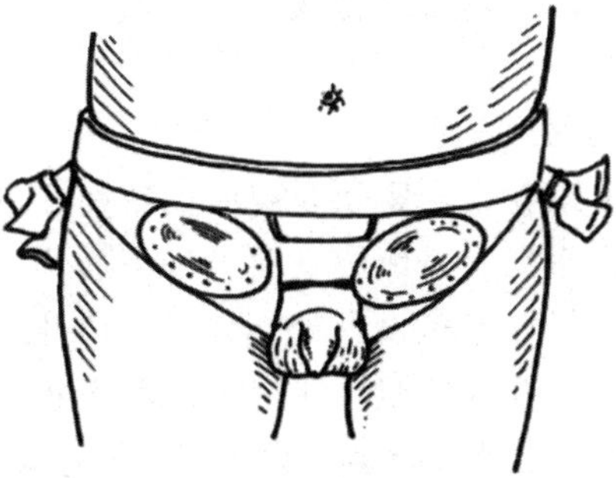

图 4-9　小儿腹股沟斜疝疝带佩戴示意图

（三）手术治疗

1. 手术时机

近年来，小儿麻醉技术和手术技术已大大提高，包括早产儿在内的腹股沟斜疝手术已非常安全。有学者报告北京儿童医院10 年收治 11 272 小儿腹股沟斜疝，嵌顿疝手术 633 例，7.8%小于1 月，疗效满意。因此，年龄已不再是限制手术的主要因素。大量临床资料分析发现，小儿年龄越小腹股沟斜疝嵌顿率和并发症的发生率越高，年龄小于 2 月的腹股沟斜疝嵌顿发生率达 31%，新生儿嵌顿疝和各种肠管并发症的发生率为 34%、肠坏死率高达45%，生后 8 周内手术者各种并发症（包括反复嵌顿所导致的睾丸萎缩、肠管坏死等）发生率最低。故越来越多的学者主张尽早手术为宜。

但多数学者认为，小儿腹股沟斜疝手术系择期手术，最好选择适宜时机手术。患有紫绀性先天性心脏病、肺结核、营养不良、传染病等严重疾病以及病后身体虚弱的小儿应暂缓手术。早产儿、新生儿疝囊菲薄，手术极易撕裂疝囊、损伤精索血管和输精管，手术并发症的发生率较高。故主张，手术年龄以 6～12 个月为宜，凡反复嵌顿者应不受年龄限制。对手法复位失败或不宜行手法复位的嵌顿疝应行急症手术。

术前须先治愈影响手术耐受力的原有疾病，矫治原已存在的腹压增高因素，如慢性咳嗽、排尿困难、便秘等，选择适当季节实施手术。

2. 常见手术方法

（1）疝囊高位结扎术：婴幼儿腹股沟管短，不切开外环即能高位结扎疝囊。故通常取患侧腹直肌外缘下腹横纹处切口，或患侧耻骨结节外侧、外环体表投影处小切口。切开皮肤皮下组织及筋膜，显露精索后切开提睾肌，在精索内前方找到疝囊；切开疝囊探查后将其横断，近端分离至疝囊颈部，荷包缝合或“8”字贯穿结扎，去除多余的疝囊，远端任其开放。止血后分层缝合切口并重建或缩窄外环。由于腹膜鞘状突未闭塞或闭塞不全及腹压增高是小儿腹股沟斜疝的主要发病原因，腹壁薄弱并非其主要病因，只要在疝囊颈部高位结扎即可治愈。尤其婴幼儿，疝囊高位结扎术是最常用的疗法。

（2）经腹腔疝囊离断术（LaRaque 术）：取患侧腹直肌外侧缘下腹横纹切口，切开皮肤皮下组织及筋膜并逐层分离肌肉，在内环上方横行切开腹膜，显露内环。在内环下后方横行切断腹膜，使内环上下切线相连、疝囊与腹腔完全离断，分开精索血管及输精管，用丝线连续缝合腹膜（疝囊旷置、留在腹腔外），然后按层缝合切口。该手术寻找疝囊、高位结扎疝囊容易，无疝囊结扎位置低之弊端。但该方法较前一方法对局部和腹腔侵袭性大，有引起腹腔粘连之虞。故仅适用于常规腹膜外途径难以找到疝囊的小型婴幼儿疝或（和）复发疝。

（3）Ferguson 疝修补术：适用于需要加强腹股沟管前壁的巨大疝伴有腹壁薄弱者。

（4）双侧疝手术：多一期手术处理。可选用横贯两侧外环的一字形切口或两侧分别作切口行疝囊高位结扎手术；若需行双侧疝修补术者，应在两侧分别作斜切口实施手术。

（5）滑动疝手术：小儿多为盲肠滑动疝，行疝囊高位结扎手术。

（6）女性腹股沟斜疝的手术：基本与男孩相同。子宫圆韧带与疝囊粘连紧密难以分离者，可不予分离，将其与疝囊一同在疝囊颈部结扎。如为输卵管滑动疝，则沿输卵管远端及两侧剪开疝囊后壁达疝囊颈部，还纳输卵管后缝合剪开疝囊后壁，使之形成完整疝囊后，再高位结扎。

（7）腹腔镜下腹股沟斜疝高位结扎术：因小儿腹股沟斜疝为胚胎期睾丸下降过程中腹膜鞘状突未能闭塞所致，腹股沟区薄弱并非其发病因素，故仅作单纯的疝囊高位结扎即可达到治疗的目的，而不必像成人一样加行疝修补。腹腔镜手术可直接经腹缝合内环口，毋须破坏腹股沟区解剖结构，不破坏提睾肌，不游离精索，同时腹腔镜下内环口及内环口周围的血管、输精管清晰可见，手术可避免因血管、神经损伤及导致缺血性睾丸炎发生，而且能同时检查和发现另一侧是否存在隐性疝，具有常规手术不可比拟的优越性。但在治疗小儿腹股沟斜疝的临床应用中发现，标准的腹腔镜器械粗大（直径 10 mm），手术时腹壁至少有 3 个操作孔，应用于小儿腹股沟斜疝，与传统手术相比其优点并不突出。因此，在实际推广应用中临床医师、患儿家长并不乐意接受该方法。近年来一些学者相继开展了微型腹腔镜手术或针式腹腔镜手术治疗小儿腹股沟斜疝的研究。有学者于 1999 年报告应用微型腹腔镜下行小儿腹股沟斜疝高位结扎术 112 例，也有学者于 2000 年报告用直径仅为 2 mm 的针式腹腔镜治疗小儿腹股沟斜疝 23 例 38 侧，与传统的手术方法相比，微型或针式腹腔镜手术以其损伤小，并发症少，术后不留瘢痕，疗效满意等优点更为患儿家长乐意接受和欢迎。

微型腹腔镜下行小儿腹股沟斜疝高位结扎术的操作大致为：①先在脐窝处作一个小切口，长度为 0.4 cm，穿刺 Veress 针充气形成人工气腹，置套管、进腹腔镜。②另一个切口在脐旁 3 cm，长度亦为 0.4 cm，置套管、进操作钳。③腹腔镜下找到患侧内环口，并探查另一侧有无隐性疝。④在患侧内环口的体表投影处作一小戳孔，长度 0.2 cm。⑤先后从同一戳孔穿入带线针和针钩。⑥在操作钳的配合下分别缝合内环口内半圈腹膜和外半圈腹膜，各 3 针左右，带线针把缝线带入腹腔，针钩缝合时又把缝线从腹腔带出，使内环口成一荷包缝合，线结打在戳口处皮下，内环口即被高位结扎。切口无需缝合。该手术虽然有 3 个切口，但是因为镜鞘和操作钳的口径小，切口只需 0.4 cm 长，脐窝处的切口与脐窝重叠，术后根本看不出有切口的痕迹，内环口的体表投影处的戳孔因只进 0.15 cm 直径的带线针和针钩，切口只有 0.2 cm 长，因此术后亦不易看到有切口痕迹，唯一可见的只有脐旁进操作钳的切口，但也只是 0.4 cm 长，血痂脱落后亦不会见到瘢痕。

针式腹腔镜下小儿腹股沟斜疝高位结扎术：针式腹腔镜手术分为有取出物和无取出物两种。前者必须有一个较大的取物切口，如腹腔镜下胆囊切除、阑尾切除等，在一定程度上限制了针式镜的广泛应用。后者仅行局部组织缺损的修复，无需切除组织并从镜鞘取出，使用针式腹腔镜及针式器械完成手术，创伤和创口小，皮肤免予缝线。而且，该手术创伤十分轻微，发生脐孔疝、切口疝、切口感染的可能性也微乎其微，其微创的优点极其明显的，但滑动疝、巨大疝及嵌顿疝则不宜采用该方法。

手术步骤大致为：①气管插管，静脉复合麻醉，取平卧位。②脐窝处切一 2 mm 小切口，Veress 针穿刺充气形成人工气腹，气腹压力定为 6～10 mmHg。年龄小者压力可偏低，以视野暴露满意为限。③由脐窝处切口刺入 2 mm 针式 Trocar，再插入针式镜。④明确疝内环口的位置，并探查另一侧是否有隐性疝存在。⑤在脐左或脐右 3 cm 处再作一切口，由此切口刺入 2 mm 针式 Trocar 后入针式操作钳。⑥于内环口体表投影处刺孔进雪撬针（2-0 无针线）至腹腔，在视镜监视下，使针从内环口的 12 点至 1 点的位置穿出部分针体，在针式操作钳的协助下，将疝环内半或外半圈腹膜穿缝于针上后，将针体夹出腹腔外，线尾留于腹壁外，操作钳夹此缝合针退出体外待用。⑦再将操作钳进入鞘管内，用同样方法将疝环处线尾另侧缝针于原孔处，再次刺入腹腔，缝合疝环另外半圈腹膜，再将此针线也沿操作钳的鞘管夹出体外。⑧两根由同一孔夹出的线在体外打结后，抽拉疝环处体表进针的两根线尾，直视下使现环口紧缩至满意为止，再在体外将两根线尾打结并埋于皮下。应用雪撬针直接刺入腹腔后，利用另一操作钳持针缝合，减少了一个切口，腹壁仅有 2 个直径 2 mm 的切口，其中一个在脐窝的隐蔽处，皮肤免予缝合，术后不遗留瘢痕，美观。体外打结改变了以往需要持针在腹腔内的操作，使打结更简化，效果更确切。

（四）嵌顿和绞窄疝的治疗

1. 手法复位

（1）适应证和禁忌证：由于小儿腹股沟管短，腹肌薄弱腹股沟管所受腹肌压力小，疝囊颈和内环较成人松软，外环口纤维组织亦较幼嫩，血管弹性好等解剖和生理特点，嵌顿后往往仅发生静脉回流受阻，而动脉血流受影响小，疝内容物从被嵌顿到坏死的病理进程比较缓慢，有利于实施手法复位。再者，嵌顿后疝囊周围组织水肿致使解剖关系不清，使原本就菲薄易撕裂的疝囊壁更加脆弱，增加了手术的难度。故对嵌顿 12 小时以内者，一般不急于手术，可试行手法复位。有学者报告 524 例嵌顿性腹股沟斜疝，其中 509 例（97.1%）门诊手法复位，仅 15 例急症手术治疗。但对下列情况不宜采用该法，应视为手法复位的禁忌：①嵌顿已超过 12 小时者。②试行手法复位治疗失败者。③新生儿嵌顿疝，难于判断嵌顿时间者。④局部或阴囊红、痛明显者。⑤已出现便血等绞窄征象者，或全身情况差，出现严重脱水和酸中毒、腹膜炎体征者。⑥嵌顿的疝内容物为实质性脏器，尤其女婴嵌顿疝内容物常为卵巢和输卵管，复位困难且易致其损伤者。

须指出的是：①嵌顿时间长短并非是手法复位的决定性因素，应采取个体化原则，结合病史、局部和全身情况而定。若疝块张力不大，阴囊无水肿、发红，全身情况尚好，虽嵌顿时间已超过 12 小时，仍可试行手法复位。②新生儿嵌顿疝并非手法复位之禁忌，是否手法复位，亦应依据局部和全身情况而定。有学者报告 40 例新生儿嵌顿疝，其中非手术成功率 27.5%。主张如无绞窄坏死征象，可在手术准备的同时，在基础麻醉下试行手法复位，若能成功可在复位后适当时机手术，以减少急症手术之诸多不利因素所导致的并发症的发生。

（2）操作步骤：①手法复位前先给予适量的解痉及镇静剂，如鲁米那和654-2等。②垫高患儿臀部并屈髋屈膝，使腹肌松弛。③患儿安静或睡眠后，术者用左手拇指及示指在外环处轻柔按摩，以使局部水肿减轻、缓解痉挛和使腹壁肌肉松弛。然后将左手拇指和示指分别放在外环口两侧以固定“疝蒂”，阻止复位时疝内容物被推挤到外环上方，并防止疝内容物在复位时因挤压滑入腹壁组织间隙形成腹壁间疝。④右手五指握住并托起疝块，手指并拢紧压疝块底部，向外环和腹股沟管方向均匀持续地加压推挤。此时患儿多醒来并哭闹，在其哭闹腹内压增加时，右手应持续用力以保复位压力不减，在患儿换气、腹压降低的短暂时间内，适当增加推挤力，以促使疝内容物复位。在复位的瞬间，术者能清楚的感觉到疝块滑入腹腔而消失，有时可听到肠管回纳腹腔时的“咕噜”声。复位后，疝块消失，腹股沟管及阴囊外形恢复正常，睾丸位置正常；患儿局部疼痛和腹痛消失，呕吐停止，腹胀减轻。而且由于复位前剧烈哭闹、体力消耗很大，复位后多数患儿非常疲惫，安静入睡。

估计无疝内容物绞窄坏死的患儿，如首次手法不成功，可在做急症手术准备的同时，让患儿安静睡眠、休息，在术前再试行手法复位一次，不少患儿可复位成功。由于疝内容物嵌顿后患儿哭闹剧烈，致使腹内处于持续高压状态，加之腹壁肌肉的反射性痉挛，疝内容物多难以自行还纳。但在镇静睡眠或麻醉后，随着哭闹停止、腹内压下降和腹壁肌肉松弛，有不少患儿自行还纳。

复位后，应密切观察病情变化，如一般情况良好，2～3天后局部组织水肿消退，可考虑手术治疗。如有：①疝块消失，但腹痛、呕吐、腹胀等症状不见减轻，应及时行X线和B超检查，以明确有无疝内容物在复位时因挤压滑入腹膜与腹壁肌肉间组织隙形成腹壁间疝可能。②出现发热、腹痛加重、腹膜刺激症状等弥漫性腹膜炎表现，或出现便血或出现气腹，表明已发生绞窄坏死的肠管被复位或并发肠管损伤和破裂，应急症剖腹手术。

（3）手法复位注意事项：手法复位虽使多数小儿嵌顿性腹股沟斜疝得到缓解，免于急症手术。但若适应证和禁忌证掌握不严、手法不当将会带来严重后果。有学者认为手法复位时应注意以下事项：①严格适应证和禁忌证，估计已发生肠绞窄坏死者禁用手法复位。②切忌手法粗暴，以防暴力挤压导致肠管损伤或破裂形成弥漫性腹膜炎。③防止手法不当导致假性复位或腹壁间疝。④复位后应密切观察病情及腹部的变化，如出现肠管破裂形成弥漫性腹膜炎、假性复位或腹壁间疝，以及强力挤压造成肠壁损伤、复位后因肠管胀气发生迟发性破裂应急症手术。

（4）并发症：①假性整复或形成腹壁间疝。复位时并未真正将疝内容物还纳腹腔，而是推挤时将其强行挤过内环，疝内容物未能全部还纳而嵌顿在疝囊颈处，疝内容物及疝囊被推挤到腹膜外与腹壁肌肉之间的间隙内形成腹膜前腹壁间疝。此时患儿虽腹股沟区和阴囊肿块消失，但右下腹仍有疼痛，肠梗阻症状可能继续存在，髂窝部有压痛性肿块，睾丸常被提到阴囊根部。必要时行B超检查，有助于诊断。②肠穿孔。发生原因包括两点：一是患者自行挤捏复位或医师手法粗暴导致肠管破裂穿孔；二是已绞窄坏死的嵌顿肠管被复位。手法复位后患儿出现便血或气腹，以及发热、腹痛加重、腹膜刺激症状等弥漫性腹膜炎的表现。腹腔穿刺可有助于诊断。③肠壁挫伤。多系复位时手法不当或粗暴所致。轻者仅有小的肠壁血肿，无明显临床症状或症状较轻，未引起家长及临床医师的注意和重视。重者可出现肠浆膜或黏膜下血肿或迟发性肠壁坏死穿孔。④肠系膜血肿。手法不当，强行推挤肠系膜所致。

2. 手术治疗

凡不宜采用手法复位者，如嵌顿已超过12小时疑有绞窄者、手法复位治疗失败者、新生儿期嵌顿疝不宜手法复位者、局部和阴囊红痛明显或出现便血等绞窄征象者、全身情况差并出现腹膜炎体征者、估计嵌顿的疝内容物为实质性脏器（如女婴嵌顿疝内容物为卵巢）者，应急症手术。新生儿、婴幼儿嵌顿疝采用下腹壁皮纹处横切口，年长儿采用斜切口。切开腹外斜肌腱膜和提睾肌后，先切开膨大水肿、增厚之疝囊；用盐水纱布将疝囊内肠管轻轻固定住，以防剪开疝环时滑入腹腔；如为逆行嵌顿疝，应将疝囊内两个肠袢间的腹内肠段拖出，然后仔细检查并确定嵌顿肠管的活力；如肠管已坏死，须作一期肠切除、肠吻合术。然后剥离疝囊，于疝囊颈部高位缝扎，按层缝合切口。一般不作腹股沟管重建或修补术。手术时应注意检查睾丸有无缺血坏死，睾丸坏死者须切除；怀疑其血液循环障碍者，可用针刺入睾丸，当有鲜血流出时应予以保留。

（五）早产儿腹股沟斜疝的治疗

有些学者认为，较之于新生儿早产儿疝囊亦更加菲薄，手术易撕裂；而且各个器官、系统发育更不完善，手术耐受力不良，手术风险和难度大，手术后并发症发生率高。大量临床研究发现，早产儿的呼吸肌易于疲劳，全麻后较易发生窒息、肺部并发症和心动过缓。国外学者报告接受疝手术的33例早产儿中11例术后发生肺部并发症，其中6例有窒息发作，发生率明显高于同一研究中38例足月儿，后者仅1例发生肺部并发症。故主张，除嵌顿者外，应暂时以非手术治疗为宜；既是发生嵌顿，早产儿嵌顿性腹股沟斜疝手法复位的成功率达70%以上，把潜在的急症手术转化为择期手术是有益的。手法复位适用于全身情况良好的患儿。如出现中毒症状，如严重心动过速（脉率>160次/分），白细胞计数增多并有核左移、明显腹胀、胆汁性呕吐、腹部X线平片示小肠梗阻征象等，应禁忌手法复位。手法复位前，可用短效镇静剂以使患儿保持安静。吗啡或其他鸦片制剂对早产儿、新生儿延髓呼吸中枢影响较大，应避免使用之。早产儿嵌顿疝手法复位的操作须在保温条件下进行，最好在新生儿ICU以及保育箱内实施，以免低温受冻而发生硬肿症。

亦有些学者认为，婴幼儿腹股沟斜疝并发症发生率较高，而且年龄愈小危险愈大。因此主张，早产儿腹股沟斜疝一旦确诊，宜早期选择手术治疗。手术以在内环水平作疝囊高位结扎即可，部分内环过于宽松者，可将内环下方的腹横筋膜缝合以缩小内环，但应避免缝合过紧而压迫精索血管，导致手术后睾丸梗死。早产儿双侧疝发生比率较高，手术中应注意探查对侧；但嵌顿疝手术时，不宜探查对侧，以免污染腹腔。

由于早产儿各个系统和组织器官发育尚未成熟、功能不健全、机体抵抗力差、生命力弱，而且多合并有其他疾病，手术耐受力差。因此，应积极治疗合并疾病、提高手术耐受力、加强护理，选择最佳时机确保手术的安全性和成功率。①对产时窒息或伴有肺透明膜病或呼吸窘迫综合征而接受呼吸支持、先天性心脏病所致心力衰竭、胎粪性腹膜炎或坏死性小肠结肠炎的早产儿可复性腹股沟斜疝，应待患儿上述疾病治愈、全身状况改善后再手术。②对低体重出生儿的可复性疝，应在全身情况明显改善、体重大于2 200 g时手术。有条件者，最好在患儿出新生儿ICU前完成手术。③有早产史、出院后发现腹股沟斜疝的患儿，应入院治疗。由于早产儿全麻后窒息和心动过缓的发生率较高，术后应严密观察，加强监护。

第三节　成人腹股沟斜疝

腹股沟斜疝是从腹壁下动脉外侧的腹股沟管内环处突出，通过腹股沟管向内下前方斜行，再穿过腹股沟管外环，形成的疝块，并可下降至阴囊。该疝是最常见的一种疝，统计结果表明，约占各种疝的80%，占腹股沟疝的90%；男性患者斜疝的发病率远较女性多，约占90%，且右侧斜疝发生为60%，高于左侧（约25%），两侧同时发病率为15%。

与小儿腹股沟斜疝不同，成人腹股沟斜疝是在腹膜鞘状突已经完全闭塞以后，因内环部薄弱而形成斜疝，疝囊进入腹股沟管是通过其后壁上的薄弱点而不是在精索之内，是后天获得性疝，故亦称后天性腹股沟斜疝。成人腹股沟斜疝有时不易与直疝鉴别，特别是在一些病史较长、疝孔较大的情况之下。

一、病因及发病机制

（一）腹股沟管区解剖缺陷及腹股沟管区肌肉生理防卫功能丧失

腹股沟管区解剖缺陷、后天获得性损害以及腹股沟管区肌肉生理防卫功能丧失，是成人腹股沟斜疝发病的基础。

1. 腹股沟管区解剖结构上的缺陷

成人腹膜鞘状突虽已经闭锁，但腹股沟管区则是一个无肌肉保护的腹壁薄弱处，由于精索或子宫圆韧带穿越通过，在此形成了呈螺旋阶梯状结构的腹股沟管，且该管并无真正完整的管壁；腹股沟管上壁腹内斜肌下缘和腹横腱膜弓所形成的弓状缘与腹股沟管下壁腹股沟韧带之间有一定距离，一般宽 0.5～2.0 cm（约15%的人在 2.0 cm 以上），平均 0.7 cm，使腹股沟管处成为一个无腹肌保护的腹壁薄弱区。尤其内环，即腹股沟管的内口，是精索或子宫圆韧带穿过时在腹横筋膜上形成的一个无完整结构的裂口，是下腹壁一个重要弱点。内脏对其压力足够大时极易突破此口进入腹股沟管成为斜疝。由于女性内环和腹股沟管较为狭小，故很少发生斜疝。

2. 后天获得性损害以及腹股沟管区肌肉生理防卫功能丧失

当腹横肌腱膜弓和腹内斜肌附着点高位发育不全、肌肉损伤、腹壁切口造成神经损伤而使肌肉萎缩影响其收缩，以及炎症粘连限制其移动时，使其难与腹股沟韧带靠拢而致其生理学上保护作用失效。当腹腔内对内环的压力足够大时，极易突破此口进入腹股沟管。在此种情况下，尽管腹膜鞘状突已经闭锁，但壁层腹膜可经腹股沟管突出形成新的疝囊，进而导致后天性腹股斜疝的发生。

另外，当腹横筋膜和腹横肌收缩时，凹间韧带和内环一起被牵向外上方，从而在腹内斜肌深面关闭了腹股沟管内环，阻止了疝囊的形成。由于种种原因，致使腹横肌与腹内斜肌对内环的括约作用减弱或丧失时，亦可导致后天性腹股沟斜疝的发生。

（二）腹腔内压增高

腹腔内压增高是促进各种腹外疝发生的重要因素之一。正常情况下，人直立时，内脏下垂入下腹及盆腔，腹股沟区腹壁受到的压力比平卧时增加三倍，有促进腹股沟斜疝形成的作用。在某些生理和病理情况下（包括：重体力劳动、慢性便秘、肝硬化腹水、慢性支气管炎肺气肿等），腹压增高并持续存在，势必要破坏腹股沟区的解剖结构和生理防卫功能。同时，腹腔内高压可致使内脏直接突破内环，进入腹股沟管形成腹股沟斜疝。

无论小儿或成人腹股沟斜疝，腹腔内高压在其发生发展过程中均起着重要的作用，而且腹腔内高压与腹壁抵抗力薄弱常常是后天性腹股沟斜疝的真正病因，腹股沟斜疝嵌顿也是腹腔内压骤然增高的结果。

（三）生物学上的异常

生物学上的异常是导致腹股沟斜疝发生的辅助因素。临床实践证实，有些腹股沟管解剖结构缺陷以及长期腹腔内压力增高的人并不发生腹股沟斜疝，相反，很多既无先天性解剖缺陷、也无腹腔内压增高的从事轻体力劳动或脑力劳动的人同样可患腹股沟斜疝。显然，以先天性解剖缺陷和长期腹腔内压增高很难完全阐明腹股沟斜疝的发病机制。

由于腹股沟管的构成多为筋膜、腱膜和韧带等结缔组织，这些组织的强度和胶原代谢有关。因此，近 20 年来一些学者从这些组织的生物学角度，对腹股沟疝的发病原因及发病机机制进行了大量研究。结果发现，腹股沟疝患者组织中羟脯氨酸含量减少，胶原生成低下，成纤维组织增殖率受到抑制。有学者对腹股沟疝患者腹股沟附近的腹直肌前鞘与正常人相同部位标本进行研究后发现，前者腹股沟附近腹直肌前鞘的胶原纤维直径细、薄弱，胶原含量少，羟脯氨酸的含量及结合率也明显低于后者；在成纤维细胞培养试验中，细胞增生率后者高于前者。

1981年，一些国外学者研究发现，严重吸烟者不但肺气肿及肺癌发生率高，而且腹股沟疝发生率也高，他们认为吸烟可造成循环中抑制蛋白溶解酶（如 α_1-抗胰蛋白酶）减少，使胶原分解增加，同时肺内产生蛋白溶解酶（包括弹力酶）进入血循环，使机体的胶原及弹性硬蛋白遭到破坏，在肺造成组织损害，产生肺气肿，在腹股沟区则破坏了腹横筋膜与腹横肌腱膜层，引起疝的发生。还有人认为腹股沟疝可能是全身胶原代谢障碍的一个局部表现，胶原的这种分解代谢超过合成代谢的代谢异常，必然引起上述构成腹股沟管的结缔组织结构薄弱，成为腹股沟疝的病理基础。

二、临床表现

（一）症状

腹股沟斜疝重要的临床表现是腹股沟部有一肿块突出。早期肿块较小可局限于腹股沟部，随病程进展，肿块逐渐增大并进入阴囊，形成上端狭小并向外斜行入腹股沟管，下端宽大、丰满，类似梨状的典型腹股沟斜疝肿块。易复性腹股沟斜疝除腹股沟部有肿块外，常无特殊症状，偶感局部胀痛，甚至引起上腹或脐周隐痛，这些症状随肿块出现而发生，肿块消失而缓解。成人常在站立、行走、劳动或咳嗽时肿块出现，安静和平卧休息时自动回纳，或用手按摩后消失。

疝形成后，由于疝内容物与疝内壁经常摩擦发生轻度炎症，两者之间逐渐形成粘连，以致疝内容物不能完全推回腹腔，形成难复性疝。难复性腹股沟斜疝主要临床表现是疝内容物不能完全回纳入腹，肿块仅有不同程度缩小，局部有不同程度的酸胀和下坠感。常见于病程长、疝囊大的患者。

滑动性疝其实也是难复性疝，症状基本与难复性疝一样，但由于盲肠、乙状结肠或膀胱等脏器已构成疝囊的一部分，患者常有一些“消化不良”和慢性便秘等消化道症状及排尿不尽症状。滑动疝一般肿块巨大，多见于40岁以上男性，且右侧多于左侧。

当腹股沟斜疝患者（少数人原先可无腹股沟疝病史）在强度用力劳动、剧烈咳嗽或排便等腹内压骤增的情况下，疝块突然增大、变硬，不能回纳腹腔，疼痛明显加剧，呈持续性并有触痛，即为嵌顿性疝。若嵌顿的疝内容物为肠管可出现腹部绞痛、恶心、呕吐、便秘、腹胀等肠梗阻症状。嵌顿疝若不及时处理，进一步发展则形成绞窄性疝，引起严重并发症如肠穿孔、腹膜炎等。绞窄性疝一般发生在嵌顿时间超过 24～48 小时，但少数严重者不到 24 小时也可发生绞窄。绞窄性疝常有毒血症表现，如体温升高、脉搏加快，甚至发生中毒性休克；有严重的水、电解质和酸碱平衡紊乱；肿块局部皮肤红、肿、痛等炎症表现。晚期肠壁发生缺血坏死、穿孔，肠内容物外溢，先是囊内感染，接着可引起被盖各层急性蜂窝组织炎或脓肿，感染延及腹膜则引起急性弥漫性腹膜炎。

（二）体格检查

1. 全身检查

体检包括患者有无心肺疾病、腹部有无腹水和肿块、是否妊娠、前列腺肥大等检查，以了解疝形成原因。

2. 局部检查

体检应包括视诊、触诊、咳嗽冲击试验、手法回纳及外环和内环的检查等。

检查时，患者一般先采取站立位，显露包括腹股沟区的整个腹部，应观察肿块的位置、外形，触摸其质地、张力、温度等，并与对侧比较。小的疝块有时在检查时不见下降，即使让患者长久站立或咳嗽也属徒然。在这种情况下，可以仔细触摸两侧的精索，通常在患侧可摸到增厚的疝囊，可作为有疝存在的间接征象。阴囊内肿块应注意检查肿块四周缘，尤其注意其上缘，是否可以触摸到一条正常的精索。如肿块上缘有蒂柄而进入腹股沟管，则应考虑诊断为疝。

（1）咳嗽冲击试验：检查者用手轻按肿块，嘱患者咳嗽，可以感到有膨胀性冲击感，同时可见肿块随之膨大微微下移，张力增大，即为“膨胀性咳嗽冲击试验”阳性，是疝的一大特征。当手指进入外环后，嘱患者咳嗽，指尖有冲击感为斜疝，此试验对确定疝囊位腹股沟管内，尚未突出外环的不完全性（或隐匿性）腹股沟斜疝有重要意义；若指腹有冲击感为直疝；若为股疝，手指伸入外环后嘱患者咳嗽，因股疝位于腹股沟韧带下，肿块依然可以脱出。

（2）疝块回纳试验：手法回纳时，让患者仰卧，检查者托起疝块，紧压其下端，向腹股沟管走向（外上方）轻轻挤推，开始常有轻微阻力，随即很快肿块被推入腹腔而消失，在其进入腹腔时，若疝内容物是小肠，则听到咕噜声，内容物若为大网膜则有一种坚实感，无弹性。疝块回纳试验也可以患者站立时进行，检查者站在患者患侧旁，一手扶住患者腰背部，另一手从上而下地放在腹股沟区，与腹股沟韧带平行的位置，手法同前述，也可使疝块回纳。

（3）压迫内环试验：待疝块回纳后，检查者用手紧压内环，再嘱患者用力咳嗽，疝块并不出现，但若移开手指则可见疝块自外上方向内下方鼓出，则可肯定为斜疝。这种压迫内环试验可以在术前用来鉴别斜疝和直疝。

若肿块触痛明显，质硬不能回纳，或肿块局部皮肤出现红、肿、热、痛炎症表现，则应考虑为嵌顿性或绞窄性疝。

疝块回纳腹腔后，以手指尖经阴囊皮肤伸入外环，可发现外环扩大（图 4-10），一般情况，外环的大小临床意义不大。而在外环扩大时，指尖可顺之进入腹股沟管，检查和了解内环和腹股沟管后壁情况，对提出适宜的手术方式有指导意义。有的隐匿性斜疝可通过此试验而确立其存在，但这种检查方法对患者造成极不舒服的感觉，对诊断明确者不必常规施行。当手指进入腹股沟管，并很容易进入腹腔扪及腹腔内肠曲，说明内环扩大，且腹股沟管后壁已重度破坏，须作加强后壁的修补术。

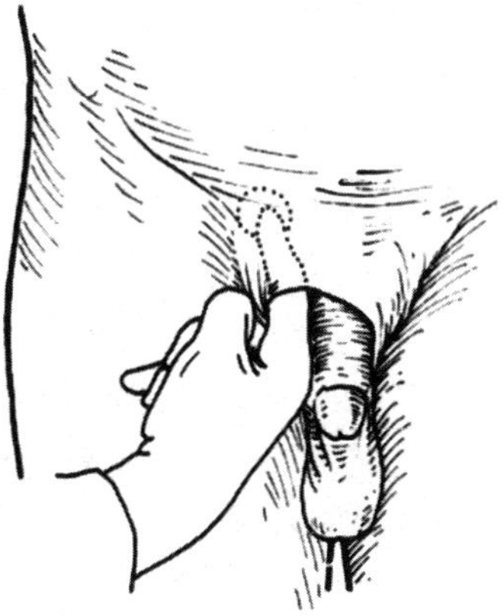

图 4-10 检查外环口

三、辅助检查

有一小部分患者，因疝囊小、肿块突出不明显不易引起注意或未能扪及肿块，而又常出现不明原因的下腹部或腹股沟区域的疼痛，以及并存有其他疝或特殊类型斜疝，如 Richter、Littre 疝等，及时确诊十分困难。对于这些情况，可借助以下辅助检查来进行诊断。

（一）疝造影术

1967 年，加拿大医师首先介绍了疝造影术，在一组 562 例腹股沟疝的患者中，临床诊为断单侧疝者 335 例，但对这些“单侧疝”患者做疝造影术检查后发现，77 例（22.9%）有对侧疝存在。自 1972 年开始，Gullmo 应用疝造影术选择性地对盆底及腹股沟区域的疝进行诊断，至 1989 年 Gullmo 已积累了 4 000 余例腹外疝的经验，其中 1 000 例腹股沟区域有症状而无体征的患者中，疝造影术后有 88.6%的患者可确诊为腹股沟疝。Smedberg 曾为 78 例腹股沟区疼痛的运动员进行疝造影检查，有疼痛的一侧发现腹股沟疝者占 84.2%，故认为疝造影术不仅能诊断早期腹股沟疝，而且对不明原因的腹股沟区疼痛的患者是最好的鉴别诊断方法。据报告，对于施行了腹股沟疝修补术的患者，若腹股沟区症状残留或重新出现、又未扪及疝块者，经疝造影检查，60%的患者可发现不同类型的疝存在，有的是原有的疝囊缩小，有的是对侧发现新的疝，还有的是很小的直疝或股疝。因此疝造影术为疝外科的发展提供了有价值的资料。在第一次手术前，它可以作出精确的诊断，包括疝的类型、数目，以协助手术方式的选择，有效地减少遗留疝的发生。在手术后施行疝造影术，既可诊断复发性腹股沟疝，又能较准确地分别出遗留疝、新发疝或真性复发疝，为其有效的外科治疗提供更为客观的依据。

1. 适应证

疝造影不是常规检查，其适应证如下。

（1）病史中有可复性腹股沟肿块，但临床检查不能证实者。

（2）下腹部有外伤史，经常隐痛不适，不能用其他原因解释者。

（3）复发性疝，可准确显示疝囊数目、腹横筋膜破口或切开处的部位、大小。

（4）疝手术后的随访。

（5）另外在某些腹股沟区、下腹部或会阴部肿块诊断不明、需要鉴别时，也可考虑做疝造影以明确之。

2. 操作方法

疝造影前常规做碘过敏试验。具体步骤是：患者排尿后仰卧在透视台上，一般在左下腹作穿刺。应用一钝头空芯针，内插导管，以防穿破肠壁。可先在皮肤上作一小切口，逐步推入导针，待穿过腹膜，即有阻力突然消失感，穿破腹膜后，朝下方向推入导管，在透视下核定其位置，注入 60～80 mL 造影剂。亦有人即用细针腹穿，刺入腹腔后轻轻抽吸，如无血或气体则在电视屏监视下，注入造影剂 2～3 mL，证实穿刺正确后，再注入 60～80 mL 造影剂。摇低台脚，使造影剂聚于下腹部并充分充盈腹股沟区（也可俯卧，上腹置一托垫）。先检查有症状或可疑的一侧，嘱患者侧卧，检查侧在下，要求患者作几次收缩腹肌的动作（或用力屏气数次），即可摄片。然后，更换位置，造影另一侧。有时在数次屏气后，疝囊仍不显影，多为疝内容物堵紧疝门之故，可轻柔地还纳疝内容物，即可显影。

该方法简单，相对安全。但是，疝造影术仍有约 10%的并发症，如腹壁血肿、肠管损伤、造影剂注入肠道或膀胱以及腹痛等。故需严格掌握其适应证，慎重应用，并在操作中注意避免因穿刺而引起的不良反应及并发症，以防增加患者的痛苦。

（二）B 型超声诊断

1981 年，有学者首先报道应用此法确诊了三例不能扪及肿块的疝患者。亦有学者报道，应用彩色多普勒超声诊断仪探查腹股沟疝患者的双侧腹壁下动脉，并根据疝囊颈和疝囊位于腹壁下动脉内侧还是外侧确定患者为直疝或斜疝，认为 B 型超声是腹股沟斜疝诊断与鉴别诊断的一种简便、准确、可行的方法。特别是彩色多普勒超声检查还可以观察疝内容物的血供情况，血流速度，以了解有无绞窄和坏死。

（三）X 线检查

立位 X 线平片在嵌顿性腹股沟疝时显示肠胀气、阶梯状气液平等肠梗阻征象，有助于明确诊断。

（四）CT 扫描

CT 扫描对于腹股沟斜疝与腹壁间疝、股疝、闭孔疝诊断与鉴别诊断有重要价值。

四、诊断

一般说来，腹股沟斜疝根据上述症状和体检，可以确定诊断。但注意以下几个方面。

（一）临床类型

应区别是可复性、难复性、嵌顿性和绞窄性腹股沟斜疝，根据不同的临床类型制定出不同治疗方案。

（二）注意隐匿性斜疝的诊断

疝早期，疝囊底仅局限于腹股沟管内，未出外环口，疝块只出现在腹股沟区域，呈稍隆起的圆形或椭圆形半球状肿块，若患者肥胖，可因腹部体征明显而忽略疝的存在。

（三）注意滑动性疝的诊断

滑动性斜疝的症状与一般斜疝相似，一般在术前不易确诊，但有些特殊的临床表现，有助于诊断。如疝内容为降结肠或乙状结肠时，患者常有在疝复位后才能排便；如为膀胱且较大时，排尿时常有“截尿”现象，即排尿后感疝部疼痛，在第一次排尿后疝块缩小，而不久又有尿意，形成一次尿两次排出现象。

（四）注意两种疝同时存在可能性

在某些老年患者，由于腹壁松弛，可以在同侧发生斜疝和直疝，称为马鞍疝；约15%患者可两侧同时发生斜疝。此外，腹股沟斜疝还可并存股疝和其他腹外疝。

五、鉴别诊断

一般而言，腹股沟斜疝是一种容易诊断的疾病，但易与某些疾病相混淆，应注意与之鉴别。

（一）腹股沟区域的直疝、股疝

应注意以下鉴别要点。

1. 注意疝的位置与疝出途径

要对腹股沟区的局部解剖有完整、立体感的认识，要判断疝是从腹股沟管、Hesselbach 三角还是股管突出而来。腹股沟斜疝病程长者可进入阴囊，回纳后压住内环，疝块就不再出现。直疝则少见，Hesselbach 三角位置偏内侧，不论病程长短，始终不进入阴囊，压迫内环疝块仍脱出。股疝出现于腹股沟韧带的内下方，与前者在解剖位置上有较大差距，腹股沟斜疝和直疝无论大小都不会扩展到此位置。

2. 注意疝块的外形

腹股沟斜疝疝块常呈椭圆形或梨形，其上方似有蒂柄；直疝呈半球形，基底较宽；股疝虽也呈半球形，但在平卧或回纳疝内容物后，疝块并不完全消失，且咳嗽时冲击感也不如前两者显著。

3. 注意嵌顿性疝

斜疝、股疝的嵌顿率高，直疝一般不发生嵌顿。

4. 术中注意检查腹壁下动脉与疝囊颈的关系

个别病例需要在术中检查腹壁下动脉与疝囊颈的关系，才能肯定是斜疝或直疝。

（二）该区域的其他疾病

1. 睾丸鞘膜积液

本病是由于鞘状突的远端未闭合而形成，在阴囊内有肿块。疝块若进入阴囊，尤其是难复性疝，应与睾丸鞘膜积液鉴别。鞘膜积液所呈现的肿块完全局限在阴囊内，其上界可以清楚地摸到；而腹股沟斜疝来自腹腔，体外则摸不到肿块的上界，肿块有蒂柄通入腹腔深处。用透光试验检查肿块，鞘膜积液多能透光（即阳性），而疝块则不能透光。腹股沟斜疝可在肿块后方扪及实质感的睾丸；鞘膜积液时，睾丸在积液中间，故肿块各方均呈囊性而不能扪及实质感的睾丸。睾丸鞘膜积液发生感染时，应与嵌顿性斜疝相鉴别，前者有较长的不能复位的肿块病史，有局部炎症反应，而且患者没有肠梗阻的临床表现。

2. 交通性鞘膜积液

交通性鞘膜积液又名先天性鞘膜积液，其鞘膜囊与腹腔相连通，肿块的外形与睾丸鞘膜积液相似，但往往在起床数小时后才缓慢地出现并逐渐增大，平卧或挤压肿块，因积液流入腹腔，其体积可逐渐缩小。透光试验阳性。

3. 精索鞘膜积液

本病是睾丸的上方精索部的鞘状突一部分未闭合而形成，其特点是肿块小，有上下界，其下界与睾丸分界清楚。肿块不能因为卧床或捏压而消失，肿块位于腹股沟区睾丸上方，有囊性感，牵拉睾丸时可随之而上下移动，但无咳嗽冲击感，无回纳史，透光试验阳性。

4. 精索静脉曲张

由于左精索内静脉进入左肾静脉处为直角，不及右侧进入下腔静脉成钝角那样回流通畅；另外，左精索内静脉经常受到充满粪便的乙状结肠所压迫。所以，精索静脉曲张好发于左侧。而斜疝则多见右侧。精索静脉曲张者精索略粗，其曲张程度与病程发展、站立时间长短等有关，平卧时缩小，无咳嗽冲击感，站立时阴囊松弛，睾丸上端有迂曲的静脉丛，似蚯蚓状。精索静脉曲张透光试验阴性，触诊呈蚯蚓样感。

5. 睾丸扭转

睾丸扭转多见于睾丸下降不全的患者，患者突感睾丸剧烈疼痛，并有恶心、呕吐，有的呈休克状态。其临床表现如局部疼痛、腹痛、恶心、呕吐等与嵌顿性斜疝的症状颇相似，但睾丸扭转远比嵌顿性疝少见。患者睾丸肿大，阴囊水肿，睾丸与附睾分界不清，压痛明显。患者既往史中常有轻度可耐受的睾丸疼痛。睾丸扭转，常误诊为嵌顿性斜疝，但是斜疝患者多有可复性肿块史，而且发生嵌顿之后，胃肠道症状比较显著。

6. 睾丸下降不全

睾丸下降不全多位于腹股沟管内，由于发育不全，肿块都比正常睾丸为小。触诊肿块较坚实，边缘清楚，用手挤压时有一种特殊的睾丸胀痛感，同时患侧阴囊内摸不到睾丸。应注意的是，睾丸下降不全的患者，50％～90％同时有腹股沟斜疝。

7. 子宫圆韧带囊肿

女性患者，肿块位于腹股沟管，在腹股沟区有逐渐增大或大小变化不明显的圆形肿块，边界清楚，质坚韧有囊性感，张力高，不能回纳，挤压有酸胀，无蒂柄伸入腹腔深部，无咳嗽冲击感。伴有感染时局部红、肿痛，但无肠梗阻症状。

8. 腹股沟肿大的淋巴结

腹股沟韧带上方淋巴结慢性炎症有时成团肿胀，易误诊为斜疝，但淋巴结呈结节分隔，质较硬，膨胀性咳嗽试验阴性。若能找到原发感染灶更有助于鉴别。

9. 性病

性淋巴肉芽肿也可在腹股沟部形成肿块。患者有不洁性交史，曾有外生殖器的原发损害，如小丘疹、脓疱等。单侧或双侧腹股沟淋巴结肿大，疼痛，表面皮肤红或紫红色，多沿腹股沟韧带呈腊肠样排列。必要时可以作Frei氏试验，以明确诊断。

10. 髂腰部寒性脓肿

此病已渐少见，脊柱结核以及骨盆结核的干酪样脓液沿腰大肌流入腹股沟区，肿块往往较大，较腹股沟斜疝更偏外侧一些，多偏于髂窝处，与外环和阴囊无关。咳嗽时可有冲击感，平卧后稍缩小，边缘不清楚，但有波动感。还可以根据结核病史以及X线摄片以进一步明确诊断。

六、治疗

（一）非手术治疗

1. 适应证

成人腹股沟斜疝原则上均应手术治疗，但成人在遇下列情况时可考虑采用非手术治疗：①妇女怀孕在六个月以上者，由于子宫常将肠袢推向上腹部，故疝发生的机会较少，可暂缓手术。②估计患者严重疾患而享年不久者，如晚期癌症，或过于年迈的患者，无手术价值。③患者有腹内压增高现象者宜暂缓手术，待这些情况改善后再手术。④有严重的营养不良、贫血或新陈代谢性疾患，如结核、糖尿病等，也应待这些情况好转后再手术。

2. 禁忌证

成年患者如有下列情况，应视为应用疝带的禁忌：①不可回复、嵌顿性疝，肠梗阻和绞窄性疝是绝对禁忌。②巨大的疝或囊口甚大者。③并发有精索鞘膜积液或睾丸下降不全者，不宜用疝带治疗。

3. 佩带疝带

成年患者非手术治疗主要为佩带有弹性的疝带。疝带必须依照患者的体态和疝囊口的大小定制，用大小形态适合的疝带压在疝环处，使疝内容物留在腹腔内，防止它再脱出至疝囊内。佩带时，用疝带的一端软压垫对着疝环顶住，压垫必须大于疝环，才能压紧，并使腹股沟管恰好闭合，以阻止疝块突出。疝带白天佩带，夜间除去。但长期使用疝带后，可使疝囊颈部因反复摩擦变得肥厚坚韧，从而使疝内容与疝囊内壁发生粘连，易形成难复性疝。

（二）手术治疗

手术治疗是治疗腹股沟斜疝最有效的方法。腹股沟斜疝若未得到及时处理，腹壁缺损将逐渐加重，如此下去，不但影响劳动能力，而且给日后手术治疗带来困难。原则上一经确诊，应早日手术，除有手术禁忌证和一些特殊情况下需暂缓手术。

1. 手术禁忌证

禁忌症包括：①身体极度衰竭，患者严重心血管、肺、肝、肾、脑等疾病，不能耐受麻醉及手术者。②因患晚期癌症或过度年迈而享年不久者，无手术价值。③手术部位有皮肤病患者。④有明显诱发疝的病因未能得到控制者。如前列腺肥大、肝硬化腹水、慢性支气管炎咳嗽严重者等。⑤处在多种疾病的活动期者，如糖尿病、结核等，患者发生嵌顿不能回纳或绞窄性疝，必须手术治疗除外。⑥腹股沟区软组织存有感染病灶者。

2. 传统的腹股沟斜疝修补术

自 Bassini（1898）和 Halsted（1889）介绍疝修补术以来，Bendavid 统计已有 81 种腹股沟疝修补术式，争议不一。但传统手术的一般原则不外乎疝囊高位结扎及加强、修补腹股沟管壁。

（1）疝囊高位结扎术：高位结扎是指在疝囊颈部以上结扎，切除近端疝囊，远端疝囊根据疝囊大小，可切除或留在原位。成人仅适用于斜疝绞窄发生肠坏死的病例。高位结扎的目的，在于恢复腹膜腔在腹股沟区域的正常状态，不留任何小突出而致复发。传统的方法是切开疝囊，检查并回纳内容物，再剥离疝囊至疝囊颈，内荷包缝扎，并缝吊固定于腹肌斜肌深面。有人行高位疝囊结扎时并不切开疝囊。Irving 则采用不切除疝囊，将其内翻送入腹腔，外缝合结扎的方法。Potts 在结扎前捻转疝囊以达高位结扎目的。还有报道，需切开精索内筋膜，向中枢分离达到腹膜前脂肪水平、或可确认内环和腹壁下动脉水平才达到高位结扎的目的，但要有一定的经验和熟练程度才能做到。一般说来，不论“内荷包”“外荷包”或其他处理方式，只要结扎线切断后，残端能回缩到腹横肌深面而不再显露于手术野即可。用结扎线穿过腹横肌和腹内斜肌并予固定的方法不妥，这不仅日后肌纤维易撕裂，而且影响这些肌肉运动而失去部分掩闭功能。

（2）腹股沟管壁的修补：腹股沟管壁的修补实际上是利用不同的邻近组织来加强腹股沟管前壁或后壁缺损，即腹壁薄弱处，以及缝闭腹股沟管封闭斜疝的突出通道。由于具体利用邻近组织的不同和如何修补的方法不一样，就导致了各类繁多的术式，各种术式的命名习惯上常依据主张如何修补的创始者的姓名而命名。传统的、临床上常用的有四种术式。①Ferguson 法：疝囊高位结扎后，不游离精索，将腹内斜肌下缘和腹横腱膜弓（或联合肌腱）在精索前面缝合于腹股沟韧带上，以加强腹股沟管前壁。目的在于消灭上述两者之间的薄弱区。此法适用腹横腱膜弓无明显缺损，腹股沟管后壁尚腱全的儿童和年轻人的小型斜疝。②Bassini 法：临床应用最广，是在疝囊高位结扎后，将精索游离提起，在精索的后面将腹内斜肌下缘和腹横腱膜弓缝至腹股沟韧带上，以加强腹股沟管后壁。此法适用于成人斜疝和腹壁一般薄弱者。③Halsted法：此法是双重加强腹股沟管后壁的方法。与 Bassini 法不同之处是先将腹内斜肌下缘和腹横肌腱膜弓与腹股沟韧带缝合，再将腹外斜肌腱膜缝合于精索后方，精索置于皮下。因精索在皮下，可能影响其发育，故此法多适用于老年人，不适合于儿童和年轻患者，也适用于腹壁肌肉重度薄弱的斜疝。④Mc Vay 法：它与 Bassini 法的区别是，在精索的后面将腹内斜肌下缘和腹横肌腱膜弓缝至耻骨梳韧带上，可在加强腹股沟管后壁的同时加强腹股沟三角和间接封闭股环。此法适用于腹壁重度薄弱的成人、老人和复发性斜疝。

近代腹股沟区解剖学、生理学、腹股沟疝病理解剖以及发病机制的研究发现，以 Bassini、Halsted、Ferguson 和 Mc Vay 等为代表的传统腹股沟疝修补术存在着许多缺陷：①传统的疝修补术只注意加强腹股沟管的前壁或后壁，而不包括腹横筋膜层，特别是内环的修补（遗留下扩大的内环），疝即未能纠正或关闭疝发生缺损部位。按 Pascal 物理学原则，在封闭窗口的缺损部，承受内容物压力最大，故为术后复发保留了基础。②传统的疝修补术，特别是 Mc vay 手术，缝合修补缺损后，往往存在较大张力，术后易使组织撕裂或血液循环不良而影响愈合。③传统的疝修补术，多以腹股沟韧带作为支点来进行修补，而该韧带两端跨度大，为悬索状结构，常不能把“联合肌腱”拉向韧带一侧，而是两者相靠拢，像这样有一定张力的缝合修补只能维持数月。④腹股沟韧带在解剖层次上实为腹外斜肌腱膜的一部分，其与腹内斜肌弓状下缘和腹横腱膜弓相缝合，是在缺损平面以上的二不同解剖层次的修补，破坏了腹股沟管的正常解剖。⑤传统的疝修补术，造成了腹内斜肌和腹横肌弓状缘的移位、固定，破坏了由于这些肌肉收缩时，所产生的对腹股沟管的正常生理防卫作用。⑥传统的腹股沟疝修补手术可导致股疝的发病，据 Glassow（1970 年）报告，25%以上的股疝患者有腹股沟疝修补手术史，因为传统腹股沟疝手术采用腹股沟韧带修补，该韧带被牵拉上提，其张力性缝合修补造成股环口开大，为疝的突出打开了方便之门。

目前，疝修补术的观点发生了明显改变，除了注重内环修补外，注意按解剖层次修补，并强调在同一解剖层次进行无张力的缝合修补，使疝的病理解剖恢复为正常解剖结构。同时，考虑到腹股沟区的生理性防卫机制，尽量恢复其正常生理机能。由于腹横筋膜是防止疝发生的主要屏障，在疝发生后，腹横筋膜的病理解剖变化最先出现，也最严重。因此，近年来，疝修补术的重点是修复破损的腹横筋膜，恢复其解剖上的完整性和连续性。手术方式亦在传统手术的基础上加以改进。

（3）Shouldice 法：加拿大多伦多 Shouldice 医院所采用的疝修补术，由 Shouldice 及其合作者 1950—1953 年创作，故又称为加拿大疝修补术。修补要点是从内环到耻骨结节切开腹横筋膜，将此分上下两叶，缝合内环边缘使之缩小后，先将下叶缝在上叶深面，再将上叶重叠于下叶浅面缝于腹股沟韧带上，这是手术关键。其外面将腹横肌、腹内斜肌弓状缘分两层缝合于腹股沟韧带上，共4层缝合。

（4）Madden法：重点在于切开腹股沟管后壁后，切除腹横筋膜薄弱部分，间断缝合腹横筋膜，重建内环与后壁。

（5）Panka法：强调精确地显露与修补内环，在腹内斜肌弓状缘深面找到腹横肌腱膜弓，将其与髂耻束缝合，再与腹股沟韧带缝合以加强修补。

（6）腹膜前疝修补术：由Nyhus首先介绍，在内环口上方至耻骨结节上3～4 cm处取一横切口，内侧1/3切口在腹直肌前。切开皮下组织、腹直肌前鞘、腹外斜肌、腹内斜肌和腹横肌，向内拉开腹直肌，横行切开腹横筋膜进入腹膜前间隙，显露疝囊以及耻骨梳韧带、髂耻束、股环等。高位结扎处理疝囊后，将髂耻束与耻骨梳韧带缝合即可闭合股环。若为腹股沟斜疝和直疝，将腹横筋膜悬吊带前、后两脚缝合后，再将腹横腱弓与髂耻束或Cooper韧带缝合。最后分层缝合切口，该术式有别于从腹股沟管后壁前面显露腹横筋膜的方法，亦称为后进路疝修补术。该法重点是应用腹横筋膜及其附件来修补加强腹股沟管后壁。

3. 无张力疝修补术

由于腹内斜肌和腹横肌腱膜弓与腹股沟韧带之间间距宽为0.5～2.0 cm，传统的疝修补术，将不对合的这两样结构缝合在一起，缝合有张力以及造成组织结构破坏，易致手术失败。现代疝手术主张无张力疝修补术。从疝的病因方面来看，腹股沟区腱膜、筋膜和韧带的组织代谢障碍也可导致获得性腹股沟斜疝发生，将这些变性组织缝合在一起，不符合生物学原则，同时，也易致疝的复发。因此，从生物学观点来看，亦可使用自体或人工制作的组织片来修补疝。曾作为疝修补材料被应用的有：①金属材料。细银丝网、钽纱网、不锈钢丝网、钴铬合金网等。②非金属材料。福蒂森网（经拉伸和皂化的醋酯长丝）、聚乙烯纱布、尼龙、硅胶、矽状网、特氟龙、碳纤维、聚四氟乙烯等。③异种生物材料。鼠、牛、鹿、鲸等动物的肌腱肤等。④患者自身的筋膜、皮肤等。

以前疝成形术所用的自体组织片及术式有：①同侧腹直肌前鞘瓣。将同侧腹直肌前鞘瓣向下翻转缝合至腹股沟韧带上。②自体阔筋膜。移植游离自体阔筋膜以修补腹股沟管后壁。③带蒂全层皮瓣腹股沟疝修补术。④带蒂股薄肌转移修补腹股沟疝或腹壁的巨大缺损等。近年来，随着近代高分子生物医学工业的发展，目前国内外应用人工补片修补各种腹外疝的报告日益增多，而应用自体组织作为修补材料的手术基本被放弃。通常认为，植入人体的理想生物材料应达到以下要求：①在组织液中不引起物理变化。②无化学活性。③不存在炎症和异物反应。④无致癌性。⑤不产生过敏或致敏。⑥能耐受机械扭曲。⑦能被随意剪裁。⑧可消毒。但迄今为止，尚无一种生物材料达到以上要求。当前临床常用的人工补片有：①聚酯补片，又称涤纶补片。②聚丙烯补片。③膨化聚四氟乙烯补片。尤其后两种较能经受住考验，被临床医师广泛应用。

有关人工补片修补的方式文献报道较多，归纳起来，无张力疝修补手术可以分为：开放式无张力疝修补术和腹腔镜腹股沟疝修补术。

(1) 开放式无张力疝修补术包括以下几种。①腹膜前铺网法(Stoppa)：1975 年法国医师 Stoppa 使用涤纶布作为材料，是将一张大的不吸收补片叠成伞状，经内环口塞至腹膜与腹横筋膜之间(underlay)，补片以内环口为中心向四周展开，用补片加强薄弱的腹横筋膜，根据缺损的范围，使用足够的补片覆盖弓状线以下的单侧或双侧的腹膜前间隙，下面要超过耻骨肌孔，不缝合，补片借助腹腔内的压力贴定在腹壁之上，以后靠增生的纤维与组织固定，使补片没有伸展性，挡住内脏不能由腹壁缺损处突出，又称巨大补片加强内脏囊手术（giant prosthetic reinforce of the visceral sac，GPRVS)。此手术与传统手术相比，复发率低，并发症少，是最符合腹股沟生理、病理和解剖的手术方式，可用于各种类型的疝修补，但由于手术切口较长，解剖分离范围广，主要适用于复发疝、巨大疝（包括切口疝，脐疝、造瘘口旁疝）和双侧疝。该型手术一直未受到国内外学者的重视，但其理论基础在以后的无张力疝修补中具有十分重要的价值。②平片修补法（Lichtenstein手术）：1984 年 Lichtenstein 等首先采用此种方法，1989 年已连续应用于 1 000 例疝修补，并首先提出无张力疝修补的概念，至 1993 年，他们已对 3125 例成人腹股沟疝患者实施 Lichtenstein 手术，9 年内仅有 4 例复发，是目前国外（小疝）使用最多的无张力疝修补术式。Lichtenstein 手术是将补片桥接于腹内斜肌弓状下缘与腹股沟韧带之间，加强腹股沟后壁，精索经补片打孔穿出自补片前方经过，补片应缝合固定，内下侧缝至耻骨结节处，应超过并覆盖耻骨结节 1.5～2.0 cm，内上缘缝至联合腱、腹直肌鞘外缘或腹外斜肌腱背面，外侧与腹股沟韧带和髂耻束缝合。③网塞充填修补法（mesh plug）：1994 年 Shulman 和 Lichtenstein 基于部分腹股沟疝疝环较小，后壁完好的特点，采用聚丙烯补片卷成塞子修补缺损，塞子边缘与四周用不吸收缝线固定 2～5 针。他们主张网塞充填法适用于直径小于 3.5 cm 的复发性腹股沟斜疝和直疝。④疝环充填式无缝合修补法（Gilbert，mesh plug&patch）：该手术方法是把网塞与补片结合在一起，首先采用聚丙烯网卷成伞型填塞疝环缺损，充填物可以在塞入疝环后自动撑开并附着于周围组织，然后置补片加强腹股沟管后壁，补片与充填物均不缝合固定。Gilbert 方法操作简便、损伤小、并发症少、复发率低，可在局麻下完成，能早期下地，很快恢复日常活动和工作，对大的斜疝和其他类型的腹股沟疝的治疗也同样有效，手术适应证已几乎拓宽到任何类型的腹股沟疝。Rutkow 和 Robbins 建议把伞型充填物及补片分别固定，并由美国 Bard 公司生产了定性产品，是国外目前流行的疝修补术，也是近年来发展最快的术式。⑤普理灵三合一无张力疝修补术（prolene hernia system，PHS）：该手术应用美国强生公司生产的定型产品。由三部分组成，一个“底层片”，应用腹膜前修补方法对耻骨肌孔行腹膜前修补；一个类似塞子的中间体，用来修补疝环；一个表层片修补腹股沟管后壁。

（2）腹腔镜腹股沟斜疝修补术：自 1982 年 Ger 首先报道应用腹腔镜技术为 1 例腹股沟斜疝患者成功地施行腹腔镜腹股沟斜疝修补术以来，该技术的临床应用报道逐渐增多，修补的方式出现了多样化，给腹股沟疝修补术带来了一新技术和展示了广阔的前景。常用的手术方式主要有以下几种。①疝囊颈夹闭术：Ger 为第 1 例患者施行的就是这一手术，接着，又以患先天性斜疝的 Beagle 狗为对象进行实验研究。经脐部腹腔镜观察孔窥视两侧腹股沟区疝孔。在腹股沟管外部用手指加压，有助于疝孔定位，如有疝内容，在外部用手法复位。证实疝囊空虚后，在同侧脐水平半月线处另穿刺切口，放入 12 mm 套针和套管，从中可以插入订合器。用钳子夹住疝孔的外侧端，依次每 5～6 mm 各安上一个夹子以闭合疝孔，直至靠近精索。②经腹腹膜前疝修补术：该术式的基础是 Stoppa 的开放式腹膜前修补术，手术经腹腔在腹腔镜下剪开缺损上方的腹膜，解剖腹膜前间隙，切除疝囊后，选择适当大小的补片覆盖在内环口和直疝三角区，然后钉合固定补片。此方法操作简便，恢复快，疼痛轻微，术中可同时检查和处理双侧疝或对侧亚临床疝，术后并发症发生率和复发率低，尤其适用于复杂疝和多次复发疝，能避免开放手术引起的副损伤，是目前使用最多的腹腔镜修补方法。并发症主要有疝囊积液、尿潴留、腹股沟部血肿和气肿、阴囊血肿等。③腹腔内铺网修补法：该方法不解剖腹膜前间隙，而是通过腹腔镜把疝内容物还纳后直接把聚丙烯补片覆盖在缺损的腹膜内面固定，此手术损伤小、操作简单，近期疗效满意，但由于补片与内脏直接接触，可造成与粘连有关的严重并发症，补片可引起肠粘连甚至肠瘘，此种手术方式一度被遗弃，但随着防粘连补片（e-PTFE）的问世现又推广开来。④完全腹膜外修补法：该术式的基础也是 Stoppa 腹膜前的补片修补，与经腹腹膜前修补法的主要区别是腹膜前间隙的分离完全在腹膜外进行且不进入腹腔，在腹膜外建立“气腹”，并完成腹膜前间隙的解剖操作，避免了腹腔内操作可能引起的各种并发症，同时还兼有腹膜前修补的优点，在临床上的应用正逐渐增加。但对有腹部手术史的患者和多次复发疝，由于解剖瘢痕和粘连容易造成损伤，选择完全腹膜外修补法时要特别慎重。

腹腔镜疝修补作为一种全新的术式逐渐在世界范围内开展，尤其近几年，随着微创手术经验的积累和技术的进步，加上手术本身术后不适少、疼痛轻、恢复快，可同时检查和治疗双侧腹股沟疝及股疝，对复发疝使用腔镜下疝修补可避免原入路引起的神经损伤和缺血性睾丸炎的发生，越来越多的患者和外科医师选择腹腔镜疝修补手术。

4. 特殊类型腹股沟斜疝处理

（1）嵌顿性和绞窄性疝的处理原则：腹股沟斜疝的内容物发生嵌顿较常见，疝内容物为肠管者，易发生肠坏死和腹膜炎而死亡。嵌顿疝诊断通常不困难。一般情况下嵌顿疝一经确诊即应急诊手术，解除嵌顿，以防肠坏死。仅在下列情况下，可先试行手法复位：①嵌顿时间在 3～4 小时以内，局部压痛不明显，也无腹部压痛或腹肌紧张等腹膜刺激征者。②年老体弱或伴有其他较严重疾病而估计肠袢尚未绞窄坏死者。复位在注射镇静剂后，采取头低脚高位，医师用手托起阴囊，将突出的疝块向外上方的腹股沟管作均匀缓慢、挤压式还纳。注意切忌粗暴，以免挤破肠管。回纳后，还继续观察 24～48 小时，注意有无腹痛、腹肌紧张、便血以及肠梗阻现象是否得到解除。

成人嵌顿、绞窄疝，术前应作适当术前准备，包括补液纠正水、电解质紊乱、置胃管胃肠减压和给予广谱抗生素。手术宜在全麻或硬膜外麻醉下进行，切口要能完全暴露疝块。术中应切开内环外侧，尽快解除疝内容物的嵌顿状态，但必须防止疝内容物还纳腹腔，同时连同其远近两端约 20 cm 的肠管牵出，一同观察其活力。若怀疑坏死时，可在肠管系膜根部注射适量 0.25％普鲁卡因，同时用温热盐水纱布热敷肠管，也可将肠管暂时还回腹腔，10～20 分钟后，再牵出腹腔仔细观察。如肠管颜色转为红色，肠蠕动及肠系膜内动脉搏动恢复，可送回腹腔。然后按一般易复性疝处理。经上述处理，肠管仍不能肯定有活力，则按肠管坏死处理。

如嵌顿的肠袢较多，应特别警惕逆行性嵌顿的可能。不仅要检查疝囊内肠袢的活力，还应检查位于腹腔内的中间肠袢是否坏死。切勿把活力可疑的肠管送回腹腔，以图侥幸。绞窄性疝，肠管已坏死、穿孔致疝囊积脓和疝被盖组织发生炎症时，应行局部切开引流。此时，勿切开嵌顿环，防止肠管回纳腹腔，引起腹膜炎。若局部引流后，肠梗阻并未解除，应作腹部探查，酌情施行肠切除吻合术，或施行病变肠管远近两侧正常组织肠管间侧侧吻合，待病情好转，再切除坏肠管。绞窄疝仅肠坏死者，可施行肠切除肠吻合术，但不宜作疝修补术，仅行疝囊高位结扎，因手术区污染严重，以免因感染致修补失败。此外，少数嵌顿性或绞窄性疝，因麻醉后疝环松弛，消毒时挤压局部，致肠管回缩入腹腔，手术切开疝囊无内容物。此时，必须仔细探查肠管或大网膜，必要时另作腹部切口，确定被嵌顿过肠管或大网膜是否坏死，而作相应处理。

（2）滑动性疝的处理原则：手术治疗是滑动性疝唯一的治疗方法，手术的目的在于将参与组成疝囊的器官与疝囊的其他部分分离，还纳至其正常位置。修补去除滑动器官后的腹膜裂口，使之形成完全由壁层腹膜组成的疝囊，并按腹股沟疝的要求高位结扎疝囊，缩小并加强内环，防止受累部分腹膜外的肠袢脱垂，用符合解剖生理要求的方式修补腹股沟部的腹壁缺损。滑动性疝术后复发率较高，主要原因是因内环过大，故在修补时应特别注意加强修补该弱点。常用于滑动性疝的修补手术式有以下几种。①一般性腹股沟疝修补术：适用于疝囊内滑疝。②腹膜外修补法（Bevan 法）：是滑动性疝修补术中最常用的一种，对一般病例较适合，但对巨大的滑动性疝因有较长一段肠曲受累，用本法修补后，可能引起肠袢的屈曲梗阻或影响血运。③腹腔内修补法（La Roque）：是滑动性疝修补术中比较理想的一种，适用于有较大疝囊的患者，尤其是左侧的滑动性疝，对于疝囊较小或根本没有疝囊的，亦行之有效。近年来，有报道经腹膜前入路髂耻束修补、Shouldice 和无张力疝修补术加强滑动性疝患者缺损的腹股沟管后壁等方法。

（3）复发性腹股沟斜疝的处理原则：腹股沟斜疝修补术后发生的疝称复发性腹股沟斜疝，应再次手术治疗。疝再次修补手术的基本要求如下。①由具有丰富经验的、能够做不同类型疝手术的医师施行。②所采用的手术步骤及修补方式只能根据每个病例术中所见来决定。③尽量应用无张力疝修补术。

第四节　老年腹股沟斜疝

老年人腹股沟斜疝属于后天获得性疝，是老年人的常见病之一。本病随年龄的增大而逐渐发展，少数斜疝发生嵌顿可引起急性肠梗阻，危害极大。有资料表明腹股沟疝嵌顿平均好发年龄为56 岁，腹股沟疝绞窄的病死率为 13%～17%。据美国健康中心资料，美国每年因疝手术住院患者约 68 万人，其中 1/3 是 65 岁以上的老年人。我国老龄人口众多，不但老年疝的发病率高过西方国家，而且传统疝修补术后造成的高复发率也很突出，我国老年人腹股沟疝中是以斜疝占绝大多数，因此，探索老年腹股沟斜疝的治疗是当今外科所关注的一个热点问题。

一、老年腹股沟斜疝的病因及病理特点

（一）腹壁强度明显减弱

虽然老年人的腹膜鞘突已经闭锁，但仍在腹膜口处遗留漏斗形缺陷或内环较大，而且腹股沟区无肌肉保护，且又有精索穿越通过，形成了一薄弱区。在正常情况下，腹内斜肌和腹横肌的游离缘对内环和腹股沟管都具有括约肌作用。当这些肌肉收缩时，其游离缘包括腹直肌都向腹股沟韧带靠拢，凹间韧带以及内环一

起被牵向外上方，从而使内环和腹股沟区间隙缩小，增强腹壁的抵抗力，阻止疝的形成。老年人由于衰老、组织发生退行性病变，使腹壁肌肉薄弱及腹横筋膜更脆弱，腹横肌腱膜弓和腹内斜肌难与腹股沟韧带靠拢，嵌闭机制失效，致使该区对腹内压力抵抗作用削弱。加之老年人群是较普遍存在使腹内压增高的疾病，当腹内压力骤增时，这些肌肉就失去防卫功能，内环松弛，腹内脏器乘机在内环处将腹膜向外推，形成腹股沟斜疝。

胶原蛋白作为腹横筋膜的主要成分，对维持腹横筋膜的抗张力强度起着决定性作用。已有研究证实，腹外疝患者的腹横筋膜弹力纤维断裂，胶原染色可见胶原结构稀疏、分离。由此可见，腹横筋膜抵御生理性或病理性腹内压升高的能力取决于所含胶原纤维的组成和其强度，而腹股沟区腹横筋膜胶原的含量随着年龄的增长而减少，两者呈明显负相关。随着年龄的增长，机体的代谢减慢，组织中的胶原因更新速率减慢而老化，易被破坏，致其含量减少。同时，成纤维细胞增殖受抑，数量也明显减少，这种退行性的组织改变，与血清中的蛋白酶和抗蛋白酶比率失衡及抗胰蛋白酶的缺乏有关。此外，老年人长期吸烟，烟草中的有害物质如自由基等进入血液循环，也扰乱了蛋白酶和抗蛋白酶系统，从而破坏了腹横筋膜的弹性蛋白和胶原，这些因素是老年人腹股沟斜疝发病率居高不下的重要原因。

（二）多并存腹内压升高的疾病

腹内压升高是各种疝的重要诱发因素，而且前列腺肥大、慢性便秘和慢性支气管炎等易造成长期腹内压增高的疾病在老年人群是较普遍存在的，长期的腹内压增高进一步促进了老年人腹股沟疝的发生、发展。

（三）发生绞窄疝的几率增加

老年人因韧带坚韧，血管硬化，嵌顿疝发生后发生绞窄疝的时间与低龄者相比时间提前，易发生肠坏死、中毒性休克。

二、老年腹股沟斜疝的临床特点

（一）临床症状多不明显

老年人腹股沟疝在无嵌顿的情况下临床症状多不明显，仅为腹股沟区的可复性肿块，部分患者有局部下坠及酸胀不适等轻微症状而不引起重视，所以该病病程多较长，达数年甚至数十年，还有的患者当发生了嵌顿，甚至出现肠梗阻、腹膜炎等情况才首次就诊。

（二）易发生嵌顿和绞窄

老年腹股沟斜疝因病程长、反复疝出，使疝囊颈长期受到摩擦，表面损伤，以致和疝内容物发生粘连而不能还纳，造成大的疝块定居于阴囊。由于疝囊颈是疝囊的最狭窄的部分，所以斜疝易发生嵌顿和绞窄。

（三）滑疝的发生率高

老年人腹股沟疝中滑疝发生率较其他年龄组为高，在临床上对老年男性、病史较长、巨大的阴囊型疝、常呈难复性表现但很少发生嵌顿者应怀疑有滑疝的可能。

（四）巨型斜疝的发生率高

老年人由于体力活动量相对较小，而且疝的病程相对较长，疝口和疝囊较大，常形成巨型斜疝，但是，一旦形成巨型斜疝，发生嵌顿的机会反较青壮年为少。

（五）多伴发其他疾病

除腹股沟斜疝一般所固有的体征外，老年人常伴有腹肌萎缩、腹壁张力降低、慢性肛肠疾病、前列腺肥大、慢性呼吸道疾病、心血管疾病等体征，应注意检查。

三、老年腹股沟斜疝的治疗特点

老年人腹股沟斜疝的治疗包括非手术治疗和手术修补两种方法。老年人腹股沟斜疝如不早行手术，则腹股沟的解剖结构日益趋向薄弱，腹股沟内外环将更加扩大，有关肌肉、腱膜和韧带更加萎缩退化，增加修补难度和影响疗效，而且常有可能发生嵌顿或绞窄，给患者带来极大危害。因此，绝大部分老年腹股沟斜疝应尽早手术治疗为宜，只有在手术有禁忌证、患者不愿手术或手术暂时不能施行时而应用疝带。

（一）非手术治疗

非手术治疗主要为佩带疝带，适用于年老体弱、生病不久或因身患其他重病不能施行手术者。佩带疝带时患者必须平卧，使疝内容物完全回纳后，再将大小形态适合的疝带压在疝环处，因此，疝带不适用于难复性疝。

（二）手术治疗

老年人腹股沟斜疝的手术原则大体上与年轻人相同，主要是高位结扎并切除疝囊，缝闭内环和修补薄弱的腹壁。老年人腹股沟斜疝的手术方式和评价，应充分考虑到其特殊的解剖病理变化和所伴有的全身性器官功能的疾病。手术前对老年患者的全身状况应作出正确评价，改善老年患者全身营养状况，提高其机体免疫抗病能力，并对可能增加手术危险而又可以治疗的内科疾病认真加以处理，同时要重视对慢性咳嗽、排尿困难、顽固性便秘、腹水等引起腹内压增高的一些老年性疾病的控制和治疗，以期减少手术危险性和术后并发症。对于有些高龄患者，疝内肠管可贮有粪便，有时出现肠梗阻症状，称之为疝贮便，可用按摩及灌肠法促进排便后，再考虑择期手术。目前，常见的术式包括以下几种。

1. 传统的腹股沟斜疝修补术

虽 Bassini 法、Mc Vay 法及 Halsted 法等均已经历了一百多年的历史，目前，在许多基层医院仍是最常用的手术治疗方式，而在一些大中医院和经济发达地区则基本被无张力疝修补术所取代。据统计，传统腹股沟斜疝修补术有 10％的复发率，究其原因主要是高张力的缝合、忽略和遗漏了与后壁关系密切的腹横筋膜的修补。自 20 世纪 80 年代以来，疝修补术逐渐集中到围绕腹横筋膜修补这一焦点上，摒弃了以往高张力缝合的疝修补，即转为流行的低张力 Shouldice 疝修补术，也就是把腹横筋膜自耻骨结节处向外上切开，直至内环，然后将切开的两叶予以重叠缝合。在 Shouldice 所在的医院中，复发率仅为 0.8%。但对于老年腹股沟斜疝患者，正如前述，腹横筋膜已明显退化，抗张力强度明显减弱，Shouldice 疝修补术用该层组织加强腹股沟管后壁，会使修补更显薄弱，易造成修补失败和复发，尤其是远期的复发。

2. 无张力疝修补术

此术士加强了腹横筋膜的强度，使腹股沟管后壁更加牢固，真正解决了疝发生的解剖学缺陷，此术式特别适用于老年患者。

（三）几种特殊老年人腹股沟斜疝的处理

1. 腹股沟滑动性疝

此病多见于病史较长的老年患者，大多下坠至阴囊，疝块巨大。由于滑动过程容易发生粘连，而通常成为难复性疝，其病理学特点是和疝囊相连的组织内含有供应脱出脏器的主要血管，损伤切断后可使其失去活力，手术时须予注意。老年人滑动性疝，如疝巨大，有较长一段肠袢受累，应采用腹腔内修补术，以免引起肠袢屈曲梗阻或影响其血运。

2. 腹股沟巨型疝

老年患者腹壁肌肉及其腱膜、韧带萎缩变性，张力减退，病程亦较长，内环明显扩大，有时可有大量的腹腔内容（如小肠、结肠等）脱至疝囊内，形成巨型疝。对于此种巨型疝的修补，有人主张采取整块修复的方法。即从阴囊中将整个疝囊游离以后，连同其中的疝内容物整块回纳入腹腔，并利用疝囊底部以修补内环部的腹膜缺损，而无须切除疝囊和分离粘连的疝内容物。因肠袢之间的粘连并不等于一定会发生梗阻，在患者术前无肠梗阻症状的情况下，勉强分离粘连往往徒劳无益，有时反而会引起大出血或损伤肠管等并发症，甚至术后有发生粘连性肠梗阻的危险。对于腹壁明显缺损者宜选用人工修补材料加强之，以 Stoppa 手术最为适宜。切忌在张力过大情况下强行同邻近组织拉拢缝合，否则势必导致腱膜、韧带等即时或日后撕裂，造成新的缺损而导致疝复发。应注意下列事项：①术前应嘱患者平卧一周时间，平卧时臀部抬高，有利于疝内容物全部或部分自行回纳，增加腹腔内容。②将整个疝囊连同疝内容物整块回纳入腹腔后，多余腹膜不必切除，可采用内翻折叠缝合。

3. 并存疝

老年人虽以腹股沟斜疝多见，但由于 Hesselbach 三角薄弱，直疝发生率相对较高，且有腹股沟直疝、斜疝并存的可能，文献报告并存率为 4％。为避免遗漏并存疝，横断疝囊后，应常规以示指自疝环伸入腹腔，以确定疝环与腹壁下动脉的关系，探触Hesselbach三角的强度，有无筋膜缺损及隐存的腹膜外突。如证实并存疝存在，则于还纳直疝疝囊后，可向内牵引进一步分离已横断的斜疝近侧囊，使两个疝囊合并成一个疝囊，再作高位结扎。

4. 复发性疝

复发性疝再手术时需特别强调以下几个问题：①常规疝囊高位结扎的处理方法是疝囊内荷包＋贯穿缝扎，但荷包不适用老年复发患者，因为老年复发疝的内环口大，荷包不易收紧，并容易撕裂腹膜。可采用重叠褥式缝合关闭疝囊颈，使疝囊大口变小口，最后贯穿缝扎＋结扎。②在已关闭疝囊的下方将腹内斜肌下缘与腹横筋膜缝合 2～3 针，加强内环口。③对腹股沟区组织缺损较重、修补确实困难者，应从生物力学和生理学的角度来解决外科问题，以选用无张力疝修补术为宜。

老年患者术后最需控制的是疼痛、心力衰竭及感染，尤其是肺部感染对老年患者术后威胁最大，这不仅易引起疝的复发，而且可导致死亡。预防重于治疗，故对老年患者术后应鼓励早期下床活动，或半坐体位，那种害怕术后疝复发而采取平卧体位的方法是不可取的。选择适宜的抗生素，加强深呼吸锻炼及拍背排痰，适当保暖等，可协助老年患者安全度过手术期。

第五节　腹股沟直疝

自直疝三角区（Hesselbach 三角）突出的疝称腹股沟直疝(direct inguinal hernia)，发生率约占腹股沟疝的 6%，好发于中老年人和体弱者，与直疝三角区的肌肉和筋膜发育不全、肌肉萎缩退化以及腹内压力升高等诸多因素有关。

一、病因和发病机制

直疝与腹股沟斜疝一样，都发生于腹股沟区域，两者的发生、发展在解剖生理学上有着密切关系。目前认为解剖缺陷、自身嵌闭机制障碍以及组织胶原结构的改变都是腹股沟疝发病的可能原因。另外还与年龄的增长，缺少运动，肥胖，多次妊娠，长期卧床致使体重丢失、健康水平下降，以及使用过低和过长的横切口或行腹部“美容手术”切口，从而切断了腹横肌腱膜弓的下缘纤维和腹股沟区的感觉或运动神经导致肌肉萎缩等因素有关。

（一）解剖因素

腹股沟区存在供睾丸、精索通过的腹股沟管，其后方有供下肢血管通过的血管腔隙和股鞘，腹股沟韧带内侧的上方和后方形成腹壁的薄弱区域，并具备如下特征：腹外斜肌层为腱膜性结构，浅环处甚至缺乏腱膜；腹内斜肌和腹横肌的弓状下缘与腹股沟韧带内侧半之间存在容纳精索（子宫圆韧带）及其内层、中层被膜的间隙，因而缺乏防护，若是两肌下缘不能达到精索和精索被膜的上缘，则薄弱更加明显。Anson 认为，两肌发育良好可阻止直疝者仅 26%，62%两肌之一发育不良或达不到精索上缘，12%则两者均不能提供支持；腹内斜肌附着点高，收缩时未能关闭间隙者，达 36.8%，这可能是直疝形成的直接原因；腹内斜肌和腹横肌下缘的内侧份发育程度多变，如果左、右侧两肌下缘都终止在腹直肌前方，腹直肌外侧的直疝三角仅由腹横筋膜保护；腹横肌腱膜和腹横筋膜虽附于耻骨梳韧带成为腹股沟管后壁，腹横筋膜在腹股沟区也可增厚，但是这些结构在强度上都不如肌肉和腱膜，腹横筋膜层且构成腹股沟管深环；深环前方尚有腹内斜肌防护，浅环的后方则全属腱膜或筋膜性成分，防护上显得更薄弱。

（二）后天性因素

腹壁强度同作用于腹壁的压力的对比，才是能否出现疝的基本因素，较弱的腹壁阻止不了疝的形成，除了腹部结构因素，还同营养状态、体力劳动、妊娠、快速减肥、甚至遗传等有关。

1. 腹内压增高

任何引起腹腔内压力增加的疾病均有可能诱发腹股沟直疝，这包括肥胖、慢性支气管炎、前列腺肥大、便秘、腹水、妊娠等。

2. 腹部创伤

腹壁直接的外伤和疝的发生有关，这可能是由于外伤可削弱腹壁结构的强度，虽然动物实验并不完全支持这一点，但是腹部创伤可使疝加重。

3. 年龄

腹股沟疝的发生和年龄有绝对关系，这可能是由于随着年龄的增加，某些引起腹内压增高的疾病发生率也增加，腹部脂肪组织减少、腹壁胶原组织代谢紊乱、腹股沟区各种正常组织结构变薄等也可促进腹股沟疝的发生、发展。

4. 腹股沟管壁肌肉防卫功能减弱或丧失

腹股沟区的解剖缺陷可由腹内斜肌和腹横肌收缩产生防卫作用进行弥补，首先是括约肌作用，即在腹壁运动或腹压增高时，腹内斜肌和腹横肌收缩将凹间韧带拉紧向外上提起，扣紧内环抵抗增高的腹内压。其次是嵌闭功能，正常情况下，腹内斜肌和腹横肌在腹股沟管上形成凸向上方的弓状缘，与相对应的腹股沟韧带间存在 0.5～2.0 cm 的距离，肌肉收缩弓状缘向腹股沟韧带侧拉平，并向髂耻束和腹股沟韧带靠拢，嵌闭间隙，增强腹股沟管后壁，弥补腹横筋膜的薄弱之处。上述功能对防止腹股沟疝发生有重要作用，如果凹间韧带、髂耻束松弛，腹内斜肌和腹横肌发育不良没有构成完整的弓状缘，以及各种原因所致的肌肉萎缩、收缩力降低都可造成括约和嵌闭作用削弱或丧失。

二、临床表现

（一）症状及体征

腹股沟直疝极少发生在女性和儿童。直疝发生时大多数没有自觉症状，无疼痛或其他不适。其主要表现为在腹胀沟外环部位有一个不大的圆形（半球形）肿块，位于耻骨结节外上方，患者直立时出现，平卧时，由于疝囊颈宽大，多能自行回纳腹腔而消失，一般不需施行手法复位，极少发生嵌顿。罕见肿块坠入阴囊，如果部分膀胱壁构成滑动性疝的一部分，则可出现膀胱刺激症状。

待疝块回复后，用手指自外环插入腹股沟管内，常可扪及后壁有较大的缺损。嘱患者咳嗽，有膨胀性冲击感。压住内环，肿块仍能脱出。

（二）影像学检查

腹股沟疝的诊断和鉴别诊断主要根据临床表现和体格检查，在某些特殊情况才进行影像学检查。

1. 消化道造影或钡灌肠

此检查可发现腹股沟区肠袢影，特别是滑疝。

2. 静脉肾盂造影和膀胱造影

此检查可观察疝是否累及泌尿生殖系统，如滑疝和膀胱的关系。

3. 疝造影术

1967 年 Ducharme 将造影剂注入腹腔，观察腹膜有无突出存在，又称为腹膜造影术，有助于发现某些腹股沟区微小和初发的疝或某些罕见疝，如会阴疝、闭孔疝等，尤其是疑有腹股沟疝修补术后复发时，可采取该方法加以证实。

4. CT

CT 可观察疝的部位、形态、疝囊大小以及内容物，当膀胱充以造影剂时，可观察滑动性疝是否累及膀胱。

5. 超声检查

该方法对疝的诊断比较理想，可发现微小疝，特别是肥胖患者，能够清楚显示腹股沟疝的形态、周围毗邻关系、疝囊和疝内容物大小等，尤其是患者取某些体位或作深呼吸时可动态观察，能够和腹股沟淋巴结肿大、鞘膜积液、脂肪瘤、血肿等鉴别。

6. 腹腔镜

近年来腹腔镜既可用于腹股沟疝的诊断，也可用于治疗，效果满意。

三、诊断及鉴别诊断

（一）诊断

腹股沟直疝以临床表现为主要诊断依据，患者在耻骨结节的外上方出现一可复性半球形肿块，不坠入阴囊。站立时肿块出现，平卧时可自行消失。压住内环，肿块仍能脱出，则应考虑为本病。

（二）鉴别诊断

1. 半月线疝

位置较低的半月线疝，容易和腹股沟直疝相混淆，鉴别的要点是腹股沟直疝经直疝三角突出，其位置相对半月线疝较低，而半月线疝通过腹横筋膜弓突出。

2. 膀胱上外疝

下腹部腹直肌外缘出现一半球状包块，站立时出现，卧位消失，常伴有不同程度疼痛，但极少发生嵌顿。本病表现与腹股沟直疝酷似，部分患者甚至同时合并有腹股沟直疝，应注意与之鉴别。

3. 腹股沟斜疝

腹股沟斜疝和直疝的鉴别诊断（表 4-1）。

表 4-1　腹股沟斜疝和直疝的鉴别诊断

	斜疝	直疝
发生率	94%	6%
好发年龄	儿童及青壮年	老年
突出路径	经腹股沟管突出	经 Hesselbach 三角突出
疝块外形	椭圆形或梨形，基底细	半球形，基底宽

续表

	斜疝	直疝
疝内客物还纳后压迫内环	疝块不突出	疝块仍突出
疝囊和精索的关系	精索在疝囊后方	精索在疝囊前外侧
疝囊颈和强壁下动脉的关系	疝囊颈在其外删	疝囊颈在其内恻
嵌顿情况	易嵌顿	不易嵌顿

四、治疗

直疝治疗原则同斜疝，现代疝手术的要求是修补手术后疼痛轻、康复时间短、复发率低、并发症少，预防在已修补的原发疝区域下的腹股沟底部再形成疝。Bassini、Mc Vay、Halsted 和 Shouldice 手术已为大家所熟悉，根据手术者的经验、病情及其疝的分型而选择其一，但需注意减张，根据中华医学会外科学会疝和腹壁外科学组《腹股沟疝、股疝和腹壁切口疝手术治疗方案（草案）》建议如下。

（一）Ⅰ型

疝囊高位结扎和内环修补手术；也可采用平片无张力疝修补手术（Lichten stein 手术）。

（二）Ⅱ型

疝环充填式无张力疝修补手术；平片无张力疝修补术；如果缺乏人工修补材料时也可用 Bassini，Mc Vay，Halsted 和 Shouldice 手术，尽可能加用组织减张步骤。

（三）Ⅲ型

疝环充填式无张力疝修补手术；平片无张力疝修补术；巨大补片加强内脏囊手术（Stoppa 手术）；无人工修补材料时可考虑使用自身材料并注意减张。

（四）Ⅳ型

疝环充填式无张力疝修补手术；巨大补片加强内脏囊手术。

第六节　股　疝

股疝（femoral hernia）是指经股环、股管并自卵圆窝突出的疝，多为后天获得性，先天性股疝极其罕见。其发病与股环较宽、妊娠、肥胖、结缔组织退变、腹内压升高等因素有关，以中年以上妇女多见，约占腹外疝的 5%。据 Ponka（1980 年）统计，约 60%的股疝发生于右侧，20%为双侧。从理论上讲，其发病机制简单，诊断和治疗不困难，但在临床中误诊误治的情况屡见不鲜。据国内外学者报告，40%～60%的股疝患者在就诊时已发生嵌顿和绞窄，而在一些肥胖患者被漏诊或误诊为 Rosenmüller 淋巴结肿大（炎症）者亦非少见。究其原因，可能和股疝较少见、医师对其临床特点认识不足有关。

一、股鞘、股管和股环的局部解剖

股鞘是腹内筋膜向股部延伸形成的盲囊状结构，包裹股血管的起始段，盲囊的前半部即股鞘前壁，由腹横筋膜经腹股沟韧带后缘向下延续形成，盲囊的后半部是股鞘后壁，源于髂筋膜。股鞘一般高 3～4 cm，其内腔为两片前后位的结缔组织隔纵向分成三格，外侧格容纳股动脉和生殖股神经股支，中间格容纳股静脉，内侧格即股管（图 4-11）。

股管为一锥形盲管，位于耻骨结节外侧方 2～3 cm 处，其上端是耻骨梳韧带，下端在腹股沟韧带下方 1.5 cm 处，长约 1～3 cm（平均 2 cm），内有少量疏松结缔组织、淋巴管和 1～2 枚腹股沟深淋巴结填充。股管后邻耻骨肌及其筋膜，前方为阔筋膜、筛筋膜和隐静脉裂孔上缘，其上端内侧和陷窝韧带相连。

股环是股管的上口，口径变化较大，前后径 0.9～1.9 cm，横径 0.8～2.7 cm。股环的前界是腹股沟韧带，后界是耻骨肌和耻骨梳韧带，外侧界是分隔股鞘中间格与内侧格的纤维性间隔和股静脉，内侧界通常认为是陷窝韧带（图 4-12）。由于女性骨盆较宽，韧带、肌肉、血管等较男性为细，故股环明显大于男性，被认为是股疝女性好发的原因之一。

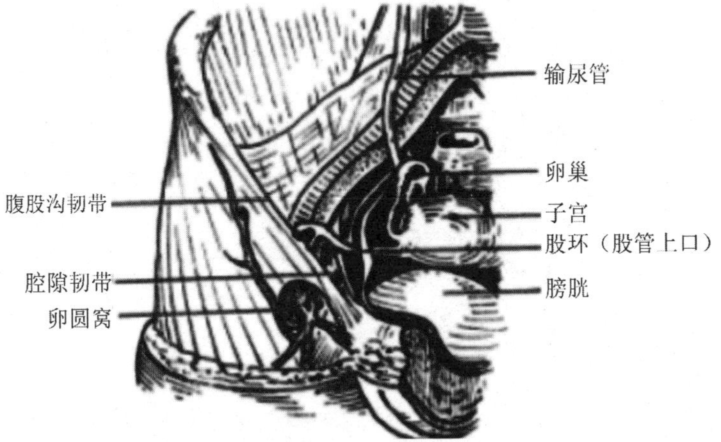

（1）

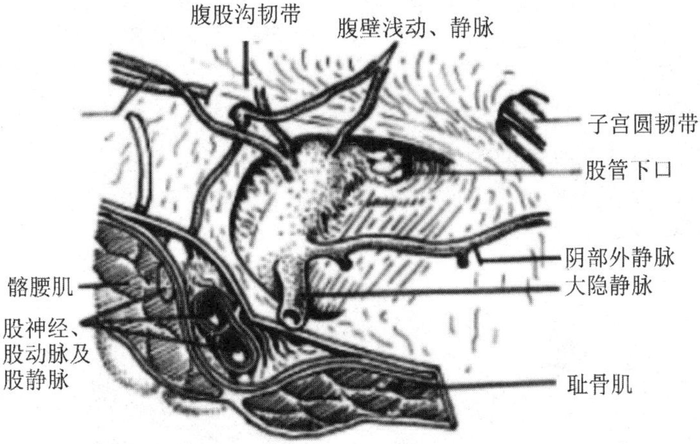

（2）

图 4-11　股管解剖

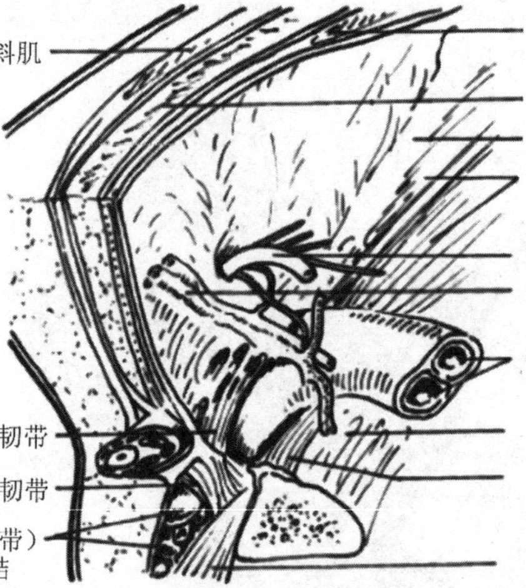

图 4-12　股环解剖

正常情况下，闭孔动脉起于髂内动脉，穿过闭孔管至股部，其间分出耻骨支，和同侧的腹壁下动脉耻骨支吻合。有些个体此吻合支很粗大，而正常的闭孔动脉则很细小或不存在，此粗大的吻合支即为异常闭孔动脉。腹壁下动脉在股环的上外侧通过，异常闭孔动脉在股环内侧缘通过（图 4-13），往往和疝囊关系密切，手术中应倍加注意，避免为了解除肠绞窄而盲目切开陷窝韧带而损伤异常闭孔动脉导致严重出血。

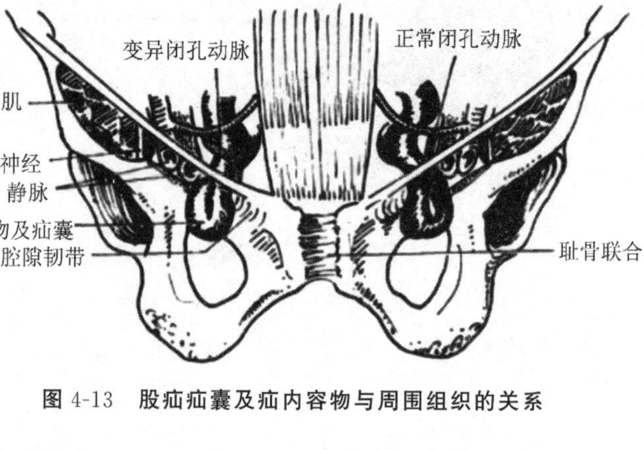

图 4-13　股疝疝囊及疝内容物与周围组织的关系

二、病因及病理

股疝的发生女性高于男性，尤其以中、老年妇女多见，这和女性正常的生理和解剖学基础密切相关。由于股环口仅覆以疏松结缔组织，且股管有相当一部分前壁见于隐静脉裂孔内，其浅层结构为筛筋膜，无肌性防护；腹股沟镰止点窄，远离耻骨梳韧带；女性股环相对较大等因素是股疝产生的主要原因之一。另外，髂外静脉粗细的变化，对股环开口也可产生直接影响，特别是妊娠中晚期子宫压迫导致髂外静脉和股静脉回流障碍引起的血管增粗，分娩后血管压迫的解除、口径变细，必将明显影响股环及其邻近间隙的大小。妊娠可造成腹肌的伸展、韧带的松弛，由于股环处特殊的解剖学特点，使得这些结构更加薄弱，任何引起腹内压增加的因素如腹胀、便秘、气管炎、肝硬化腹水等疾病，以及年龄的增长、慢性消耗性疾病、肌肉的萎缩或退行性变等均可诱发股疝。

此外，股疝的发病可能与腹股沟疝修补手术有关，据 Glassow（1970 年）报告，25%以上的股疝患者有腹股沟疝修补手术史。因为传统腹股沟疝手术采用腹股沟韧带修补，该韧带被牵拉上提，其张力性缝合修补造成股环口开大，为疝的突出打开了方便之门。

在股疝发生发展的过程中，往往是腹膜外脂肪先行突出，发挥“开路者”的作用，随后腹膜突出，继之肠管或大网膜疝出形成股疝。股疝发展的方向是疝囊先向下，至隐静脉裂孔上缘处转向前，并在股根部隆起。疝囊的被覆结构包括：皮肤、浅筋膜、筛筋膜、股鞘前壁和腹膜外组织。与腹股沟区其他疝不同，股环的防护因素甚少，除了附着至耻骨梳韧带的腹股沟镰可成为保护结构外，腹横筋膜对它也缺乏保护，这是因为腹横筋膜已向下参与构成股鞘的缘故，一旦股疝推开了腹股沟镰进入股管，疝囊颈将嵌入由陷窝韧带、腹股沟韧带、耻骨梳韧带和股鞘纤维隔所围成的环口（疝环）中。上述结构坚韧、缺乏伸缩性，因而容易引起嵌顿绞窄性股疝。

依据疝囊的位置，股疝分为 6 种类型［图 4-14（1）～

(2)]：①典型股疝。②血管前疝。③外股疝。④耻骨梳韧带股疝。⑤耻骨疝。⑥血管后疝。

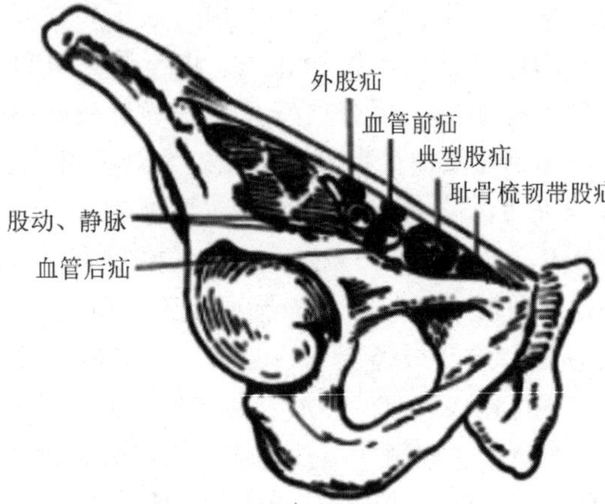

(1)

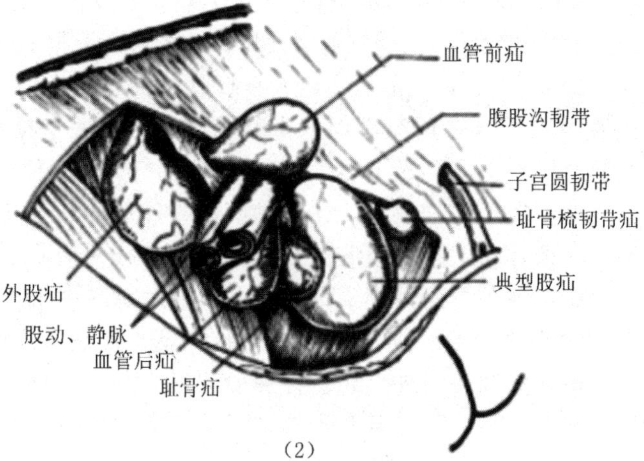

(2)

图 4-14 股疝疝出位置及类型

三、临床表现

(一) 症状

平时无症状，多偶然发现。由于股管狭小，加上疝囊外常伴有较多的脂肪组织，如果疝块不痛，极易被患者忽略，仅有少数患者能表述腹股沟区肿块，甚至一些绞窄性股疝的患者，也常常没有及时发现腹股沟区肿块。易复性股疝症状较轻微，患者站立、咳嗽、用力等引起腹内压增加时，可发现大腿根部出现半球形肿块，若股疝较大时肿块可转向上行，基底部可延伸到腹股沟区，患者往往伴有腹股沟区坠胀不适，特别是肥胖妇女很容易被忽略。平卧时疝块通常不能自行还纳，需沿其突出途径进行逆行复位还纳，即先将疝内容物自腹股沟处向下推至卵圆窝处，然后由前向后推入股管内，最后向上经股环还纳入腹腔。个别患者由于疝囊前脂肪和股管内脂肪组织的肥厚，即便疝内容物还纳入腹，局部仍遗留肿块。若疝内容物为大网膜等组织，经常发作容易和疝囊发生粘连，肿块不易完全消失，而形成难复性股疝。

由于特殊的解剖学结构，股疝易发生嵌顿，发生率可达60%，患者可出现局部疼痛加剧，伴有不同程度肠梗阻表现。值得注意的是，某些患者可以肠梗阻作为临床首发症状，而股疝嵌顿的局部表现不明显，尤其是反应迟钝的老年人，应仔细询问病史，避免漏诊和误诊。

（二）体征

股疝多无典型腹外疝的特点，即有疝块、膨胀性咳嗽冲击试验阳性、疝块可以回纳消失等。疝块一般如拇指大小，位于腹股沟韧带下方，由于股管狭小，疝囊外常有较多的脂肪组织，如果股疝疝块不大，很易被忽略。股疝也可能扪不到疝块，这种情况多见于Richter's疝。在肿块的上方或内侧才能触清耻骨结节，借此可与腹股沟疝区别，后者只能在疝块的外下方触及耻骨结节，但疝块大者亦可突出至腹股沟韧带前方。股疝块咳嗽冲击感不明显，手法不易完全回纳。股疝的疝内容物以大网膜及肠侧壁多见，往往和疝囊粘连，不易回纳，在腹股沟区形成一恒定的肿物，随病情发展肿物可逐渐增大，类似脂肪瘤、肿大的淋巴结或大隐静脉曲张结节样膨大等。但肿块基底固定，不如肿大淋巴结、脂肪瘤活动度大。

股疝嵌顿后，如果发生绞窄，疝内容物坏死，则出现化脓性淋巴结炎或其他脓肿样改变，一旦切开，则造成肠瘘等严重并发症。除了局部表现外，患者可出现程度不一的肠梗阻体征，甚至因卵圆窝肿块不明显而局部疼痛又被肠梗阻的症状和体征掩盖，而被误诊为原因不明的急性肠梗阻，施行剖腹手术。如果嵌顿性股疝发生肠绞窄时，患者可出现腹膜炎体征，以患侧腹部明显，疝块肿胀、触痛、无法还纳，甚至皮肤红肿，有软组织感染表现。嵌顿的肠管是否发生坏死与嵌顿的时间、疝口松紧、肠管血运障碍的程度等因素有关。对于诱因不明的肠梗阻患者，除了腹部查体外，也不能遗忘仔细检查腹股沟区，注意有无腹股沟疝的嵌顿，也要特别注意有无股疝的嵌顿。

四、诊断与鉴别诊断

（一）诊断

可复性股疝的症状很轻微，患者往往有局部胀痛或不适，尤其是肥胖妇女容易被忽略。临床查体可在腹股沟韧带下方、卵圆窝处发现半球形肿块。当股疝的内容物仅为大网膜，患者可以不出现肠梗阻症状。另外有些股疝患者，疝内容物虽然还纳，但肿块不能完全消失，这是因为腹膜前脂肪也随同疝囊一块突出，而形成脂肪瘤样肿块。股疝一旦发生嵌顿，除了局部疼痛外，主要表现是急性肠梗阻症状，有时因为卵圆窝处肿块不明显而局部疼痛又被肠梗阻的全身症状所掩盖而被误诊为原因不明的急性肠梗阻，施行了一般的剖腹手术，因此在诊断肠梗阻时，应该常规检查腹股沟区，特别是卵圆窝，尤其是老年妇女。

凡是出现在卵圆窝附近的肿块以及主诉腹股沟区疼痛，特别是中年女性，都应考虑股疝而进一步行 X 线检查、B 超等检查。只要想到本病，结合病史、体征及 X 线检查、B 超等检查一般不会漏诊或误诊。

为防止漏诊或误诊，应注意以下几点：①部分患者初期仅表现为腹股沟区肿块，疝块较小时，没有明显的症状，容易与腹股沟疝、腹股沟淋巴结炎或腹股沟囊肿相混淆。一些老年患者反应迟钝，往往合并多种慢性疾病，出现新症状时常不能引起注意，以及某些心理或社会因素，往往不能及早就医，甚至在就医时叙述病史不准确，且体征常不明显，易给人以假象。因此，应耐心细致的询问病史，全面、系统的进行体格检查，避免误诊。②因股环狭小，嵌顿的部分肠壁较小，在体检时大腿根部可能扪不到包块，但只要仔细检查患侧股根部往往有压痛，且较对侧饱满。③股疝在疾病初期常常表现为不完全性肠梗阻，中晚期因绞窄坏死而出现完全性肠梗阻、腹膜炎，应在详细询问病史、系统全面检查的基础上，结合X线、B超或CT等检查，深究肠梗阻产生的原因。④加深对本病认识，提高对本病警惕性，掌握本病与相关疾病的诊断与鉴别诊断。分析病史思路要宽，对临床症状不典型的病例应进一步检查，特别是肥胖的经产妇女，凡诊断为腹股沟疝者，或有急性腹痛及肠梗阻、腹膜炎体征时，都应检查卵圆窝部，以排除股疝的存在。

（二）鉴别诊断

应与下列疾病进行鉴别诊断。

1. 腹股沟疝

腹股沟疝的疝块出现在腹股沟韧带上方，在耻骨结节的外上，股疝的肿块则是在腹股沟韧带的下方，即使疝块出卵圆窝以后折转向上，其根蒂总是在腹股沟韧带之下，而且是在耻骨结节的外下方。腹股沟斜疝与精索紧密相邻，而股疝则反之。在腹股沟疝突出时，检查皮下环有疝块存在，而股疝突出时，皮下环空虚。以示指插入皮下环中，让患者咳嗽，腹股沟疝可有冲击感，股疝则无。患者平卧后使疝块还纳，腹股沟斜疝压迫腹环能阻止疝的出现，而股疝压迫腹环，不能阻止疝块突出。股疝主要发生于中年妇女也可作为鉴别的参考。

2. 腹股沟淋巴结肿大

腹股沟淋巴结肿大，特别是腹股沟浅淋巴结的下组和腹股沟深组淋巴结肿大时易与股疝相混淆，但股疝形圆，深部有蒂柄；而淋巴结肿大则呈椭圆形，无蒂，往往有下肢、肛周感染性病灶，患者可出现淋巴结炎等表现，应用抗生素治疗后肿块变小、症状减轻。同时腹股沟淋巴结不能还纳。另外腹股沟淋巴结肿大可作为某些全身性淋巴结肿大的局部表现，或某些恶性肿瘤的区域淋巴结肿大，应加以鉴别。

3. 卵圆窝区脂肪瘤

脂肪瘤和股疝不同，无根蒂，不能还纳，捏紧肿块的基底部，脂肪瘤的分叶感特别明显。应当特别注意的是某些患者临床表现完全符合脂肪瘤，甚至手术探查肿块的外观和脂肪瘤相似，也不要随便排除股疝的存在，因为该脂肪块有可能是股疝突出时，将腹膜前脂肪带出所造成，应进一步寻找疝囊，避免漏诊。

4. 大隐静脉曲张

大隐静脉曲张往往和疝块较小的股疝容易混淆，大隐静脉的肿块较表浅，局部皮肤可透见蓝色，压缩时无咕噜声，下肢内侧有曲张静脉团。个别病史长的患者，在内踝上方常有色素沉着、脱屑、慢性溃疡等。压迫曲张静脉结节的上方，结节增大，而压迫其下方结节缩小。静脉曲张患者取站立位，轻叩卵圆窝处肿块，有波动沿曲张静脉传导，若患者取平卧位稍抬高下肢，卵圆窝肿块可消失；而股疝患者平卧后，肿块消失缓慢，有时需要压迫方能还纳，个别肿块压迫也不能完全消失。

5. 闭孔疝

患者如果出现大腿内侧疼痛，应和闭孔疝进行鉴别，但闭孔疝发病率低于股疝，根据 Howship-Romberg 氏征，通过直肠指诊或盆腔检查，在直肠或阴道侧壁的前方如果触及索条状肿块，有助于诊断。

6. 腰大肌寒性脓肿

腰椎结核形成的寒性脓肿常沿髂腰肌向下扩展出现于大腿根部内侧，有明显的波动感。应进一步询问有无低热、盗汗、食欲不振等病史，必要时行 CT、腰椎平片等检查。

五、治疗

股疝易嵌顿、绞窄，一经发现应及时手术治疗，手术目的是封闭股管以阻断内脏向股管坠入的通路。手术方式可采用腹股沟途径、经股部途径和腹膜前途径进行修补。

（罗辉年）

第五章　脐　疝

自脐环突出的疝称为脐疝，临床上可分为婴儿型和成人型脐疝，婴儿脐疝以1岁以下婴儿多见，发病与人种有关，黑色人种的婴儿40%～90%有脐疝，明显高于其他人种，原因不清。低体重儿发生率高达75%。Beckwith-Wiedemann综合征、Down综合征以及腹水等患者容易发生脐疝。成人脐疝发生率明显低于婴儿，以35～50岁的妇女多见，男女比例为1∶3。脐疝的发生与脐环闭锁不全或脐组织薄弱以及妊娠、腹水、啼哭等致使腹内压增高的因素有关。

第一节　病因及病理

婴儿型脐疝多在脐带残端脱落后数天或数周内出现。原因是腹壁筋膜在脐带血管穿过处未融合，脐瘢痕同脐环的附着软弱，腹内压增高。婴儿啼哭或咳嗽时腹部膨大，白线被过度牵伸，使未闭合的脐环裂隙更为加宽，致使腹腔内脏经此疝出。婴儿型脐疝多发生于脐环上缘，呈圆形，一般较小，婴儿啼哭或咳嗽时明显，但通常无症状，也不增大，能自行痊愈，绞窄罕见。

成人型脐疝是脐环关闭后，瘢痕组织在腹内压增加和腹腔脏器顶推下逐渐膨出而形成的疝，是后天性脐疝，以中、老年女性多见，自脐环上缘疝出者最常见。诱因为腹壁过度牵张、腹内压力增高，如妊娠、难产、腹水、肥胖等。其疝囊壁薄，疝囊的被覆层也薄，疝内容物似在皮下，如果疝内容物为肠管时，可见到肠蠕动。后天性脐疝的特点是不能自愈，且不断增大，易发生绞窄或嵌顿；另一特点是疝内容物易和脐瘢痕皮肤粘连，通常不能还纳，须手术治疗。

出生时脐带被结扎后，脐带所包含的血管不再有血液流通，6～10 天后脐带与脐孔分离、脱落，遗留的脐带残端干结成一小的脐痂，它迅速愈合并很快被上皮所覆盖。愈合中，脐血管和脐尿管都纤维化，而且被牵向脐环缘。由于脐环的上半部仅有脐静脉通过，因此，附着于脐环上半部的瘢痕，不如由左、右脐动脉和脐尿管闭锁形成并连至脐环下半部的瘢痕致密坚实，脐疝多自脐环上半部出现的原因即在于此。

新生儿常有轻度脐疝，其中多数很快因脐环关闭而不复存在，有些则至一岁时才逐渐消失。脐环的关闭，很可能是腹部扁肌腱膜纤维交叉编织所产生的关闭作用的结果。

第二节　临床表现及治疗

一、临床表现

患者多无不适，主要表现为脐部可复性肿块，多在婴儿啼哭或成年人站立、咳嗽时出现，平卧时消失。成人脐疝较小，易发生嵌顿、绞窄。查体可见脐部有一半球形肿块，柔软，有咳嗽冲击感，巨大脐疝可向下悬垂，肿块回纳可触及脐部缺损及圆形疝环。

二、治疗

（一）非手术治疗

正常情况下，脐环在出生后 18 个月内继续缩窄，脐疝有自愈可能，且绝大多数在 2 岁以内自愈。因此治疗婴幼儿脐疝，可暂不手术，先采取局部压迫包扎治疗。疝还纳后可用小纱布垫或用纱布包裹一枚大于脐环的硬币或衣扣，压迫疝环，用宽胶布或绷带扎紧固定。但胶布有时可能刺激皮肤出现水泡，应注意观察、小心护理。

（二）手术治疗

1. 手术适应证

（1）2 岁以上、脐环直径大于 1.5～2 cm 的幼儿脐疝。

（2）成人脐疝。

（3）脐疝发生嵌顿需急症手术。

2. 手术方法

切除疝囊，横形缝合或重叠缝合腹直肌前鞘，关闭脐环。对成人脐疝，可将脐部皮肤与疝囊一并切除。切断疝囊时，注意分离与疝囊颈部粘连的肠管，避免损伤。

（李　龙）

第六章　白线疝

白线疝是指发生于腹壁中线（即腹白线）的腹外疝，是一较少见的腹壁疝。脐上白线疝又称上腹部疝，脐下白线疝又称下腹部疝，临床上统称为白线疝。脐上白线疝远较脐下常见，且绝大多数发生于脐与剑突之间（尤其两者中点者居多）。国外文献报告白线疝约占所有腹外疝的 0.4%～3%，多见于 20～40 岁之间的男性患者，男女之比约为 5∶1。早在 1285 年 Arnauld de Villeneure 最先注意到有此疝，直到 1743 年 Garangeat 才给予描述，并认为本病可引起消化道症状。1802 年 Maunoir 首先报告手术修补白线疝并获得成功。本病常伴有腹内脏器疾病和其他部位的腹外疝，Hoffman 报告 76 例中，24 例同时并存腹内脏器疾病。有学者于 1985 年报道在刚果工作期间收治 54 例白线疝，占同期各种腹外疝的 9.5%，发病率高于其他地区；其中，脐上白线疝 53 例，脐下仅 1 例；男女发病率无太大差异，男女相比为 5∶4；32 例同时伴有其他部位的腹外疝，其中伴发腹股沟疝 17 例、脐疝 7 例、腰疝 5 例、股疝 3 例，1 例同时存在 2 处白线疝，他认为可能与刚果人的先天性“疝素质”有关。

第一节　病因及发病机制

白线疝发生的病因及发病机制与腹白线的解剖特点和腹内压增高关系密切。

腹白线位于剑突和耻骨联合之间，是腹前外侧壁三层扁肌（腹外斜肌、腹内斜肌、腹横肌）的腱膜纤维在左、右侧腹直肌之间相互穿插、交错编织形成的腱性条带，上宽下窄，脐上白线宽达 1.25～2.5 cm，脐下狭窄而坚厚，宽度多数仅 0.1 cm。白线疝绝大多数发生于脐上，极少见于脐下可能与此有重要关系（图 6-1）。腹白线的内、外表面具有不同的结构特征，在外表面，交叉的腹膜纤维粗细均匀，交织紧密，除供细小血管、神经支穿出的小孔以外，罕见大的孔隙。而内表面腱膜纤维束粗细不均，常形成粗束或板状，而且走向不甚规则，交叉纤维间有神经、血管支贯穿其中的孔、陷窝或裂隙，使白线内层存在缺陷，这类缺陷是腹白线的薄弱部。若腹内压增加，腹膜外脂肪及腹膜在腹压的推动下进入较大的缺陷处，即形成白线疝。Rizk 认为，所有腹前外侧壁肌的腹膜纤维都斜向交叉在腹白线形成小的“菱形间隙”，此间隙可扩大为疝环。

脐下 4 cm 处、半环线边缘是白线上的一个弱点，脐下白线疝多发生于此。

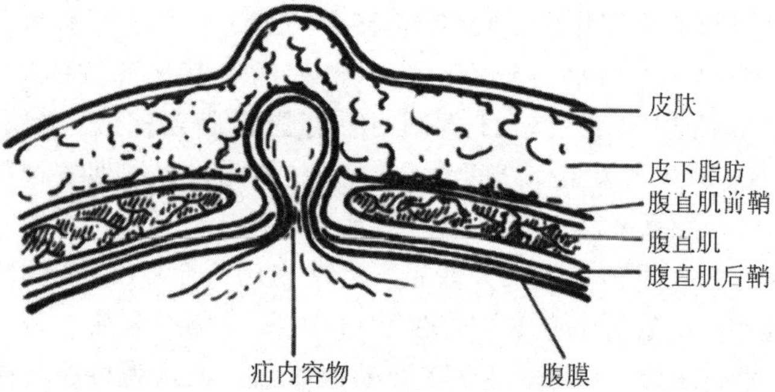

图 6-1　白线疝

第二节　病理特点及分型

白线疝的病理进程分两个阶段，其病理特点不尽相同。第一阶段：腹上部白线深面的镰状韧带、肝圆韧带及其周围的脂肪组织，首先从白线缺损处（疝环）突出，无腹膜突出，故无疝囊、无内脏脱出，仅有腹膜外脂肪由疝环突出。第二阶段：随着腹膜外脂肪突出使白线上的孔隙逐渐扩大，在腹内压的作用下突出腹膜外的脂肪又把覆盖镰状韧带的腹膜牵出而形成疝囊，内脏（主要是大网膜）逐渐脱出，因而此阶段的白线疝既有疝囊、也有内脏脱出。由疝环突出的内容物包括疝囊外突出的腹膜外脂肪和疝囊内脱出的内脏。大网膜突入疝囊可能与疝囊发生粘连，但很少发生嵌顿。

临床上通常将白线疝分为无疝囊型和有疝囊型两种类型，实际上是本病发生发展的两个病理阶段，而且大多数白线疝停留在前一阶段，即无疝囊型；仅少数发展成为有疝囊型的白线疝。

第三节　临床表现

一、症状

（一）腹痛

白线疝患者最常见的症状为上腹部疼痛。多数患者仅表现为上腹局限性隐痛，而少数表现为较严重的深部疼痛。腹痛的发生机制主要是疝块压迫通过白线的肋间神经纤维导致局限性疼痛，大网膜、肝圆韧带受到牵扯引起深部疼痛。腹痛可放射到下胸部及背部。疼痛程度与体位、进食及重体力劳动有关，体位改变、尤其是平卧时疼痛常减轻或消失，而进食后或重体力劳动后可加重。腹痛的严重程度与疝的大小不成正比，往往疝很小而临床症状很重。

（二）恶心、呕吐

少数白线疝患者除腹痛外，可伴有恶心、呕吐等消化道症状。发生机制为：①脱出大网膜和肝圆韧带牵拉可引起深部疼痛，并引起反射性恶心、呕吐等消化道症状。②大网膜和肝圆韧带的牵扯可导致幽门痉挛，进而出现恶心、呕吐等消化道症状。

二、体征

（一）腹壁肿块

腹壁肿块是白线疝的主要体征。由于白线疝绝大多数发生于脐与剑突之间，因此疝块多位于脐上剑突与脐之间的白线上，可偏于中线一侧，站立或饭后疝块更为明显。疝块直径一般在2～4 cm左右，有学者报道疝块最大者直径达15 cm，少数患者疝块很小，只是皮下一个柔软的圆形突起，不易察觉，肥胖患者则更难发现。当疝内容物回纳后可触及白线处有筋膜性疝环孔的边缘。

（二）Litten征阳性

体格检查时将手指放在患者怀疑疝的部位，嘱其在立位时用力咳嗽，往往在咳嗽的同时，手指可感到有碎裂声，即为Litten征阳性。

（三）诱发疼痛

用拇指和示指夹住肿块向外牵拉，常因牵扯了肝圆韧带、腹膜或大网膜而诱发患者腹部疼痛，有学者认为这是白线疝的一个特异性临床体征。

第四节　诊断与鉴别诊断

一、诊断

（一）病史

一般无特殊症状，患者自述腹部疼痛，尤其用力时疼痛出现或加重，或腹部中线可复性肿块史。较小的白线疝往往疼痛明显，且易嵌顿。

（二）体征

腹部中线（白线）处皮下可触及疝块，疝内容物回纳后可触到白线处有筋膜性疝环孔的边缘，Litten征阳性和用拇指和示指夹住肿块向外牵拉诱发疼痛等。脐上白线疝的诊断一般不难做出。对腹壁突出疝块小而又肥胖患者要仔细检查以免漏诊。

（三）B超检查

有助于白线疝的诊断及鉴别疝内容物的性质。

二、鉴别诊断

但对于表现为上腹部深处疼痛、且伴有恶心和呕吐等消化道症状者，须与上消化道疾病相鉴别。有学者报告曾有一些白线疝患者被误诊为慢性胆囊炎、慢性胰腺炎、慢性胃炎、胃或十二指肠溃疡等疾病，而长期就诊于内科。由于本病常伴有腹内脏器疾病和其他部位的腹外疝，而且白线处疼痛也经常在其他上腹疾病中发现，故在做出白线疝诊断以前，应想到有同时存在内脏器质性病变和其他部位的腹外疝的可能。因此，必须详细询问病史、全面查体，以免误诊或漏诊。

此外，经产女性患者的脐下白线疝应与产后腹直肌分离所致的内脏膨出相区别。

第五节　治　疗

无症状的白线疝，因其虽可继续增大但发生嵌顿的机会不大，可以不予治疗。对于有明显临床症状而无特殊手术禁忌者，则应施行手术治疗为宜。不同病理类型可选择不同手术方法治疗。①无疝囊型白线疝：高位结扎切断突出脂肪组织，使脂肪回缩至白线后方，再修补疝环。②有疝囊型白线疝：切开疝囊，还纳疝内容物，如果疝块较大可以切除多余的疝囊以及与其粘连的大网膜，高位结扎疝囊后修补疝环。③白线孔隙的修补：修补孔隙时，采用横行缝合白线为宜，以防止由于肌肉侧方牵拉而撕裂。孔隙小者，用丝线间断缝合即可，孔隙大者，则需重叠缝合，将孔隙分上下两叶，彼此重叠 1～2 cm，用丝线间断褥式缝合。

（李　龙）

第七章　半月线疝

半月线疝是指自腹部腹直肌外侧缘半月线处突出的疝。其发病年龄多在 50 岁左右，左、右之比约为 1∶1.6。易发生嵌顿或绞窄，据统计发生率可达 21%。

第一节　解剖及发病机制

半月线也称 Spigelian 筋膜，由腹外斜肌、腹内斜肌、腹横肌腱膜组成，该筋膜的“范围”是指腹外斜肌、腹内斜肌和腹横肌与腹直肌外侧缘之间的区域，是腹壁的又一薄弱区域。Spigelian 筋膜略呈弧形，从耻骨结节延伸到第 8、9 肋的肋软骨，标志是腹直肌鞘的外侧缘。当腹横肌腱膜断裂，或腹内斜肌腱膜和腹横肌腱膜断裂，或三者均断裂，则导致半月线部缺损，在腹内压增高的情况下，腹膜外脂肪或内脏通过半月线的缺损处突出而形成疝，腹内斜肌腱膜或腹外斜肌腱膜有时可保持完整，与皮下组织、皮肤一起形成疝的被盖（图 7-1）。半月线疝是一种腹壁间疝，疝囊多在腹外斜肌腱膜的下面和腹横筋膜的前面。疝囊的前面常有一团脂肪覆盖，囊内可以不含任何内容物，也可含有大网膜和肠袢。

半月线疝多发生于腹壁下血管以上、脐水平上下，尤其是半月线与半环线交叉处（脐与耻骨联合的中点水平）多见（图 7-2）。半月线疝一般较小，因而发生嵌顿或绞窄的机会较多。

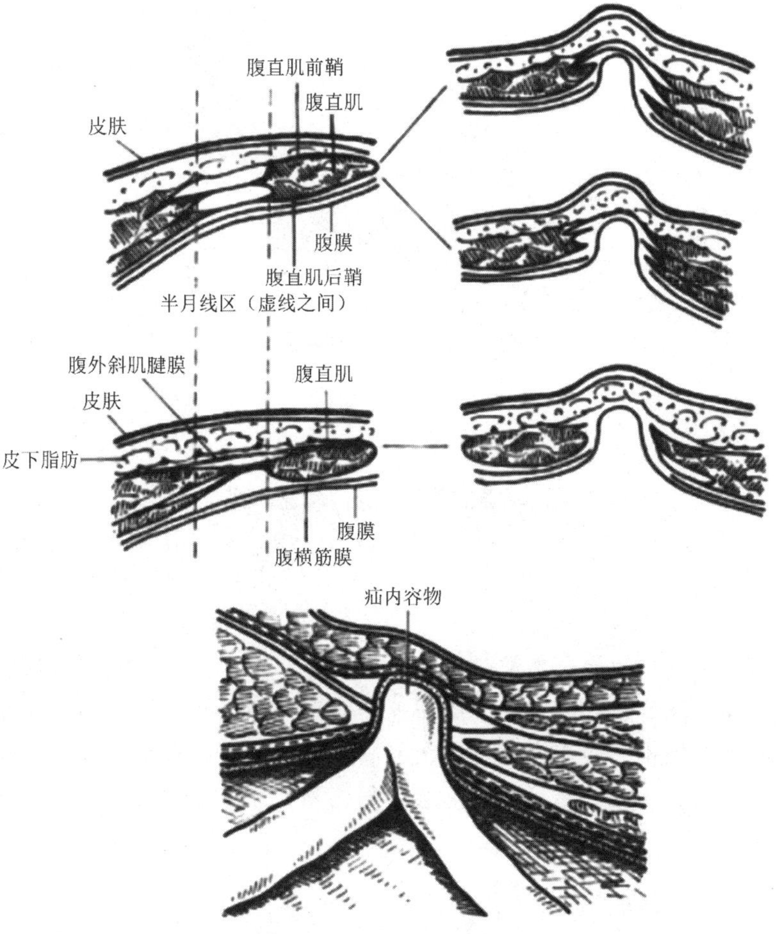

图 7-1　半月线疝的发生机制

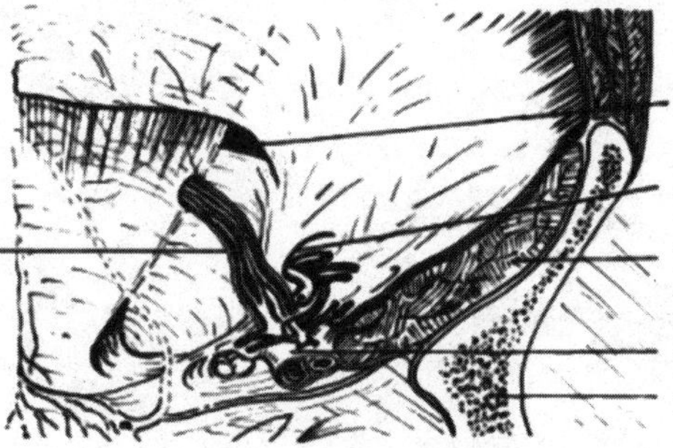

图 7-2 半月线疝的好发部位

第二节 临床表现

一、症状

最常见的症状是定位于疝区的疼痛，而且常因腹内压增加而加重。随着病程的推移，疼痛逐渐变得迟钝以及弥散，使诊断变得更为困难。如疝内容物为大网膜和肠袢时，可有深部疼痛。一旦发生嵌顿或绞窄后，疼痛会变得剧烈，并有恶心、呕吐等消化道症状。

二、体征

腹壁包块是主要体征。因半月线疝是一腹壁间疝，疝囊多在腹外斜肌腱膜的下面，其疝块形状多数扁平、不明显，小的半月线疝在体检时也不易发现，但在其疝孔处多有压痛。对于疝块较小或已还纳难以触及者，可嘱其站立位、用力增加腹压，可发现疝块脱出；然后在膨隆突起部位按压，疝块可伴随着一声咕噜声而消失，并能触摸到疝环孔边缘。

第三节　诊断及鉴别诊断

如果患者疝区的疼痛、腹壁包块能被证实，尤其按压疝块能还纳、并能触及疝环孔边缘，而且增加腹内压的手法可使疝区疼痛加重时，则诊断几乎没有什么困难。但由于缺损可能位于完整的腹外斜肌腱膜之下，疝块形状多数扁平、不易触摸到，或者包块位于距半月线有一定距离的部位，因而诊断常常比较困难。尽管单纯的疝孔处压痛并不足以做出诊断，但可提示其脱出部位（疝环或缺损所在位置），或多或少有助于诊断。B 超和 CT 扫描可能有助于明确诊断。

位置较低的半月线疝，容易和腹股沟直疝相混淆，鉴别的要点是腹股沟直疝经直疝三角突出，其位置相对半月线疝较低，而半月线疝通过腹横筋膜弓突出。

第四节　治　疗

半月线疝发生嵌顿和绞窄的几率较高，因此，本病一旦确诊，只要患者无手术禁忌证，就应予以手术治疗。一般行横切口，按腹外斜肌腱膜纤维方向分开，识别疝囊后予以分离、切开、结扎，腹横筋膜的缺损通常用丝线横行重叠褥式缝合。半月线疝比较容易通过一期腱膜关闭而治愈。

（李　龙）

第八章 腰 疝

腰疝是指由经腹壁或后腹膜在第 12 肋及髂嵴之间突出的疝。据文献记载，本病由 Barbette 于 1672 年首先报道，1728 年 Budgen 首次报告了先天性腰疝，Garangeot 在 1731 年尸检时发现第一例因腰疝嵌顿的患者，而第一例腰疝修补手术是在 1750 年由一名叫 Ravanton 医师完成的。1783 年 Petit 详细描述了下腰三角的解剖界限并报道了一例腰疝嵌顿患者，因此下腰三角又被命名为 Petit 三角。在 1866 年之前，外科医师认为所有的腰疝均由下腰三角疝出，直到 Grynfeltt 提出了上腰三角（Grynfeltt 三角）的存在后，有关由上腰三角疝出的疝才逐渐被临床医师所认识。腰疝疝囊位于腰区的肌肉之间，可发生在上腰三角或下腰三角，临床较为罕见。有学者综合国内外文献报告的 400 余例腰疝病例，其中男性占 65％，女性占 35％，以老年人发病为多。

第一节 病因及发病机制

引起腰疝的发病因素有先天性因素和后天性因素两类。据统计，约 19％的腰疝为先天性因素所致；后天性因素中非外伤性因素约占 55％，另外 26％为创伤性和手术源性造成，因为腰部的创伤或局部切口愈合不良造成腰三角区更加薄弱。非外伤性因素主要是慢性咳嗽、长期便秘、排尿不畅等各种原因使腹内压增高，或患脊髓灰质炎后肌肉萎缩及肥胖性肌肉萎缩。具体如下文所述。

一、局部薄弱

腰部的薄弱处主要在下腰三角间隙和上腰三角间隙（图 8-1），腹腔内脏可由这两个腰三角间隙脱出形成腰疝（图 8-2）。上腰三角较为恒定而且大于下腰三角，故腰疝在上腰三角多见，腰疝的疝内容物多为小肠和结肠。

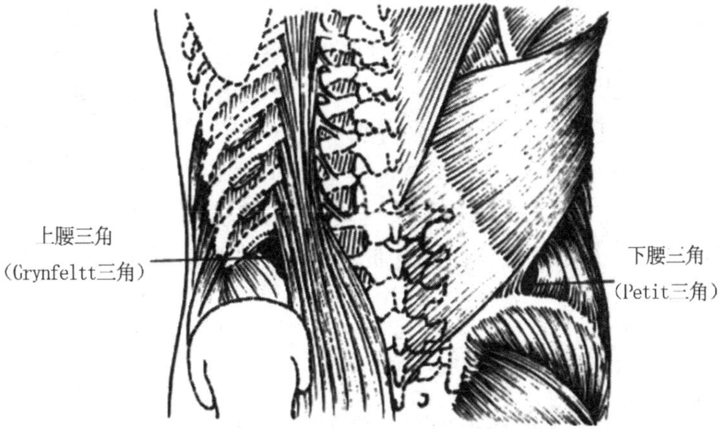

图 8-1　上腰三角间隙和下腰三角间隙

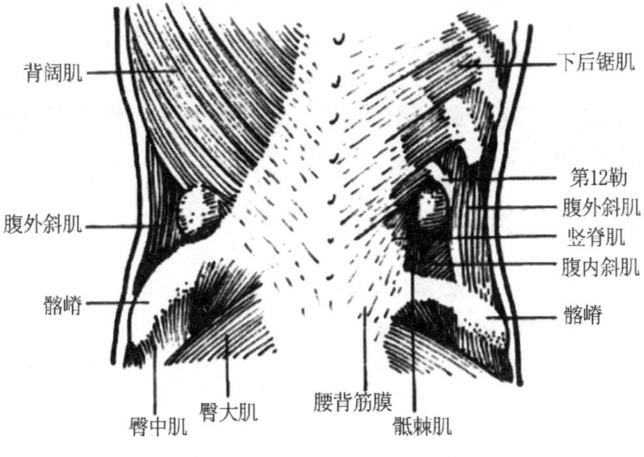

图 8-2　腰　疝

（一）下腰三角（Petit 氏三角）

下腰三角位于腰部下方，其下界为髂嵴，外界为腹外斜肌后缘，内界为背阔肌的前缘（图 8-1，8-2）。三角的底面为腹内斜肌，表面有浅筋膜。此三角因缺少足够的肌肉层次，而成为腹后壁的一个薄弱区。

（二）上腰三角（Grynfeltt-Lesshaft 氏三角）

上腰三角位于第 12 肋与竖脊肌的夹角内，在下腰三角的上前方。其内界为竖脊肌外缘，上界为三角的底边，由第 12 肋和下后锯肌的下缘组成，外界为腹内斜肌后缘（图 8-1，8-2）。三角的底面为腹横肌起始部的腱膜，其前方有肋下神经，髂腹下神经和髂腹股沟神经跨过，顶为背阔肌。此三角的最大弱点是在上部，即第 12 肋的下方。该处只有腹横筋膜而没有背阔肌的覆盖。有时上腰三角为四边形。

二、损伤加重局部薄弱

创伤性和手术源性损伤，如腰部的创伤或肾切除的腰部切口愈合不良，均可造成腰三角的局部薄弱区更加薄弱。如有诱因，易发生本病。

三、腰部肌肉萎缩

如脊髓灰质炎后遗症引起的腰部肌肉萎缩，或肥胖性肌肉萎缩，均可致使局部薄弱的腰三角区更加薄弱。

四、腹内压增高

慢性咳嗽、长期便秘、排尿不畅等各种原因，均可使腹内压增高，如患者存有以上因素，可诱发本病。

第二节　临床表现及诊断

一、临床表现

大多数腰疝患者没有特殊的症状，仅于腰部见一缓慢增大的肿块，肿块质地软而且易于还纳，站立时肿块明显，俯卧位时消失。巨大腰疝可有牵拉不适和消化不良症状。腰疝的疝囊颈较宽大，较少发生疝内容物的嵌顿、绞窄，其发生率约占全部腰疝的10%。疝内容物一旦嵌顿、绞窄，则腰部肿块不能还纳，并且出现局部疼痛和肠梗阻等临床表现。

二、诊断

（一）病史

主要表现为腰部可复性包块，先天性腰疝在婴儿出生时即被母亲或医师发现。成人腰疝，随时间延长进行性增大，可有剧烈咳嗽、创伤、肾切除手术等病史。一般无特殊症状，较少嵌顿。

（二）体征

腰部扪及可复性肿块，并有咳嗽冲击感。

（三）X线检查

腰疝患者的侧位X线胃肠钡剂造影，可见小肠或结肠进入腰部肿块内，是具有特殊意义的辅助检查手段。

第三节　治　疗

一、非手术治疗

没有明显临床症状的较小腰疝以及有明显手术禁忌者，可暂用弹性绷带紧束支托，以防止其进一步增大。

二、手术治疗

为腰疝的基本治疗手段，尤其对大而有症状腰疝更需进行手术修补。

手术原则为还纳内容物，大的疝囊予以切除，较小的疝囊可以单纯将其推进囊口内，关闭腹横筋膜的缺损，再将腹壁的缺陷加以修补。较小的腹壁缺陷可以将周围肌肉筋膜直接缝合，大的缺陷则要求利用肌肉带蒂或游离阔筋膜、腰筋膜、臀筋膜转移修补，或使用人造合成材料加强修补。1997 年 Heniford 报告应用腹腔镜经腹膜后间隙修补腰疝，方法是建立腹膜后间隙后，置入聚丙烯或聚四氟乙烯补片固定于髂嵴与第 12 肋之间，并取得了较好的疗效。

（陈　刚）

第九章 手术后腹外疝

第一节 切口疝

切口疝是指腹腔内脏器或组织自腹部壁切口突出的疝。是剖腹手术的并发症，多数发生于切口裂开、感染、二期愈合的切口，少数发生于没有切口裂开病史而出现在手术后较长时间之后。发病率通常为2%～10%，感染切口发病率可达10%，腹部切口裂开再缝合者，可增至30%。

一、病因及发病机制

切口疝是手术切口深处的筋膜层裂开或未愈合所致，可视为迟发的切口裂开或表面愈合的深部切口裂开。由于切口表面的皮肤和皮下脂肪层已愈合，筋膜层裂开，在腹腔内压力的作用下，内脏或组织向外疝出，其疝囊可能是已经愈合的腹膜，也可能是腹膜裂开后逐渐爬行所形成。切口疝的病因与发病机制与切口裂开相同。

（一）全身因素

1. 年龄因素

切口疝容易发生在老年患者，很少发生在青壮年患者。老年人血清中蛋白酶与抗蛋白酶比率失衡和α_1-抗胰蛋白酶缺乏等因素，组织发生退行性变；尤其长期吸烟的老年人，烟碱中的氧化物、氧自由基不仅可以引起肺气肿，而且进一步加速、加重全身筋膜、腱膜组织退变。退行性变组织中胶原和羟脯氨酸的含量明显降低、氧化酶的活性低下，导致脯氨酸不能羟化成羟脯氨酸，招致腹壁肌肉、腱膜和结缔组织薄弱，愈合能力和抵抗腹内压力的能力低下。此外，老年人肥胖、营养不良和腹内压力过高等因素的综合作用也是切口疝发病率高的重要原因和诱发因素。老年人引起腹内压力增高的疾病很多，如慢性咳嗽、顽固性便秘、前列腺肥大和腹内巨大肿瘤等，突发性腹内压力增高如猛烈咳嗽、屏气用力排便等均可致使切口裂开或部分裂开，或导致切口疝的形成或加重切口疝的病情。肥胖不但影响切口的愈合，有时可造成腹内压力增高，也是切口疝的发生因素之一。

2. 腹壁强度

腹壁薄弱的患者相对容易发生切口疝。切口裂开后二次缝合时，可发现缝合线没有断裂或开结，而是筋膜、腱膜被缝合线切割断。切口裂开和切口疝发生的原因实际上是切口筋膜层不愈合或愈合延迟，缝线将筋膜、腱膜切割断所致。缝线对筋膜、腱膜的切割力就如同肛瘘的挂线疗法中挂线对组织的切割力，如果不能达到边切割边愈合的效果，切割完毕，由于组织未愈合，而发生切口裂开或切口疝。而筋膜、腱膜过于薄弱是其容易被切割的原因。有些筋膜薄弱的切口，缝合时缝针略微用力便可将筋膜切割，这种切口若不减张缝合，在术后持续的腹内压力下，必然切口裂开或形成切口疝。肥胖患者更易发生切口疝，也与其肌肉欠发达、筋膜薄弱有关。

3. 营养状况

营养不良，如贫血、低蛋白血症、维生素 C 缺乏等可导致切口水肿、缺氧、前胶原合成不足，使切口或筋膜不愈合而造成切口裂开或切口疝。

4. 腹内原发病

大量临床观察发现腹内原发病与切口的愈合及切口疝发生关系密切。尤以年迈的胃肠道恶性肿瘤发生率较多，因癌肿直接影响消化吸收，晚期发生出血、梗阻、腹水时对全身状况、局部愈合能力影响更大，尤其腹水外溢可直接妨碍切口愈合。腹内化脓性疾病手术后本病的发生率亦较高，如急性阑尾炎和结肠手术后切口裂开、切口疝的发生率则较高，其原因即在于腹壁切口内有细菌繁殖，导致切口感染，影响愈合。

5. 合并症或并发症

糖尿病因可导致切口愈合延迟、并且切口相对容易感染而具有潜在的切口疝的可能。凝血机制障碍、呼吸衰竭、肝脏功能障碍、黄疸和尿毒症的患者，可因其组织再生能力弱、切口愈合不良而导致切口疝。慢性阻塞性肺病或肺部感染导致的术后腹压增高也可能是切口疝诱因。

6. 其他

长期肾上腺皮质激素、免疫抑制剂、抗凝药物的应用，可使切口愈合不良导致切口疝的发生。

(二) 局部因素

1. 切口因素

横切口一般不易发生切口疝，而纵切口多见，而且切口的部位与切口疝的发生关系密切。有学者认为，下腹部切口因腹直肌后鞘不完整、承受腹内压力相对较高等因素，发生切口疝的几率更高。Welsh（1966 年）统计 500 例切口疝，其中：下腹切口疝占 76%（包括麦氏切口 21%），上腹切口疝 15%，其他 9%；国内学者（2001 年）报告 72 例切口疝中，86.11%发生于前腹壁纵切口，25%发生于右下旁正中切口，23.61%发生于右上腹直肌切口。Singleton 统计 3147 例横切口中 29 例（0.92%）发生切口疝，6 000 例纵切口中 131 例（2.2%）发生切口疝。由于腹壁各层肌肉（除腹直肌肌纤维为纵行走向）、腱膜和筋膜的纤维以及神经均为横形走向，纵切口不仅切断上述各层组织，而且切断了切口附近血管和神经，导致因神经和血供因素使腹壁肌肉萎缩、腹壁变得薄弱而且影响愈合。此外，缝合后的纵切口始终承受着横向牵引的张力。如果腹壁薄弱、腹内压力高，容易发生切口裂开或切口疝。正中切口和旁正中切口，因不损害肋间神经而发生切口疝者较少。有人认为上腹正中切口由于缺乏坚强的腹肌保护和正中线血供较差而发生切口疝的可能性较旁正中切口多。作者认为，腹白线相当坚韧，只要缝合时保持合适的跨度，缝合后不易被切割而裂开；旁正中切口可由于腹直肌前、后鞘的薄弱而被切割裂开，较之更易形成切口疝。

2. 切口感染和经切口引流

切口感染是切口疝发生的主要原因之一。感染后切口二期愈合，瘢痕组织多，腹壁可有不同程度的缺损，切口部位腹壁强度明显降低。据统计，切口感染后切口疝的发生率是一期愈合切口的5～10倍。Mc Burnry切口的阑尾炎手术后的切口疝几乎均为感染所致。预防切口感染是降低切口疝发生率的重要的措施。

另外，经切口放置引流管，可使局部愈合受到影响、增加切口感染的机会、拔除引流管后局部留下薄弱点，易成为切口疝形成的因素。

3. 操作技术

无菌技术不严格、操作粗暴组织损伤多、止血不彻底引起血肿、缝合技术不佳均可导致切口感染裂开和切口疝的发生。我们发现，低年资医师缝合的腹壁切口发生切口裂开或切口疝者相对较多；究其原因，缝合技术因素也是切口疝发生的原因之一。切口缝合时，腹壁各层应对合严密，针距不可过疏或过密，进针点与出针点不宜距筋膜缘（边距）太近。如缝线过细而易于断裂。缝合过松，腹膜缝合过于稀疏时，大网膜易由线脚之间突出进而影响其愈合，日后可招致小肠等内脏随之疝出。从物理学角度看，切口张力相同的情况下，缝合针数越少，单针缝线承受的张力越大，越容易切割筋膜。进针点与出针点离切缘也不可太近，因靠近切缘的筋膜组织手术后发生胶原分解、弱化，而抗拉力强度减弱，而且太近时缝线切割筋膜的余地也越小，易切割断筋膜。若腹壁各层对合不严密，局部则形成死腔，易致切口感染或裂开。缝合过密可影响切口局部血运，进而影响愈合。

4. 麻醉效果

腹部手术以硬膜外麻醉者，由于麻醉效果欠佳，关闭腹壁切口时强行拉拢缝合易致腹膜等组织撕裂较严重，是切口裂开或切口疝的原因之一。

5. 腹内压力

手术后出现肺部感染或合并慢性阻塞性肺病导致的咳嗽、肠梗阻、大量腹水或排尿、排便困难，均使腹内压力增高，也可使切口内层撕裂而发生切口疝。

二、病理生理

腹壁切口疝疝环一般较大，发生嵌顿和绞窄的机会甚少。早期疝囊多不完整，随着时间的延长，腹膜可爬行而形成完整的疝囊，疝内容物一般为肠管和（或）大网膜，常因粘连而形成难复性疝。也有腹膜愈合而筋膜裂开，腹膜膨出形成疝囊者。

切口疝无自愈可能，对全身状况鲜有影响。如不及时治疗，多数患者随着病程的增长而逐渐增大，切口周围肌肉、腱膜、筋膜等组织则日趋薄弱，疝环增大，腹腔内脏器越来越多地突出在腹腔外的疝囊中，逐渐发展为巨大的切口疝，使得真正的腹腔容积渐渐减少，疝囊成为容纳部分腹腔脏器的“第二腹腔”或“腹外腹”。此种情况，如不充分准备即行张力修补术，可能对呼吸循环系统产生影响，特别是有心肺合并症的老年患者。腹内压升高是切口疝发生的原因之一，切口疝出现后，腹内压降低。一旦张力修补后，腹内压升高甚至较原来更高，使膈肌上抬，导致通气受限；同时，下腔静脉受压，回流受阻，甚至导致腹腔间隙综合征和深静脉血栓形成。

三、临床表现

腹壁切口疝的主要症状是腹壁切口处有肿物出现（图 9-1）。肿物通常在站立或用力时明显，平卧时缩小或消失。多数患者无特殊不适，部分患者可有腹部牵拉感，可伴食欲缺乏、恶心、腹部隐痛等，部分患者也可因此有焦虑感。多数切口疝内容物可与腹膜外腹壁组织粘连而成为难复性疝，有时可有不完全性肠梗阻的表现。少数疝环小的患者，可发生嵌顿。

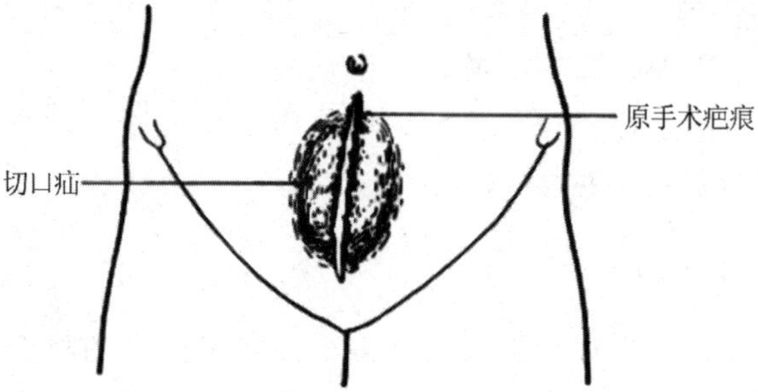

图 9-1　**切口疝**

查体时可见切口瘢痕处肿物，多数与切口相等，也有部分区域形成切口疝而较小者。疝内容可达皮下，皮下脂肪层菲薄者，可见到肠型或蠕动波。肿物复位后，可触到腹肌裂开所形成的疝环边界。根据疝环大小，腹壁切口疝一般可分为：①巨型：直径＞10 cm。②中型：直径 5～10 cm。③小型：直径＜5 cm。

另外还有两种特殊类型切口疝：腹腔镜术后戳孔疝和腹部暂时关闭术形成的切口疝。后者见于腹腔间隙综合征的病例，如肠外瘘后切口裂开的患者，由于不能及时二期缝合，皮肤爬行覆盖肠管切口自行愈合。

腹壁切口疝的诊断一般不须特殊的检查。有时术前需要评估原发病的情况时，影像学可看到疝内容物，特别时 CT，可以清楚地见到腹前壁连续性中断，疝内容物外突。

四、治疗

腹壁切口疝应以手术治疗为主，只有在不能耐受或拒绝手术者和没必要手术者可采取非手术疗法，另外，手术治疗前的阶段也属于非手术疗法。非手术疗法主要包括：保护切口疝、防止疝内容物损伤，局部使用弹力绷带、腹带或腹围包扎，处理咳嗽、便秘等全身情况。

癌症晚期、合并内外科急危重症，是手术治疗的禁忌证。腹内压力增高并非手术治疗的绝对禁忌证，因为应用人工材料的无张力修补技术，可不增加术后的腹腔压力，而预防术后的切口裂开或切口疝复发。

（一）术前准备

1. 改善全身状况、治疗合并症

手术前加强营养支持、纠正贫血和低蛋白血症、补充维生素 C 及维生素 K 等，积极治疗糖尿病、凝血机制障碍、呼吸功能障碍、肝脏功能障碍、肾脏功能障碍等影响组织愈合的合并症或并发症，改善患者一般状况。

2. 治疗引起腹压增高的疾病

积极治疗肺部感染或合并慢性阻塞性肺病、大量腹水便秘或排尿困难等使腹内压力增高的疾病。吸烟患者劝其戒烟，前列腺肥大患者应用 α-受体阻滞剂解除排尿困难，慢性支气管炎急性发作者应用止咳、平喘、抗感染治疗，便秘者服用缓泻药以保持大便软化通畅等。

3. 术前应用抗生素

腹壁切口疝术前是否常规预防性使用抗生素目前仍有争议。Platt 等曾报告切口疝修补术患者，围手术期应用抗生素与否，切口感染率无统计学差异；White 等认为常规预防性使用抗生素，并不能减少切口的感染率；而 Abramos 等报告的结果则相反。作者认为，切口疝手术虽为无菌手术，抗生素的应用仍是十分必要的。因为原有切口可能有固有菌定居，且局部瘢痕组织血运较差，有潜在感染的因素；特别是植入人工材料者，一旦感染，将前功尽弃。

4. 人工气腹

巨大腹壁切口疝的患者，疝内容物复位后，可引起腹内压升高，甚至腹腔间隙综合征。早在 40 年代，Mereno 首先应用人工气腹进行术前准备。人工气腹具有以下特点：①增加腹部肌肉的顺应性、松解腹腔粘连的作用，缩短手术时间。②减少患者术后不适和腹内压升高等并发症。③降低术后复发率，组织学研究表明，气腹可使腹部已退变的肌肉伸长、复原和恢复原有功能。适应于预见修补术困难较大的病例和存在“腹外腹”的患者。

建立气腹的方法：局麻下用 Veress 气腹针穿入腹腔，向腹腔缓慢注入空气，每次 1.5L，2～3 次/周，共 2～3 周。

（二）手术的时机和原则

切口疝形成后，局部组织有一个再塑型过程，这一过程约需 6 个月。为预防术后复发，腹壁切口疝的手术时间一般在疝发生后 6 个月。另外，第二次手术时间离第一次手术时间越近，由于炎性粘连的原因，容易损伤肠管。我们曾收治的一例肠外瘘患者，结肠癌术后 1 个月发生切口疝，术后 2 个月施行切口疝修补术，因局部结构不清、肠管炎性粘连，以致损伤小肠，修补术后出现肠外瘘、切口裂开。

腹壁切口疝的手术原则包括：①切除切口瘢痕。②显露疝环后，沿其边缘清楚地解剖出腹壁各层组织。③回纳疝内容物后，在无张力或低张力的条件下修复各层腹壁组织。

（三）常用切口疝修补方法

修复方法包括：①直接缝合。②自体组织移植。③合成材料修补。④腹腔镜修补。

1. 直接缝合

对于疝环直径≤5 cm 的较小或筋膜结实的切口疝，可直接缝合。首先解剖缺损边缘，清楚瘢痕组织，筋膜对筋膜逐层缝合；腹壁结构不清者，也可用 10 号丝线腹壁一层间断缝合。对于较大的切口疝，或腹壁肌肉萎缩、筋膜薄弱的切口疝，强行拉拢缝合容易撕裂筋膜导致腹内压力增高和术后复发，切口两侧筋膜做减张切口可降低切口缝合的张力，但这并非最佳方法，安全有效的方法是使用移植物修补。

2. 自体组织移植修补

自体组织移植修补适用于疝环＞5 cm 的切口疝。常用的自体组织有阔筋膜、腹直肌前鞘、股薄肌的自体真皮等，但是自体组织修补创伤大、又造成新的组织缺；随着合成材料的问世和应用于临床，国内外大医院基本淘汰了自体组织修补。但对于我国一些经济不发达地区的基层医院，由于当地人们经济收入较低，自体组织移植修补仍不失是一种可供选择的方法。

3. 合成材料修补

目前临床上常用的合成材料有三种：聚酯类、聚丙烯类和膨化聚四氟乙烯（e-PTFE）。聚酯类补片可应用成品的 Mersilene，也可使用用于心脏手术普通涤纶片，由于更为优良的聚丙烯类补片的普及，聚酯类补片的应用减少。

聚丙烯补片由聚丙烯单纤维编织而成，为单层网状结构，是目前最常用的腹壁缺损修补材料。与其他不吸收材料相比，聚丙烯补片具有以下优点：①刺激纤维组织增生作用明显。②其网眼结构易被纤维组织生长穿过，能够早期嵌于组织之中。③植入后能保持较高的抗张强度。但是，聚丙烯补片由于表面较粗糙，与腹腔脏器直接接触时，可能引起腹腔粘连，甚至侵蚀肠壁、导致肠瘘发生；后期的瘢痕收缩可能会造成网片扭曲，其不规则的表面可刺激并损伤周围组织，引起感染或皮肤窦道形成。

e-PTFE 柔韧光滑、顺应性好，机械性能较聚丙烯网更优越。当补片与腹腔脏器直接接触时只引起轻度粘连，一般不会导致肠瘘的发生。与聚丙烯补片相比，e-PTFE 刺激纤维组织增生作用小，且纤维组织很难在短期内生长进入补片的微孔结构，易造成补片与周围组织嵌顿和不良。

目前还有一些可吸收的腹壁缺损修补材料用于临床，主要包括聚羟基乙酸（Dexon）和聚乳酸羟基乙酸（Vicryl）两种，其完全吸收时间为 3 个月。采用可吸收网片修补腹壁缺损的初衷是为了避免高分子材料可能带来的远期并发症。但在实际应用中人们发现，由于 Dexon 和 Vicryl 不能刺激起足够的纤维组织增生，吸收后往往在修补部位再次形成腹壁疝。因此，这两种材料用于腹壁缺损修补尚不够成熟。

4. 腹腔镜修补

腹腔镜腹股沟疝修补术在国外已积累了大量经验，国内也正在开展，然而腹腔镜切口疝修补术病例相对较少，可能与手术难度较大有关。多数术者认为，腹腔镜下切口疝修补术主要适用于＞5 cm 的切口疝和复发的切口疝。＜5 cm 的切口疝不宜采用该手术方法。腹腔镜下，术者能清楚地观察腹腔内粘连情况，可避免开腹手术时盲目性所导致的脏器损伤；不开腹处理腹壁缺损，可减少切口感染；腹腔镜下腹壁切口疝修补术，切口小，美观，住院时间短，患者痛苦小。有条件者，可选择该手术方法。但腹腔镜切口疝修补术也有一些早期并发症，常见的是腹壁与网片之间积液。积液的原因可能系疝囊未切除或切除过少所致，积液一般不需处理，多能逐步自行吸收，亦有少数病例需要半年时间才能吸收。

五、预防

（一）改善愈合能力

加强营养支持，纠正贫血和低蛋白血症，补充维生素 C、K 等，改善患者一般状况，提高愈合能力。

（二）积极治疗合并症或并发症

对糖尿病、凝血机制障碍、呼吸功能障碍、肝脏功能障碍、肾脏功能障碍等影响组织愈合的合并症或并发症，应积极治疗。择期手术须待上述合并症或并发症得到纠正后再实施手术。

（三）积极处理引起腹压增高的因素

术前治疗肺部感染或合并慢性阻塞性肺病、大量腹水、便秘或排尿困难等使腹内压力增高的疾病，预防并处理手术后出现腹胀、呕吐、呃逆、咳嗽、打喷嚏等引起腹内压力增高的因素，同时使用腹带。

（四）防止切口感染

手术前积极治疗患者皮肤、鼻咽部、胃肠道的感染灶。术区剃毛可能损伤皮肤或引起微小的皮肤创口，应采用剪毛或脱毛的方法代替剃毛，并尽可能缩短备皮至手术的时间。

（五）手术中严格外科手术原则

（1）严格执行无菌操作技术，正确处治化脓性病灶、腹腔脏器绞窄坏死等病灶，防止污染切口。

（2）避免电刀功率过大致使切口脂肪液化而影响切口愈合。

（3）切忌动作粗暴防止组织损伤过多，招致切口愈合受影响。

（4）彻底止血以免引起切口血肿，妨碍切口愈合。

（5）缝合时组织层次对合正确防止形成死腔；缝线不宜过细；缝合线切忌过松、过紧或过密；缝合筋膜时，进针点与出针点不宜距切缘太近；此外，连续缝合对局部组织有绞窄作用，且一处断裂即导致全线变松，故尽量选择间断缝合。

（6）对估计切口可能发生感染者，需作二期缝合。

（7）避免引流物由切口引出，应另戳口穿出。

（8）尽量在良好的麻醉状态下手术，防止麻醉不佳、腹膜缝合困难强行拉拢，导致腹膜撕裂太甚。

（9）必要时采用减张缝合。

（六）合理应用抗生素。

应注意合理使用抗生素，避免术后感染。

第二节　造口旁疝

造瘘（口）术是为了转流肠内容物或尿液而将肠道或输尿管从腹壁穿出的手术，主要包括结肠造口、小肠造口和输尿管造口。造口旁疝是指以小肠为主的腹腔内容物从造口旁疝出，多发生于术后两年内，是一造瘘（口）术后晚期并发症。据统计肠造口术后的发生率为3％左右，Birnbaum 等报告 596 例结肠造瘘（口）术后造口旁疝的发生率为 3.2％。临床资料显示，单腔造口术后造口旁疝的发生率高于双腔造口术，Burns 报道 208 例单腔造口术后造口旁疝的发生率为 7.2％，99 例双腔造口术后造口旁疝的发生率为 1％；而且造口旁疝的发生与造口的位置有一定关系，其中经腹直肌造口术后最少见，在腹股沟区造口者术后造口旁疝发生率高，经切口造口者亦多发。

一、病因

与切口疝一样，造口旁疝与患者的全身情况和局部密切相关。腹壁薄弱、术后腹压增高、营养不良、肥胖和局部感染等均是造口旁疝发生的基础。同时，造口部位的选择、造口技术与造口旁疝的发生也明显有关。

（一）手术操作不当

（1）手术操作粗暴，血管或神经损伤过多导致肌肉萎缩，腹壁强度降低。

（2）无菌操作不严格，止血不彻底，术后出现切口感染。

（3）麻醉不满意，强行牵拉缝合，局部张力过大以及各层组织对合不良。

（二）造口位置选择不当

一般认为，造口旁疝的发生率与造口位置的选择有密切的关系。研究表明，由于腹直肌的约束功能，经腹直肌造口造口旁疝发生率较低，而经腹直肌旁和经切口造口造口旁疝发生率相对较高；而腹膜外造口，更可降低造口旁疝以及手术后早期内疝的发生率。

（三）营养不良

恶性肿瘤、贫血、低蛋白血症、过于肥胖、糖尿病、肝肾功能不全及缺乏维生素等，均可影响造口周围组织愈合，增加造口旁疝的发生机会。

（四）腹内压力的升高

术后患者出现剧烈咳嗽、严重腹胀、排尿困难、腹水或腹内存在较大的肿瘤以及婴幼儿啼哭，均可导致腹内压力升高，进而诱发造口旁疝的发生。

二、造口旁疝的病理类型

造口旁疝可分为 4 种类型［图 9-2（1）～（4）］：①真性造口旁疝：最为多见，占 90%，为一腹膜囊自扩大的筋膜缺损突出。

②造口间疝：多半合并脱垂，腹腔内肠袢伴随造口肠袢向皮下突出，筋膜缺损扩大。③皮下脱垂：筋膜环完整，皮下肠袢冗长突出，系假性疝。④假性疝：由于腹壁薄弱或腹直肌外侧神经损伤所致。

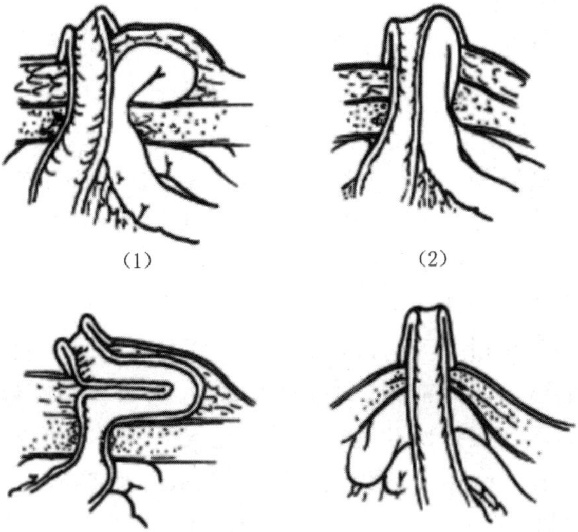

(1)　(2)　(3)　(4)

图 9-2　造口旁疝及类型

(1) 真性造口旁疝；(2) 造口间疝；(3) 皮下脱垂；(4) 假性疝

亦有学者根据造口旁疝的大小分类为：①小型造口旁疝：直径 0～3 cm。②中型造口旁疝：直径大于 3～6 cm。③大型造口旁疝：直径大于 6～10 cm。④巨大型造口旁疝：直径大于 10 cm。

三、临床表现

造口旁疝的临床表现与其大小及是否出现并发症有关。早期无明显临床症状或仅在造口旁有轻微的膨胀。巨大疝可影响穿衣和生活，一般无特殊不适，有时疝囊扩张牵扯腹壁和造口，引起腹痛。疝内容物的反复突出和回缩，交替牵拉腹壁皮肤，可破坏造口装置的密闭性，导致外漏，刺激皮肤。如造口旁疝处肠管发生嵌顿或坏死，可出现急性肠梗阻的临床表现。但疝囊颈多宽大，一般不易嵌顿。

四、治疗

（一）非手术治疗

对于疝体较小，患者无明显不适者，可采取非手术治疗。可应用合适的腹带、造口带或环形压具局部压迫，防止进一步疝出。

（二）手术治疗

除了癌症晚期，包括姑息性手术后和已发生腹腔或远处转移者，和严重内科合并症不能耐受手术者，造口旁疝均可手术治疗。

手术方式分为疝原位修补术和造口移位。

1. 疝原位修补术

对于筋膜缺损不大的造口旁疝，可在造口旁侧方做切口，找到并切除疝囊，还纳疝内容物，重新定位造口，间断缝合缺损。对于缺损大者，直接修补有难度，并且效果不好。可采取合成材料（假体网片）修补，一般主张进入腹腔从内面修补。

2. 造口移位

另取正中切口，选择合适的位置经腹直肌造口，切除并关闭原造口。对原造口不满意和原位修补后复发者，均应移位造口。

五、造口旁疝的预防

根据造口旁疝发生的原因，采取不同的针对性措施。

（1）对于过于肥胖的患者要适当控制体重，并加强腹肌锻炼。

（2）造口位置选择要适宜：①造口位置宜选择在左下腹或右上腹。②应在腹部切口旁造口，尽量避免经腹部切口造口。③尽可能选择经腹直肌造口或腹膜外造口。

（3）造口大小要适宜，一般直径在1.5～2.0 cm之间，肥胖者可适当扩大，拖出肠管应高出皮肤1 cm左右。

（4）术中严格无菌操作，避免操作粗暴，彻底止血，预防切口感染，并适当应用抗生素。

（5）选择适宜麻醉，效果要满意，应在无张力的情况下进行组织缝合。

（6）术后加强营养支持治疗。

（7）积极治疗引起腹内压增高的疾病。

（罗瑞英）

第十章 先天性腹壁发育畸形

第一节 脐膨出

脐膨出是先天性腹壁发育畸形的常见类型，主要是由于先天性腹壁发育不全所致在脐带周围发生的缺损，腹腔脏器由此脱出体外的畸形。

脐膨出约 5 000～10 000 个新生儿中有 1 例。多发生在男性，有学者报告 19 例脐膨出患儿中男性患儿 16 例，男孩与女孩的比率为 3∶2。本病有家族遗传倾向，Osuna 等人发现一个家庭两代人中有 4 人患本病，Kacera 亦在一个家庭中发现多人患有本病。

一、胚胎学

脐膨出是由于胚胎发育过程中胚胎体腔关闭过程停顿所引起。胚胎早期原肠由卵黄囊分化而来，原肠的中段与卵黄囊之间由卵黄管相接。由于胚胎发育过程中背轴生长较快，当背轴增长时，开放的脐带腔周围的腹壁向中央形成类似荷包样的褶皱，由外周向中央紧缩。其中可以分为四个区：①头襞，体层将形成胸壁、上腹壁和膈肌。②尾襞，其体层和尿囊将形成下腹壁和膀胱。③两个侧襞形成两侧腹壁。这四个襞向中央汇合，顶尖部形成脐环。在此过程中，卵黄管逐渐变细小，但仍连接在卵黄囊与中肠之间，对中肠起着牵引作用。由于肠道生长速度较腹壁快，在胚胎第 6～10 周，肠管及其他内脏器官暂时被牵引到脐带中，成为生理性暂时性脐疝。胚胎 10 周后，腹腔容积迅速扩大，腹壁皮肤与肌肉从背侧向腹侧迅速生长。中肠和腹腔脏器重新回纳腹腔。胚胎第 12 周时，中肠完成正常的旋转，同时腹壁在中央汇合形成脐环。如果腹壁在上述胚胎发育过程中受到某些因素的影响，发育过程中某个环节发生障碍，4个襞中某一体层发育受到限制，内压增高，脐带的牵引及前腹壁近脐带部遗有缺损，且由于四个襞中发育受抑制程度的不同，就会产生相应的内脏膨出畸形，如头襞发育缺陷：脐膨出、膈疝、胸骨缺损及异位心；侧襞的发育缺陷：脐膨出、腹裂；尾襞发育缺陷：脐膨出、膀胱外翻、小肠膀胱裂、肛门直肠闭锁等。

二、病理

根据缺损的大小，可将脐膨出分为小型或巨型。

（一）巨型或胚胎型脐膨出

体壁的发育停顿发生在胚胎第十周之前，缺损的直径大于5 cm，因此在十周以前移行到体腔外的中肠不能回纳入容积较小的腹腔，在整个胎儿期留在腹腔外生长。脐带上方的腹壁缺损往往较下方为多，故肝、脾、胰腺等均可以突出到体外，尤其是肝脏，因体积较大、位置靠前更易膨出，是巨型脐膨出的一个标志。脐膨出的内脏有一囊膜包裹着，此层囊膜为羊膜和相当于壁层腹膜的内膜融合组成，在两者之间有一层胶冻样的结缔组织（warthon胶冻），囊膜略带白色透明，约1～2 mm厚，薄厚不均。在巨型脐膨出囊膜下半部或接近下缘处可见有脐带的残株。

（二）小型或胎儿型脐膨出

形成腹壁的体层于10周后发生发育停顿，腹壁的缺损小于5 cm，此时体腔已经有相当容积，部分的中肠能够还纳入腹腔，脐带的残株在囊膜的中央，这个囊即是扩大的脐带基底，故又称脐带疝。囊膜内有肠袢，而肝、脾等内脏均未突出于体外。

（三）伴发畸形

1986年Moore报道，在490例腹壁畸形中脐膨出占287例，54%有伴发畸形，与遗传有关。中国医科大学报道56例脐膨出中有17例伴发其他畸形，占30.4%，伴发2种以上畸形者7例（占12.5%）。

脐膨出可以合并存在卵黄管未闭、Meckel 憩室、脐尿管未闭、结肠缺如、膀胱外翻、肠重复畸形、膈肌发育不全及缺损、胸腹部不完全联体畸形等与腹壁发育停顿有关的疾病，而肠旋转不良为最多见的并发畸形。另外，脐膨出可发生很多染色体综合征，如 13-15、16-18 和 21-三体性染色体综合征。40％脐膨出患儿可以合并其他的先天性畸形如唇裂、多指、先天性心脏病等。如脐膨出伴有巨舌，同时身长、体重超过正常水平，则称为脐膨出－巨舌－巨体综合征，有时还伴有低血糖症和内脏肥大（Beckwith-Wiedemann 综合征）。

Contrell 五联征是脐膨出的另一种类型，它是由头襞发育停顿造成。表现上腹脐膨出伴有胸骨远端裂，前中线膈肌缺损，心包与腹腔相通，心内发育异常（如室间隔缺损、法乐氏四联征等）和心脏向前移位。通过透明的囊膜可见到心脏跳动，有时肠袢可经膈肌缺损疝入心包。

三、临床表现

（一）巨型脐膨出

腹壁的缺损环的直径超过 5 cm，有时可达 10 cm 以上，膨出部分的直径往往还要大，可在腹部中央突出如馒头样的肿物，脐带连接于囊膜的顶部。出生后通过透明膜可以见到囊内的器官，囊内容物除了小肠、结肠之外，还有肝脏、脾、胰腺甚至膀胱等。6～8 小时后由于囊壁血液供应缺乏和暴露于空气之中，囊膜变得浑浊，水肿增厚。2～3 日后变得干枯，脆弱，破裂，甚至坏死。囊壁的破裂可以导致腹腔的感染和囊内脏器的脱出，严重者可以招致患儿死亡，故应在早期及时处理。约 1％患儿囊膜在产前或产程中破裂，导致内脏脱出。囊膜一旦在宫内破裂，脱出的脏器由于长时间浸泡在羊水中，肠壁水肿、增厚、表面无光泽，并有炎性渗出物覆盖，表面有许多胎粪色纤维素，腹腔继发感染，病死率极高。如果分娩时囊膜破裂，内脏及肠管颜色较鲜红，没有黄色纤维素覆盖，紧急处理，患儿可获挽救。虽然囊膜破裂的时间不同，但均可找到残余囊膜。囊膜基底部的皮肤可以沿囊膜的表面爬行，最终于囊膜痂下形成结缔组织覆盖于囊膜的表面。皮肤与囊膜连接部易发生感染，并可扩散到腹腔。

（二）小型脐膨出

腹壁缺损环的直径小于 5 cm，在腹部中央突出如橘子，甚至橄榄样的肿物，因为膨出部分的直径往往较腹壁缺损环大，所以可形成腹部中央带蒂样物。囊内容物大多只有小肠、有时可有横结肠。分娩接生时，如发现脐部扩大，应在脐带上方结扎，防止将肠管结扎在其中，引起肠坏死。

四、诊断及鉴别诊断

脐膨出诊断一望而知。应与腹裂相鉴别，两者鉴别的主要点在于脐膨出的表面有囊膜包被，无正常脐部结构，而腹裂脐、脐带的位置和形态均正常，只是在脐旁腹壁有一裂缝，肠管由此突出腹外。有时脐膨出患儿出生时囊膜已有破裂，此时应仔细观察，于肠管之间往往可以找到残余的囊膜。术前应做 X 线胸部透视及其他检查，了解有无伴发畸形，以便手术中一同处理。母孕期定期腹部超声检查，可早期发现脐膨出，以便产后立即采取治疗措施。

五、治疗

先天性脐膨出患儿不论膨出的大小，都应尽早手术。如能在生后几小时内完成手术，不但可以减少感染和囊膜破裂的危险，而且由于胃肠道内没有食物，气体少，有利于将膨出的脏器回纳腹腔进行修补，可降低病死率。因此，确诊后拖延手术时间是不应该的。以往认为，手术是挽救患儿生命的唯一方法，但病死率较高。近年来，提倡应根据患儿的具体情况采用不同的治疗方法，如对那些生后 3～4 天才就诊、全身情况不佳、羊膜表面已有感染的患儿，采用非手术疗法，也获得了较好的效果。另外，脐膨出合并畸形，如膀胱外翻、严重心脏病或其他多发畸形者，也可采用非手术疗法。

（一）非手术疗法

早在1899年，Ahfeld首先应用乙醇作为结痂剂治疗脐膨出并获成功，此后Grob应用2%红汞作结痂剂、Schuster应用0.5%红汞加65%乙醇作为结痂剂、Allen应用0.25%硝酸银溶液和磺胺嘧啶银霜治疗脐膨出亦均获得成功。非手术疗法治疗脐膨出的机制是：应用结痂剂涂在囊膜表面使其干燥并结痂，痂下生长出肉芽组织、然后由外周皮缘再向肉芽组织表面生长出上皮细胞，囊膜由上皮细胞和结缔组织覆盖，形成类似腹外疝的形式，以后选择适当时机再修补腹外疝。该方法的优点是不需要特殊设备及技术，方法简便易行，效果可靠。适合于囊膜完整、大小不同的脐膨出，特别是早产儿合并其他严重畸形或并发症而不适合手术者，或巨大脐膨出囊膜完整、脱出内脏不能还纳入腹腔、又无条件行分期手术修补者，应采用保守治疗。缺点是：①不能发现腹内其他伴发畸形。②上皮细胞、瘢痕组织愈合覆盖囊膜所需治疗时间较长。③肠管与瘢痕间常有广泛粘连，致使修补手术较为困难。

临床上常见的结痂剂有苄节烷胺（zephiran）、0.5%硝酸银液、1%碘酒或0.5%红汞加65%乙醇等，由于红汞吸收后可引起全身性中毒，近年来极少应用。具体操作为：选择适当结痂剂涂擦在囊膜及其周围，每日涂擦囊膜1～2次，保持局部干燥，每次涂擦后用无菌纱布覆盖，外用弹性绷带包扎。因为乙醇和硝酸银有杀菌、凝固蛋白及收敛的作用，一般在1～2天后囊被呈干痂状，一周后整个囊膜上会结成一层厚厚的结痂，干痂逐渐脱落，创面有肉芽组织增生，而周围的上皮组织逐渐向中央生长，一般在2～3个月内，皮肤可以覆盖整个囊膜。由于瘢痕的收缩，肠管逐渐退入腹腔，在此过程中，随着患儿的生长发育，腹腔的容积逐步扩大，突出体外的脏器如肝脏、肠管等缓慢还纳入腹腔。待1～2岁后手术修补腹壁。

（二）手术治疗

脐膨出手术治疗适应证：①不论脐膨出大小，囊膜壁破裂者应急诊手术，术中先妥善处理肠道畸形，然后再按囊膜破裂的原则治疗脐膨出。②小型脐膨出，基底部直径<5 cm，囊内仅含有肠管，而不含有肝脏，膨出脏器还纳腹腔后不致引起呼吸和循环功能障碍者。③囊膜基底呈蒂状，膨出脏器易发生扭转引起梗阻或嵌顿者。④合并肠闭锁、肠狭窄、肠旋转不良等肠梗阻畸形者。脐膨出患儿出生后，应先用无菌纱布覆盖囊膜，插胃管防止呕吐，同时应用抗生素预防感染。手术越早进行越好，因为在胃肠道未大量充气前，肠管较易还纳，手术成功率较高。

手术方法有一期修补术、二期修补术和分期整复修补术三种。

1. 一期修补术

一期修补术主要适应于小型脐膨出。一般腹壁缺损直径在5 cm以下，囊肿直径在5 cm以内，膨出物多为小肠，通常能将其纳入腹腔，可行一期修补术。术中保留1～2 mm的皮肤与囊膜相连，环形切开脐膨出的周边皮肤；将突出体外的内脏还纳入腹腔，有时还纳困难，可用手伸入腹腔，用拳头强力扩张腹腔，牵拉腹壁，耐心将脏器逐一还纳。逐层缝合腹壁，必要时做减张缝合。

2. 二期修补术

巨型脐膨出需行二期手术修补整复。因其腹壁缺损直径在5 cm以上，囊肿直径大于5 cm，并有肝脏膨出，一般不易一次还纳，即使一次可还纳，也可使膈肌抬高，影响呼吸，应行分期整复修补术或二期修补术。手术开始前可先用手将膨出的内脏复位，并向中央拉拢两侧的皮肤，如果两侧皮肤能够对合（或试行回纳，如膨出的脏器能完全还纳入腹腔），而不引起呼吸和循环障碍者，则行一期修补术；否则，应行分期整复修补或二期修补术。第一期时游离两侧腹壁，并做腋中线腹部两侧皮肤的纵行减张切口，将皮肤向中线拉拢缝合，覆盖在脐膨出的巨型囊膜上。二期手术在患儿1～2岁时进行，手术要求切除瘢痕，轻柔分离肠管表面与腹壁粘连，重新整复肠管，解剖腹壁各层，并分层缝合。此法优点是能防止感染和腹壁裂开。缺点是分离粘连时可能损害肠壁，引起广泛渗血，因而未被广泛采用。

3. 分期整复修补术（Schuster 法）

分期整复修补术主要适应于巨型脐膨出。术中利用两片合成涤纶片或含硅塑料薄膜覆盖在巨型脐膨出的囊膜上，将边缘分别缝合于游离出来的两侧腹直肌的内缘，然后将两片合成纤维在中线的顶部及上、下端缝合成一个袋子，每隔 1～2 天适当加压，还纳部分内脏，在中线附近再拉紧缝合，逐步缩小容积，一般经过两周，十余次的紧缩缝合，内脏可以全部还纳入腹腔，此时去除合成纤维片，分层缝合腹壁。

硅袋有异物刺激作用，存留时间越长，发生感染的机会越多，硅袋固定处也容易松脱。国外曾用聚四氟乙烯织品做成网袋或冻干硬脑膜代替硅袋，效果良好。近年来，国内有人报道用阔筋膜、脐带片等自身材料修补，术后感染发生率明显降低。

六、预后

脐膨出预后取决于就诊早晚、出生体重、类型、有无伴发严重畸形及并发症。有学者报告脐膨出患儿生后 12 小时内手术者，病死率为 12%～14%，超过 24 小时为 43%～66%，而脐膨出破裂者高达 75%。由此可见，早期囊膜无感染、肠道内积气较少，有利于肠管及脏器还纳，易于一期修补，且越早手术效果越好。脐膨出预后与其病理类型有密切关系，小型脐膨出易于还纳修补，治愈率高；而巨型脐膨出，不易还纳修补，有时即使能强行还纳内脏缝合，也会因术后腹压增高、膈肌高位、下腔静脉及门静脉血液受阻，出现双下肢及腹壁水肿、呼吸困难等而导致死亡。但小型脐膨出（直径小于 5 cm）的危重状态也与死亡有着密切关系，Tsakayannis 认为出生时呼吸窘迫是唯一的预后指标。脐膨出致死性畸形的发生率可达 18%以上，巨大脐膨出的并发严重畸形率更高。所以，在临床上不应过分强调缺损的大小，而应对危重状态有足够的重视。

有学者提出将脐膨出分为危重型和普通型，以便于评估预后和指导临床。危重型脐膨出包括：①巨大脐膨出。②出生时呼吸窘迫。③囊膜破裂内脏脱出感染。④并发致死性畸形。Rickham将脐膨出分为三组，A组：出生体重在2.5 kg以上，无严重畸形；B组：出生体重在2.0～2.5 kg，无严重畸形，或体重在2.5 kg以上，但伴有严重畸形；C组：体重在2.0 kg以下，无畸形，或体重在2.0～2.5 kg，伴有严重畸形。三组的病死率分别为12%、52%和87%，说明病死率与患儿出生体重及伴发其他严重畸形也有一定关系。

近年来，由于分期整复修补术及肠内和肠外营养支持疗法的应用，术后管理改善，脐膨出疗效有所提高，但病死率仍高达25.8%～43%。

第二节　先天性腹壁肌肉发育不良

先天性腹壁肌肉发育不良是一种罕见的先天性畸形，全腹壁肌肉缺如或发育不良时，腹壁松弛、皮肤形成皱褶，外形像梅脯，故又称梅干腹。当合并有膀胱扩张、肥厚、肾积水、输尿管扩张、睾丸未降等畸形时，称作先天性腹壁肌肉发育不良综合征或称梅干腹综合征（Prune-Belly syndrome）。此征仅见于男性。女性未见上述典型表现，但可见单发肌肉缺如、腹壁松弛或伴有脐膨出。

一、病理

其主要病变为腹壁肌肉纤维缺如，由一层薄而没有功能的纤维结缔组织代替。病变可以发生在单块肌肉或其中一部分，也可以是整块肌肉发育不良。单块肌肉缺如比整组肌肉缺如多见，单侧缺如较两侧缺如多见。腹壁肌肉缺如的好发部位依次为腹横肌、脐下腹直肌、腹内斜肌、腹外斜肌、脐上腹直肌。

由于腹前壁两侧由腹外斜肌、腹内斜肌和腹横肌重叠组成，因此单块肌肉发育不良，腹壁强度变化不大可无症状。若腹壁整组肌肉或全部发育不良，则病变处腹壁薄弱，腹壁强度减低，经持续腹压的作用，该处形成腹壁疝。若一侧或两侧腹壁肌肉完全发育不良（即梅干腹）时，腹壁表现松弛呈袋状，平卧后可见腹壁多皱褶，腹内器官可触及，并可见到肠型及蠕动波。患儿平卧后不能直接变坐位，活动受限。肠管易发生嵌顿、扭转致坏死。梅干腹综合征可合并有严重的泌尿系畸形。

Nunn 和 Stephens 研究发现梅干腹患儿的膀胱容积虽明显扩大，但排空压力正常，扩张、迂曲的输尿管无蠕动。睾丸小，但睾丸组织、附睾和输精管等发育同同龄儿，睾丸常位于腹腔内，输尿管膀胱结合处。因此 Nunn 和 Stephens 认为梅干腹是由于胚胎 6～10 周时，中胚层腹壁和泌尿系肌肉发育停止所致，而非泌尿系梗阻、扩张，压迫腹壁引起。梅干腹可同时合并肠旋转不良、先天性髋关节脱位、肛门直肠畸形等。

二、临床表现

单块肌肉发育不良时，腹壁强度变化不大，可无症状。有的腹壁局部缺损可形成腹壁疝。梅干腹腹壁只有皮肤和腹膜，可清楚看到腹腔内脏、肠管蠕动。有的有少许纤维组织，腹壁如软袋，皮肤松弛无力，形成皱纹，容易用两个手指提起；很容易摸到肠管和膀胱等器官。由于腹壁肌肉力量薄弱，患儿仰卧时不能坐起，需要借助外力；咳嗽、排尿和排便受到影响，站立时腹腔内脏下垂。

严重的腹肌薄弱、咳嗽无力使患儿易患呼吸道感染和膀胱排空障碍，随着年龄的增长症状可逐渐加重，尿路梗阻和感染可导致肾功损害、尿毒症、败血症等，大约 50％患儿死于 2 岁以内。

三、诊断

先天性腹壁疝时应考虑腹壁局部发育不良的可能，梅干腹由于其特征性表现，新生儿期即可诊断。确诊后仍应行 CT、B 超、静脉肾盂造影和排泄性膀胱造影等，了解泌尿系有无畸形及其功能。定期检查血尿素氮、肌酐、尿培养等。

四、治疗

对全腹肌发育不良综合征患儿多主张行保守治疗，即应用弹力绷带或腹带包扎腹部，保护内脏器官防止损伤，利于患儿行走。手术治疗多针对严重泌尿畸形或尿路梗阻者。有学者报道局部腹壁缺如在发育过程中可自行闭合。对于腹壁局限性全层肌肉缺损已形成腹壁疝者，应行腹壁修补术，不合并泌尿系畸形或畸形较轻者行腹壁修补术后，泌尿系症状可逐渐好转。前腹壁一侧或两侧肌肉完全缺如者可行腹壁折叠术。亦有不少学者用人工材料或自身材料修补腹壁缺损，并获得了较好疗效。腹壁手术可改善外观，增加腹壁强度，再配合术后锻炼有助于功能改善。

第三节　腹　裂

腹裂是一种罕见的腹壁发育缺陷，发生率为1/30 000，约为脐膨出的1/10。男性多见，男女比例为2∶1或3∶2。多见于早产儿，Moore等人报道273例腹裂患儿中59%为早产儿。出生低体重者多见，有人报告一组腹裂患儿中出生体重低于2.5 kg者占67%。无家族遗传因素。过去曾有学者将本病与脐膨出子宫内破裂归在一起，1953年Moore等根据腹裂的病理特点与脐膨出破裂不同，提出另命名为腹裂并得到公认。

一、胚胎学

腹裂发生的时间，究竟是胚胎早期，还是生前不久发生的发育障碍，目前尚有争议。多数学者认为腹裂是胚胎早期形成腹壁的两个侧襞（右侧襞多见）发育不全所致，腹壁在胚胎早期由四个中胚层皱襞形成，即头襞、尾襞和两侧襞，四个皱襞同时发展，最后在中央会合形成脐环。如果在腹壁形成过程中，由于某种因素的影响，头、尾两襞已于中央会合，由于其顶部已经达到了机体的中央，所以脐部的结构是正常的。而两侧皱襞之一发育不全，致使腹裂在该侧脐旁发生。有学者认为该处腹壁薄弱，有脐动脉通过，容易受到损伤，也有学者认为是右脐静脉内旋时有血循环障碍所致。

二、病理

腹裂患儿有正常的脐和脐带，腹壁裂口可位于脐旁左侧或右侧，绝大多数（约 80%）位于右侧，有人认为这可能与右侧脐静脉萎缩有关。裂口呈纵向，一般在 2～3 cm，其边缘整齐，个别病例裂口较大，甚至可从剑突到耻骨联合。腹膜与皮肤融合，腹壁缺损的内侧缘与脐之间有条形皮肤隔开，一般宽 1～2 cm，个别皮条很窄，甚至不易辨认。腹裂处肌肉和腹膜均缺如。腹裂患儿的腹腔容积明显缩小，缩小的程度与脏器脱出的多少有关。突出体外的是原肠，从胃到乙状结肠，而无肝脏等其他的内脏器官，女性患儿有时内生殖器及膀胱亦可脱出。十二指肠与横结肠并行为蒂，与腹后壁相连。两肠间为肠系膜上动静脉，肠系膜游离呈点状抵止，肠管未回转，结肠位于左侧腹部，脱出的胃肠道无羊膜囊和腹膜包裹，在裂口的边缘也没有羊膜囊的痕迹。脱出肠管由于长期浸泡于羊水中，受到其中的尿素、尿酸、无机盐、皮脂等物的刺激而发生化学性炎症，致使肠壁水肿、增厚且其表面有胶冻样物覆盖，有时可见到胎粪色的纤维素假膜，此种畸形易与囊膜破裂的脐膨出混淆。有学者对腹裂动物模型脱出肠管进行组织学检查，发现在光镜下肠黏膜及绒毛基本正常；电镜下微绒毛明显水肿、粗大不均，微绒毛间裂隙宽而深，黏膜下出血，肌层无明显异常；浆膜增厚，浆膜下水肿，近系膜处明显，浆膜外还可见灶状肉芽组织增生。这种肠管的损伤程度取决于肠道浸泡在羊水中时间的长短，胚胎 30 周时，羊水中尿素、肌酐含量明显增高，钠含量降低，渗透压降低，导致肠管炎性改变，肠管在羊水中浸泡的时间越长病理改变越重。整个肠管明显短缩，有时只为正常的1/4，并有肠吸收障碍和蠕动减弱。据认为，肠吸收障碍和蠕动减弱可能与小肠中一氧化氮合酶活性明显增高有关。这种肠管的改变是可逆的，将肠管还纳入腹腔后，不仅能恢复肠道功能，肠管形态和长度有时也可恢复正常。

患儿多伴有消化道畸形，如肠旋转不良、短肠畸形、小肠与结肠有共同系膜或Meckel憩室等。Gillbert测量17例腹裂患儿肠管总长度为35～130 cm，平均70 cm，且均有中肠未回转，故合并此畸形的脱出肠管易发生嵌顿、扭转、肠坏死。腹裂有时可伴有其他系统脏器畸形，如先天性心脏病（如房间隔缺损、室间隔缺损、动脉导管未闭）、泌尿系畸形等。有学者报道10%～15%腹裂患儿可伴发小肠闭锁或狭窄；Fonkalsrud（1993）报道的52例腹裂均有肠旋转不良，15例（29%）有伴发畸形，十二指肠不全梗阻4例，肠闭锁4例，先天性心脏病3例，泌尿系畸形9例。

三、临床表现

（一）局部表现

新生儿出生后，胃及肠管于脐旁裂口处突出于腹壁外，无羊膜覆盖，也无羊膜破裂的痕迹。肠管位于腹壁外，因胃、小肠、结肠受羊水刺激的关系，其壁均有水肿和增厚，肠管粗大为正常肠管的2～3倍，肠袢互相粘着，并有胶冻样的物质披盖，有时可见到胎粪的纤维素假膜，肠管僵硬、失去光泽，肠蠕动减弱或消失，有时浆膜下有血肿。肠壁水肿和肥厚使肠管明显缩短，有的仅为正常肠管1/4。被污染的肠管色泽发紫，表面似无生机。治疗后肠蠕动恢复缓慢，肠管的长度仍能恢复正常，肠管无功能障碍。严重血循环障碍者肠管可发生坏死或穿孔。腹壁裂孔多在右侧与脐带的基底部相连，有时腹裂有1～2 cm的皮肤与脐带分开。

（二）全身表现

（1）低体温新生儿体温调节功能差，尤其早产儿和新生儿体温调节中枢发育未成熟，缺乏控制血管舒缩功能，又无正常产热和散热调节功能，体温易受外界影响而波动；新生儿体表面积相对较大，皮下脂肪少，易向周围散热；此外，新生儿机体内产热的组织为棕色脂肪（brown adipose tissue），产热过程需有足够的氧参与，腹裂患儿常有低血氧和酸中毒，产热受到严重影响；加之肠管直接暴露在体外，热量丧失很快，极易出现低体温。因此，患儿就诊时往往处于低体温状态，病情严重时体温可下降到35℃以下，甚至发生硬肿症。

（2）脱水大量肠管暴露在空气中，液体蒸发量大，易导致患儿不同程度的脱水和电解质紊乱。据Bryat估计水分丢失可达2～10 mL/（kg·h），Na^+损失0.3～1 mmol/（kg·h），蛋白质损失为每小时50～250 mg/（kg·h）。

（3）酸中毒因患儿体温低，呼吸中枢兴奋性差，可出现血氧饱和度降低，易有酸中毒倾向。寒冷刺激，游离的肾上腺素使肺血管痉挛，增加右向左分流；另一方面，低体温时伴有呼吸中枢兴奋性低下，而出现血氧饱和度降低，这样可形成恶性循环。

（4）腹腔感染和败血症由于：①出生前脱出肠管长期浸泡于羊水中，受到其中的尿素、尿酸、无机盐、皮脂等物的刺激，出生时存有化学性炎症改变。②出生后脱出肠管暴露于体外，易发生细菌污染。③患儿局部和全身抵抗力低下等因素。腹裂患儿处理不及时极易发生腹腔感染及败血症。

四、诊断与鉴别诊断

根据胃肠道自腹部裂口脱出，腹裂的诊断并不困难，应与脐膨出相鉴别。腹裂患儿有正常的脐和脐带，在脐的一侧留有腹壁全层缺损。脐膨出的表面有囊膜包被，无正常脐部结构，而腹裂患儿的脐、脐带的位置和形态均正常，自脐旁腹壁裂缝突出腹外，特别是当脱出肠管水肿、增厚，表面有炎性渗出物覆盖时，易与囊膜破裂的脐膨出混淆（详见表10-1）。

表 10-1 腹裂与脐膨出的鉴别

特点	脐膨出	腹裂
缺损大小	较大	较小
脐带	囊膜顶端	正常
囊膜	存在，出生时可有破裂	无
突出内容物	肝脏. 小肠、结肠	多为小肠
伴发畸形	40%合并其他畸形	除肠旋转不良外，其他少见
营养状况	多为正常	营养不良
家族史	有	无

近年来通过超声波检查，可于产前作出腹裂畸形的诊断。检查时可见胎儿肠管脱出，于腹壁外漂浮于羊水中，而且可以观察到肠管的扩张程度及肠壁增厚。

五、治疗

腹裂手术越早越好。母亲怀孕期间常规 B 超诊断检查时可以诊断胎儿腹裂畸形，但单纯 B 型超声检查不能作为剖腹术的指征。

Swift 认为有计划地施行剖腹产可防止经产道分娩造成肠管损伤和阴道的细菌污染，并可防止大量气体吞入，脱出肠管的膨胀，增加手术困难；也可减少肠管在空气中长时间暴露而加重脱出肠管水肿，给一期修补术创造良好的条件。他收治 24 例腹裂畸形中有 17 例产前经 B 超检查确诊，并于孕 37～38 周入院行剖腹产，患儿娩出后立即气管内插管，应用肌肉松弛剂控制呼吸，于生后 1 小时内行腹壁缺损修补术，结果 17 例产前经 B 超检查确诊者中有 14 例得到一期修复。而 Bethel（1989）进行对比观察发现，正常分娩和选择性剖腹产腹裂婴儿的病死率和并发症等无明显差别，认为不能简单地因胎儿有腹裂而行剖腹产手术。

术前准备和护理是重要的，包括体温管理、预防感染和纠正水、电解质平衡失调。患儿出生后就立即用无菌盐水纱布覆盖脱出肠管，外面置干纱布包裹，注意防止肠管发生扭曲和绞窄。在敷料外面再敷一层塑料膜，或将患儿躯体放入塑料袋内，以防水分蒸发和热量丢失。留置胃管，并经常抽吸以防呕吐和减少胃肠道内气体。就诊较晚，伴有体温低下和脏器污染的病例，可先用温生理盐水抗生素溶液反复冲洗，使体温慢慢恢复，清除脏器表面的污染。制定治疗计划，迅速转送外科处理。

手术目的是使腹壁完全闭合。常用的术式有：①一期修补术。②二期皮瓣修补术。③分期硅袋修补术。④部分肠管切除关腹术。一般可根据腹腔发育情况和脱出肠管的多少来选择手术方式。

目前多选用一期修补术，手术方法简单，可减少术后污染的机会，是较理想的方法。一期修补术时需将裂口延长，在复位前尽可能将披盖在肠管上的胶冻物质及假膜取除，并洗净肠管。由于腹腔体积较小，胃肠道复位一般十分困难，腹壁分层缝合后产生高腹压，引起呼吸急促，术后病死率较高。近年来，随着手术技术的改进，肌肉松弛剂和辅助呼吸和全肠道外营养的应用，已使80%左右的患儿能完成此种手术而治愈。一期修补术时发生急剧呼吸循环障碍的病例，应行二期或分期整复修补术。由于二期修补术时，腹裂脱出脏器无囊膜，则皮瓣直接与肠管接触，形成腹壁疝后可造成严重粘连，给二期手术修补腹疝困难，故很少选用。也有人主张先将腹壁先天性裂口延长，然后采用合成纤维袋包盖突出的肠管，逐渐加压整复。曾有学者提出切除部分肠管，但由于多数腹裂患儿肠管较短，肠切除术后易形成短肠综合征，很难成活，目前很少采用。

六、预后

以往腹裂患儿的病死率高达50%以上，一般认为治愈率的高低与患儿出生体重和伴发畸形有关，即婴儿体重越低，伴发畸形越严重，病死率越高。近年来由于早期（包括产前）可以得到诊断，以及围手术期处理理论和技术的迅速发展，特别是对呼吸和体温调节的管理及营养支持疗法的广泛应用，腹裂患儿术后的成活率已提高到 90%以上。

腹裂患儿往往早产、出生体重多较低，术后肠道功能恢复缓慢，因而在婴儿期生长较正常儿缓慢，以后智力和体力发育逐渐正常。King 等随访 29 例腹裂术后患儿，除 1 例脑积水，1 例脑瘫者外，其余 27 例生长发育良好，可正常参加日常活动，无任何远期并发症。

（罗长江）

第十一章　腹壁肿瘤

腹壁的上界为剑突、肋弓、第 11 肋前缘、第 12 肋下缘及第 12 胸椎棘突，下界为耻骨联合上缘、耻骨嵴、耻骨结节、腹股沟、髂前上棘、髂嵴和第 5 腰椎棘突，以腋后线为界分为腹前外侧壁和腹后壁。同其他组织一样，腹壁皮肤及附属器、皮下组织、肌肉、腱膜、筋膜、脂肪、腹膜、神经、血管和淋巴管等软组织，亦可在各种致瘤因素的作用下，发生过度增生，异常分化，形成新生物。有些可能原发于腹壁组织，有些可能是其他部位肿瘤转移而来，有些则是全身疾病的局部表现，其症状取决于肿瘤的部位、大小、组织类型、生长速度及与周围组织器官的关系。部位表浅者，易早发现。部位深在者，早期可能没有明显症状，常常在体格检查、局部受撞击引起疼痛或其他疾患就诊时，作腹部检查时才被发现。最常见的症状为腹壁肿块和局部不适，也可无症状。生长迅速者常为恶性、良性肿瘤恶变或瘤内出血；生长缓慢者则多属良性肿瘤。质地较硬、边界不清、有明显疼痛、表面有扩张血管者，往往是恶性肿瘤的表现。既往有其他部位恶性肿瘤病史，或同时有其他部位肿瘤者，应考虑到转移性肿瘤的可能性。因此对腹壁肿瘤的诊断、治疗、病理检查、以及术后随访都要有足够的重视。

第一节　腹壁血管肿瘤

血管肿瘤可发生于躯体的任何部位，发生于腹壁皮肤、皮下组织、肌肉以及腹膜后者亦非少见，皮肤和内脏同时发生者也常见于文献报告。血管肿瘤可为先天性发育异常，如婴幼儿血管瘤；也可为后天性病变，如发生于成年人的硬化性血管瘤、老年性血管瘤等。依据病理特点、生物学特性分为良性和恶性两大类，良性血管肿瘤以血管瘤最常见，多发生于新生儿或婴儿期，发病率约1.1%～2.6%，女性高于男性。是胚胎期的血管发育畸形，属错构瘤性质，但又有肿瘤的特点。发病原因尚不清楚。近年来研究发现，血管内皮细胞本身生理、生化、基因异常或缺陷，某些生长因子水平的高低，肥大细胞，细胞外基质，微量元素（铜、镁等），雌激素等可能与某些类型的血管瘤发生有关。

一、毛细血管瘤

（一）皮内毛细血管瘤

皮内毛细血管瘤在出生时即存在，病理特点为真皮内有成熟的内皮细胞组织型毛细血管，包括以下三种类型。

1. 葡萄酒色斑

葡萄酒色斑可生长于包括腹壁在内的体表任何部位，由大量而成熟毛细血管构成，是一血管畸形，病变位于真皮层中，有时亦可累及表皮下层形成易出血的丘疹，呈紫红或暗紫色。皮肤表面亦可出现点状角化过度改变，有时甚至发生湿疹。出生时即存在，几乎不生长，但随年龄和体表面积的扩展而有所“增大”。

治疗方法有摩擦法、医疗纹身法、皮内注射染料法、手术切除治疗等，但摩擦法、医疗纹身法、皮内注射染料法效果不甚理想或不佳，对发生于腹壁的葡萄酒色斑以手术切除治疗为宜。

2. 橙红色斑

橙红色斑又称红斑痣，发生于真皮浅层，由成熟毛细血管构成，出生时即存在，生后不再发展，终身存在，但随身体增长与体表面积“等比例增大”。表现为从桔红色到铁锈色的斑点，较葡萄酒斑颜色浅，平坦而不高出皮肤表面，面积大小不一，用手指压迫可暂时褪色。

对发生于腹壁的橙红色斑，一般毋需处理。该病对X线照射治疗、冷冻治疗、摩擦治疗均无效，对强烈要求治疗者，可考虑手术切除。

3. 星状血管瘤

由一个皮下中心小动脉发出许多成熟、扩张的毛细血管，位于真皮内，呈放射状，因其形状酷似蜘蛛，故又称蜘蛛痣。本病多见于3～4岁的幼儿，但童年时期出血者非常少见，成年后有出血倾向者明显增多。多发生于脐部平面以上，发生于脐下腹壁者极少见。蜘蛛痣的数目多少不一，颜色鲜红，中央点略高起表皮，一般如针眼大小，最大者直径可达0.2～0.3 cm，其周围放射形血管的长度不超过0.5～1 cm，压迫中央点可使其暂时褪色或消失。

本病应与肝炎肝硬变患者的蜘蛛痣相区别，前者为一先天性血管发育畸形，后者与雌激素的代谢异常有关。

一般无须治疗，但有出血倾向者需治疗。可在放大镜下，用烧红的针头灼凝痣的中央，使营养血管栓塞，疗效良好。亦可采用氩离子激光治疗，氩离子激光可穿透皮肤，能被血红素选择性地吸收，并将其转化为热能使血管凝固，而周围组织可不受损伤，直径<0.5 mm的血管均可被凝固。1978年Felberg等报道用氩离子激光治疗蜘蛛痣16例，疗效较佳。

（二）草莓状毛细血管瘤

草莓状毛细血管瘤亦称幼年性毛细血管瘤，是最为常见的一种血管瘤。据统计，每100个新生儿中约有1人发病。通常在出生后数天或数周内发现，起初仅为很小的鲜红或深红色斑点，以后逐渐增大，高出皮肤，呈现许多小叶，形如草莓，故称“草莓状毛细血管瘤”。该类血管瘤可发生于腹壁及身体其他部位，但面部、头皮和颈部相对较多见。其大小不一，小者直径仅数毫米，大者可达十余厘米，多数在2～4 cm左右，按压检查其色泽和大小改变不显著。有时血管瘤表面可发生溃疡、出血。草莓状毛细血管瘤有完全或部分自行消退的特点，一般在1～4岁之间逐渐消退，4岁后还可继续消退，但进程缓慢，而且超过4岁完全消失者极其少见。

治疗方法有非手术和手术两种。非手术方法包括：冷冻疗法、硬化剂注射疗法、放射疗法、激素疗法和激光疗法等。因该类血管瘤有完全或部分自行消退的特点，尤其对于发生于腹壁的草莓状毛细血管瘤，是观察等待其消退还是予以治疗，何时、采用何种方法治疗，目前颇有争议。有人提出，直径较小的草莓状毛细血管瘤可予以严密观察，待其自动消失，或先采用非手术疗法。而有些学者则认为，非手术疗法虽有一定效果，但有较多的并发症，如冷冻疗法和硬化剂注射疗法有留下显著瘢痕之虞，放射治疗有导致局部溃疡或瘢痕、变形或发生皮肤癌的危险等，因此认为，对于身体非显露部位的血管瘤，应予手术切除，采用非手术疗法或长期等待期望自动消退，实无必要。目前多数学者认为，对于反复损伤、溃疡出血、生长迅速、表面上皮化或产生继发性感染和可能形成永久性瘢痕者，宜早期手术切除；对于暂不宜手术或较大的草莓状毛细血管瘤，可采用激素疗法制止血管瘤增长，通常给予泼尼松口服。

（三）老年性血管瘤

老年性血管瘤多发生于 50 岁左右的中老年患者，以腹壁及胸背等处多见，由毛细血管扩张而致，是一种后天性血管瘤，发病原因不甚明了。色泽鲜红，略高出皮面，直径多在 0.2～0.4 cm 之间，无任何不适。通常不需治疗，如有必要可行激光、电灼或冷冻治疗，亦可手术切除。

（四）硬化性血管瘤

硬化性血管瘤是发生于皮肤和皮下组织内的一种毛细血管瘤。病理特点为：增生的纤维结缔组织中有数量较多的毛细血管扩张。本病主要发生于成年人，亦是一种后天性血管瘤。多见于下肢，发生于腹壁者相当罕见。表现为略隆起的红棕色结节，稍硬，大小不一，大者直径可达数厘米。治疗以手术切除为主。

二、海绵状血管瘤

（一）病理特点

海绵状血管瘤是由充满血液的静脉窦所形成，腔壁上衬有内皮细胞层，多生长在皮下组织内，且往往侵入深部肌肉，腔隙间有纤维结缔组织，瘤体有增长倾向，肿瘤体积大者可严重破坏周围正常组织。有些海绵状血管瘤有完整包膜，易与周围组织分离；有些肿瘤无明显界限，常扩展至深部组织内，与周围组织分离、解剖非常困难，此种类型又称为增生型海绵状血管瘤。一些巨大的海绵状血管瘤可以出现自发或由手术促发的弥散性血管内凝血(DIC)，因这一现象是由 Kasabach 与 Meritt（1940 年）发现并首次报告的，故称作 Kasabach-Meritt 综合征。关于巨大血管瘤发生 DIC 机制尚不十分清楚，推测可能与下述因素有关：巨大血管瘤中滞留大量血液、血液流速缓慢，损伤、手术进一步损害血管瘤中的血管内膜，导致凝血系统激活、凝血物质释放，进而引起一系列的连锁反应，并发展为整个微血管系统血栓形成，致使大量血小板、纤维蛋白原以及凝血因子Ⅴ、Ⅺ和Ⅻ消耗，最终发生大量出血。巨大血管瘤患者发生 DIC 时，也出现微血管病性溶血性贫血。

（二）临床特点

海绵状血管瘤几乎可发生于身体的任何部分，除腹壁、腹膜后外，躯干的其他部位、四肢、颈面部均可见到，骨骼、肝、脾、胃肠道和其他内脏亦不少见。位于腹壁皮下组织的海绵状血管瘤，其大小不一，皮肤颜色可正常或隐约呈暗蓝色，局部呈半球状或不规则隆起，触诊柔软如海绵或面团感，压迫可使肿块暂时缩小。偶有少数触诊呈柔韧或坚实感，境界不清，无搏动或杂音。有的可触及到它里面的静脉结石。位于腹壁深层组织或腹膜后者，一般无自觉症状，如有血栓或继发感染，则有疼痛。

巨大血管瘤并发 DIC 多由手术诱发，少数为自发性的。据不同学者报道其发生率约为 0.66%（2/300），病死率高达 30%。发生出血后，输新鲜全血、血小板或血浆无明显止血效果，只有引起 DIC 的原因被控制、整个血管瘤组织全部切除，才能止血。严重者可发生血尿和肾功能衰竭、胆道和胃肠道出血、出血性胰腺炎、肾上腺功能衰竭等，甚至因出血而致死亡。因此，对巨大血管瘤应认识到发生 DIC 的潜在危险，一旦出现自发性或手术后渗血不止或全身出血，应想到 DIC 的可能。巨大血管瘤并发 DIC 时，实验室检查可发现血小板减少、出血时间延长、血块收缩不佳、凝血时间延长、凝血酶原时间延长、纤维蛋白原减少、第Ⅴ和第Ⅷ因子减少等异常。

（三）治疗

海绵状血管瘤的治疗措施有硬化剂注射、放射疗法、电凝固法、激素、激光和手术疗法等。临床实践证实，硬化剂注射、放射疗法及电凝固法效果不佳，且并发症较多，临床上已很少采用。目前多应用激素、激光和手术切除治疗本病。

1. 激素疗法

本方法主要适用于混合性血管瘤（毛细血管海绵状血管瘤），目前也用于海绵状血管瘤的治疗，但疗效较毛细血管海绵状血管瘤差。常用的激素疗法包括口服泼尼松和地塞米松局部分点注射（详见毛细血管海绵状血管瘤治疗）。

2. 激光疗法

通过激光对生物组织进行凝结、气化和切割作用达到治疗目的，其作用机制如下。①热效应：激光照射时，在短短的数毫秒内，即可使组织局部温度达 200～1000℃，然后约 1 分钟的时间内持续在 45～50℃左右，如此温度可使蛋白质变性、凝固、碳化或气化。②压力效应：激光聚焦的表面压强可高达 200 g/cm^2，如此高的压强可导致局部组织破坏、蛋白质分解。③光效应：组织被激光照射后，可产生吸收、反射和传热等一系列生物效应，而色素组织对激光则有选择性的吸收而且很少反射和传热反应，由此引起被照射组织破坏。④电磁场效应：激光是一种电磁波，激光所产生电磁场强度有时可达几十万伏，此电磁场强度可使组织细胞空泡化、分解，而且照射时间与组织损伤程度关系密切，激光照射时间越长，组织损伤越重、损伤面积越大、穿透越深。

激光治疗海绵状血管瘤主要应用钕－钇、铝石榴石（Nd-YAG）激光，因为该类激光具有对组织穿透力较强、热效应可使血管壁收缩以及红、蓝、紫色组织对其吸收多等特点，而且激光光斑细小，能准确破坏被照射病灶，对周围组织损伤很小，故临床上采用 Nd-YAG 激光治疗血管瘤。Nd-YAG 激光照射后一般无出血，水肿轻，但对病变范围广、部位深的血管瘤，单靠激光治疗效果不佳，尚须配合其他的治疗方法。因 Nd-YAG 激光具有较强的热效应，照射时疼痛较剧，照射前须使用麻醉。对腹壁表浅的海绵状血管瘤可在治疗范围内分多点照射，点与点之间相距一般 0.5～0.8 cm，照射至组织表面变白或肿瘤皱缩为宜。照射后局部可有水肿、起水泡、结痂、溃疡、继发感染或出血等并发症，需注意观查和处理。照射导致的局部水肿通常在 3～5 日后自行消退，无需特殊处理。起水泡多发生在照射后当日或第 2 日，应在水泡未破前消毒、用注射器将渗出液抽出，然后加压包扎，以免自行破溃形成溃疡。照射后局部结痂，痂皮多较厚而坚实，一般经 10～20 天后脱落，痂下伤面愈合。在此期间应注意痂下有无继发性感染，若发现坏死或脓性分泌物，应去痂换药，直至溃疡愈合。溃疡多因照射剂量过大或照射时间过长而使组织坏死所致，处理不当常继发感染，应注意创面换药，促进肉芽组织生长和创面愈合，必要时用抗生素治疗。出血多因在照射过程中照射不当和溃疡继发感染所致，如在焦点上照射造成一点深入，可使尚未凝固的肿瘤表面破坏而导致出血，在此情况下可采取压迫止血法。

3. 手术切除

比较局限的腹壁海绵状血管瘤，手术治疗较容易，效果也较好。对于范围较大者，如一期手术不能全部切除时，残留血管瘤组织易诱发 DIC。对于范围较大，尤其累及腹壁肌层组织者，手术往往十分困难，如将瘤组织及受累的肌肉全部切除，可造成术后腹壁薄弱或缺损，须同时作植皮术并考虑应用自体组织、Marlex Mesh 或膨体聚四氟乙烯补片修复缺损。

腹壁海绵状血管瘤切除术中常见危险和意外情况是大出血，为避免这一危险情况的发生，手术前最好进行血管瘤造影检查，查明其供应血管并作好标记，在手术开始时在其供应血管近端结扎，以减少术中大出血的可能性。亦可采用血管瘤周围埋藏缝扎法止血，实践证明，该方法是血管瘤切除术中最可靠、有效的止血方法之一。此外，术中仔细解剖、充分显露血管瘤周围组织，找到和结扎进入血管瘤的主要血管，有助于减少术中、术后出血。

手术前做好输血准备，手术后应密切观察，防治 DIC。

4. 脲素注射疗法

脲素作为一种高渗液体，注入血管瘤内后可使瘤细胞脱水、代谢紊乱，进而破坏血管内皮细胞使之发生无菌性坏死，继之纤维组织增生、瘤体纤维化并萎缩。近年来，国内应用脲素作为硬化剂治疗大面积海绵状血管瘤，已取得了较好疗效。将 98%精制医用脲素稀释成 40%的浓度，取 5 mL 脲素加入 2%普鲁卡因 1 mL，分点注入瘤体的边缘，然后加压包扎，以防药液从针孔溢出。每日注射一次，连续 10～20 次。

三、毛细血管海绵状血管瘤

（一）病理特点

毛细血管海绵状血管瘤是毛细血管瘤与海绵状血管瘤的混合体，通常皮层有毛细血管瘤，皮下组织有海绵状血管瘤，亦称混合性血管瘤。本病往往在出生时就已存在，很快蔓延至皮肤血管范围以外并侵入真皮深层和皮下组织。

（二）临床特点

毛细血管海绵状血管瘤可发生于腹壁等身体任何部位，但面颈部多见。起初与草莓状毛细血管瘤相似，但生长迅速，往往在数周之内生长到很大体积，累及较大范围的正常腹壁组织。瘤体形态不规则，呈蓝红色，柔软，按压变小不明显，易发生溃破、出血、感染、坏死和瘢痕形成。巨大毛细血管海绵状血管瘤可诱发 DIC，该瘤生后的头 6 月生长迅速，6 个月后生长速度一般会减慢，部分瘤体甚至自然消退，但消退过程缓慢，且完全消退的可能性较小。

（三）治疗

1. 手术切除

与发生在其他部位的毛细血管海绵状血管瘤不同，腹壁毛细血管海绵状血管瘤宜早期在瘤体和侵及范围不大时手术切除，如犹豫不决，往往错过最佳切除时机，致使肿瘤增大并造成腹壁组织大范围破坏和损容，亦给手术带来困难。一些瘤体较大者，可暂用激素疗法，待瘤体缩小后，再作切除手术，必要时可考虑植皮和应用自体组织、Marlex Mesh 或膨体聚四氟乙烯补片修复缺损。

2. 激素疗法

皮质激素治疗血管瘤的机制尚未完全明了，可能与皮质激素能增加血管对血管活性物质的敏感性，导致小动脉、毛细血管前括约肌收缩，抑制皮肤对脂肪和葡萄糖的吸收、影响蛋白质合成等有关。本法由 Zarern 与 Edgerton（1967 年）首先用于治疗儿童巨大毛细血管海绵状血管瘤，短期内取得明显疗效并予以报道。近几十年来经大量临床研究证实，皮质激素能抑制 90%的毛细血管海绵状血管瘤生长，并使瘤体缩小，是目前被公认的治疗毛细血管海绵状血管瘤迅速增长的首选方法。

（1）泼尼松口服。服药方式有：①首先隔天口服 40 mg（6～7 kg体重婴儿），连续 8 次，然后每二周剂量减少一半；到最后 1 个月，每二天口服 2.5 mg，整个疗程为 3 个月。一般在治疗开始后的第 3～21 天内瘤体生长减缓并开始缩小，表面溃疡也能在 2～3 周内愈合，肿瘤消退过程可持续 2～3 个月。有些病例，当泼尼松剂量减少至每 2 天 10 mg 或 5 mg 时瘤体可再度出现生长现象，应增加剂量至 15 mg，时间约 10 天，作为附加疗程；如有必要，附加疗程还可延长。②按 2 mg/（kg·次）计算口服剂量，隔天口服，连续 3～4 周为一疗程，停药 1～2 周再进行下一疗程。依据瘤体变化，可连续 3～4 个疗程。

（2）地塞米松注射疗法：据报道，采用地塞米松局部分点注射治疗毛细血管海绵状血管瘤，可获得明显疗效。

3. 激光疗法

应用 Nd-YAG 激光照射至病变区发白或棕黄色为止。

4. 其他疗法

包括冷冻疗法、硬化剂注射法、放射（X 线、镭、同位素等）疗法等，除放射疗法不良反应较大、并有致癌作用目前已废弃不用外，依据情况可适当选用其他疗法。

四、血管球瘤

血管球瘤发病原因尚不十分明了，临床研究发现，损伤与其发生关系密切。该瘤多见于肢端皮下组织内，偶尔也可发生于脏器中，也可见于腹壁皮下组织内，但较罕见。

（一）病理特点

血管球主要是由一动、静脉吻合形成，中间穿插毛细血管床（Sucquet-Hoyer 管）。它的一端连接于一小动脉，另一端连接于乳头下静脉丛，没有弹力纤维和环肌纤维存在，Sucquet-Hoyer 管周围除有疏松结缔组织包围外，尚有丰富的有鞘和无鞘神经纤维。

（二）临床特点

该瘤以青年及中年人多发，女性较男性略多见。一般为单发性，也有患者呈多发性。瘤体直径一般小于 2～3 cm，色泽淡红，四周界限清晰，质软。轻微的触及、摩擦或压迫多能引起明显的疼痛。

（三）治疗

血管球瘤的诊断一般不难，手术切除是其最有效治疗方法，切除完全者疗效满意，如切除不彻底，可很快复发。

五、腹壁血管内皮瘤

（一）病理特点

血管内皮瘤是血管内皮细胞过度增生、异常分化所形成的一种恶性肿瘤。主要生长于皮肤和皮下组织内，亦可见于胃肠道等内脏器官。任何年龄均可发病，恶性程度高低不一，部分肿瘤生长缓慢，转移较晚，预后较好；生长迅速，发生转移者，预后较差。一般情况下，小儿血管内皮瘤恶性程度较低，而成人患者恶性程度则较高。

（二）临床特点

生长于腹壁皮肤和皮下组织内的血管内皮瘤，早期多无严重不适。瘤体大小、形态差异较大，小者直径＜1 cm，大者直径可达8～10 cm。瘤体色泽多深红或暗红，质地软滑。有时在主要瘤体周围可有小的瘤灶，如卫星状分布，侵及范围直径约1～20 cm不等。恶性程度高、生长迅速的血管内皮瘤，血管组织丰富脆弱，易破溃并发生严重出血。

该瘤须与腹壁良性血管瘤相鉴别，鉴别困难者应取瘤体组织行病理检查。

（三）治疗

早期瘤体较小、尚未转移者应手术切除，并可考虑同时植皮和应用自体组织、Marlex Mesh或膨体聚四氟乙烯补片修复缺损。反之，应予以放射治疗，该瘤对放射线多较敏感，疗效肯定。

六、血管外皮细胞瘤

（一）病理特点

血管外皮细胞瘤由Stout和Murray首先报道。一般认为该瘤起源于毛细血管外皮细胞，是一恶性程度相对较低的肿瘤，电镜超微结构研究显示血管外皮细胞瘤有成纤维样细胞、内皮样细胞、外皮样细胞和平滑肌样细胞四种细胞成分构成。血管外皮细胞瘤中的平滑肌样细胞主要为未分化平滑肌细胞。研究表明，正常的血管外皮细胞可产生因子Ⅷ（F-Ⅷ）和组织相容抗原（HLA-DR）。有学者对一组血管外皮细胞瘤研究后发现，其因子Ⅷ和组织相容抗原检测亦均呈阳性，而其他一些与血管外皮细胞瘤相似的肿瘤，如平滑肌肉瘤、脂肪肉瘤、恶性神经鞘瘤等肿瘤的因子Ⅷ和组织相容抗原检测均呈阴性，进一步证实了该瘤来源于血管外皮细胞。

（二）临床特点

血管外皮细胞瘤可生长于身体的任何部位，如头皮、鼻窦、脑膜、颈部舌、心包、回肠、肠系膜等。发生于腹壁者，以腹壁软组织、腹膜后间隙多见。发生于腹壁浅表软组织者，多以局部肿块为主诉，肿块边缘清晰，多有包膜，瘤体大小不等，但其颜色并不发红，因此临床医师常将其误诊为非血管源性肿瘤。发生于腹膜后间隙者，则多以腹膜后肿瘤就诊。有些病例 B 超、X 线拍片和 CT 扫描检查提示瘤体内含有钙化点。因子Ⅷ和组织相容抗原检测阳性有助于确定诊断。

本病与平滑肌肉瘤、恶性神经鞘瘤、脂肪肉瘤或恶性纤维组织细胞瘤症状相似，须与之相鉴别。平滑肌肉瘤、脂肪肉瘤、恶性神经鞘瘤中因子Ⅷ和组织相容抗原检测均阴性；恶性纤维组织细胞瘤中组织相容抗原检测呈阳性，而因子Ⅷ检测呈阴性。

（三）治疗

血管外皮细胞瘤的治疗措施包括手术切除、放疗和化疗等，早期在其发生转移前根治性切除，辅以放疗和化疗等，有助于提高其生存率。

七、血管平滑肌肉瘤

血管平滑肌肉瘤由 Virchow 在尸体解剖中首先发现并报告。近年来，随着影像学诊断技术发展和提高，尤其血管造影技术的普遍开展，文献中有关本病报道日益增多，是一并非少见的恶性肿瘤。该瘤多发生于腹后壁大血管，其中半数以上发生于下腔静脉。据统计，发生于下腔静脉者，80％为 50 岁以上的女性；发生在其他较大静脉，男性多见；发生于大动脉者，则无性别的差异。

（一）病理特点

血管平滑肌肉瘤多呈卵圆形，少数呈分叶状，无包膜，外观灰黄或白色，质韧而偏硬，瘤体直径一般为 4～5 cm，文献记载最大者重达 3 500 g。切面呈黄白色，有散在片状出血，中央偶有坏死。镜下为不典型平滑肌细胞增生，间有大量血管相混杂，平滑肌细胞胞浆染色较深，细胞核呈异形性，分裂相多见。

（二）临床特点

血管平滑肌肉瘤临床症状无特异，约50%的患者表现为不明原因的腹痛和腹部肿块。

发生于下腔静脉者，临床表现与病变部位、生长速度和有无血栓形成关系密切。如：①发生于肝静脉以上者，多有不同程度的肝功能损害，当肝静脉受压或血栓形成时，可引起肝静脉回流障碍，表现为肝肿大、腹水和下肢水肿等。②发生于肾静脉和肝静脉之间者，表现为右上腹腹痛及不同程度的下肢水肿，腹痛与饮食和胃肠道功能无关；肾静脉受压迫时，可有轻度蛋白尿，如血栓形成或肾动脉受压时，则表现为肾性高血压。③发生于肾静脉以下者，其常见症状为腹痛和下肢水肿。腹痛多位于右下腹和右腰部。因大多数瘤体不向下腔静脉腔内生长，而且下腔静脉受压被阻塞的进程较缓慢，在下腔静脉腔闭塞前侧枝循环已建立，故下肢水肿一般不严重。约50%的患者可触及肿块。

发生于腹膜后大动脉者比较少见，腹主动脉、髂动脉受压或血栓形成时，可表现为一侧或双侧下肢疼痛和间歇性跛行，查体可发现有下肢苍白，足背动脉搏动减弱或不能扪及。部分患者可有腹痛及腹部包块表现，晚期可有腹主动脉闭塞，继发内脏梗死、缺血坏死、腹膜炎、死亡。

本病术前诊断困难，约半数因腹痛或腹部肿块而剖腹探查时才被发现。B超、CT、MRI扫描等检查可直接提示肿瘤的发生部位，并能了解肿瘤与周围器官的关系；X线造影可显示下腔静脉或腹主动脉受压、阻塞部位；联合选择性腹主动脉和腔静脉造影是最可靠的诊断方法之一。

（三）治疗

血管平滑肌肉瘤属低度恶性肿瘤，如能早期发现并作出诊断，彻底手术切除，治疗效果多较满意。但本病早期无特异症状，加之临床医师对其认识不足，早期诊断比较困难，故当确诊或施行手术时，肿瘤已有相当长的病程，且将近50%的患者已有转移，尽管如此，一些手术时发现已侵及邻近器官的患者，经积极手术切除常能取得较好疗效。即使手术切除不彻底，或复发或转移后经过积极手术切除、辅以化学和放射疗法，多数可取得相对满意的疗效。还有学者报告，一些患者因腹部肿块行剖腹探查手术，术中发现为下腔静脉肿瘤，无法切除而关腹，术后经化疗和放射治疗，肿块缩小后经腹膜后途径再次手术将肿瘤、下腔静脉及累及器官整块切除，效果良好。

手术是本病的首选治疗方法。血管平滑肌肉瘤位于肾静脉以下者，肿瘤多向腔静脉腔外生长，血管壁受累程度较轻，肿瘤及周围浸润组织切除比较容易，下腔静脉的重建也较易。累及一侧肾静脉者，可作一侧肾切除；累及双侧肾静脉时处理相对困难，需作右肾自体移植，左肾保留，将肾静脉予以结扎。肿瘤累及肝静脉者，手术极其困难，预后不佳。

第二节　腹壁淋巴管瘤

淋巴管瘤由淋巴管增生或扩张而形成，同血管瘤一样，也是脉管的先天性发育畸形，属错构瘤，是淋巴管畸形，非真正肿瘤，但具有不断生长和浸润周围组织的特性。部分淋巴管瘤内可混有血管瘤组织，如血管瘤组织占显著成分，则称作淋巴管血管瘤。发病率远较血管瘤低，据文献统计报告为1∶4。本病可发生于全身各处，也可发生于腹壁及腹膜后，但较为少见。生长缓慢，自行消退者极少见。临床上按其病理特点、组织结构不同，分为毛细淋巴管瘤、海绵状淋巴管瘤和囊状淋巴管瘤三种类型。

一、毛细淋巴管瘤

（一）病理特点

毛细淋巴管瘤又称单纯性淋巴管瘤，多发生于皮肤或皮下组织内，亦可发生于口腔、外生殖器黏膜。主要病理变化是毛细淋巴管瘤扩张，淋巴液滞留。

（二）临床特点

多见于头皮、上臂、胸部等处，亦可见于腹壁皮肤或皮下组织内，多密集成群，外表呈颗粒状水泡样，从针尖到豌豆样大小不等，淡黄色透明，如混杂有小血管时可呈淡红色或紫红色，水泡间皮肤正常。表面光滑柔软，略有压缩性，针刺有黏液样淋巴液溢出。

（三）治疗

冷冻、激光等对局限性者有一定疗效，面积较大者以手术切除为宜。

二、海绵状淋巴管瘤

（一）病理特点

海绵状淋巴管瘤主要发生于皮肤、皮下组织、肌肉及结缔组织间隙中，由扩张、屈曲的较大淋巴管和一些小的彼此相通的多房性淋巴囊腔组成，其结构形如海绵，内含淋巴液。

（二）临床特点

多见于四肢、头颈部及腋窝等部位，少数见于腹壁、躯干等处。据统计，发生于腹壁者不足1%。临床表现为局限或弥漫的软组织肿块，有不规则皮肤、皮下组织增厚现象，但色泽多无异常，触之柔软有压缩性，无压痛。

（三）治疗

发生于腹壁的海绵状淋巴管瘤，范围局限者可暂时选用OK-432或沙培林等药物局部注射，疗效不佳者应及时手术切除；体积较大者，如能手术切除时应尽可能一期手术治疗，如一次彻底切除困难者，可分次切除。

三、囊状淋巴管瘤

（一）病理特点

囊状淋巴管瘤又称水瘤，由单一或多个大小不等相互交通的囊腔构成，囊壁内衬有正常内皮细胞，囊外有薄层胶原纤维和少量平滑肌纤维，囊腔内含有大量淋巴液，囊腔与周围正常淋巴管并不相通。

（二）临床特点

本病约75%发生于颈部，20%发生在腋下，其余发生于腹壁、腹膜后、腹股沟区、盆腔等处。发生于腹壁、腹股沟区者多表现为囊性分叶状肿块，约核桃或桔子大小，生长缓慢。肿物表面皮肤正常，与皮肤无粘连。触之柔软、囊性，透光试验阳性，如继发囊内出血，透光试验转为阴性。穿刺可抽出淡黄色、透明液体，有胆固醇结晶、易凝固，性质与淋巴液相同。一般无自觉症状，如继发感染，局部则有红、肿、热、痛等感染表现。

发生在腹膜后区域者，肿瘤较小时可无症状，多因其他原因做腹部B超或CT时偶然发现。肿瘤增大后，临床表现为腹部包块或腹胀，部分患者可因腹腔内肿块压迫、扭曲、感染、糜烂或出血而出现腹痛、肠梗阻、腹膜炎表现。偶有囊状淋巴管瘤从外环突入阴囊，被误认为腹股沟斜疝或鞘膜积液。B超检查提示腹膜后水样密度囊性肿块，边缘清，囊壁薄而光整。CT表现主要为腹膜后区圆形或椭圆形、轮廓光滑无分叶的薄壁囊肿，水样密度，不被强化。大的囊肿，其周围脏器常被推移。

（三）诊断与鉴别诊断

发生于腹壁、腹股沟区者，诊断多无困难。发生于腹膜后区者，早期无症状，术前诊断困难。仅在肿瘤增大压迫周围器官或并发感染、破溃时才引起疼痛、腹胀等症状，此时往往囊肿已十分巨大。对腹膜后囊性占位者，尤其是B超、CT提示多房性液性包块，或因其他疾病施行腹部手术时，发现盆腔、腹膜后、肠系膜等处有乳糜样囊性包块者，均应考虑到本病。

发生于腹膜后的囊状淋巴管瘤需与腹膜后囊性畸胎瘤、中肾管囊肿及创伤性血肿鉴别。发生于盆部腹膜后者应与卵巢囊肿鉴别。

（四）治疗

腹壁囊状淋巴管瘤可先用平阳霉素、OK-432或沙培林囊内注射治疗，无效者可考虑手术切除。

腹膜后囊状淋巴管瘤虽属良性肿瘤，但自然缩小或消失可能性较小，且存在着继发感染、出血、穿孔及继续生长而压迫邻近器官的危险，而且随着病程的延长，会增加手术难度。因此，一旦确诊应以手术切除为首选方案。单发囊肿边界清楚，完整切除囊肿多无困难。若肿块范围广泛或与周围器官粘连较紧难以分离，应尽量切除或部分切除后做外引流术，残留囊壁内皮涂3%的碘酊以防复发。

第三节　腹壁硬纤维瘤

硬纤维瘤亦称侵袭性纤维瘤、韧带样瘤、纤维组织瘤样增生、复发性纤维样瘤或成纤维瘤等，文献中使用硬纤维瘤、侵袭性纤维瘤或韧带样瘤命名者多见。Macfarlane在1832年发现1例年轻妇女产后不久腹壁肌筋膜内出现肿物（即腹壁硬纤维瘤）并首先报道，1838年Muller首次以硬纤维瘤命名该病后，文献中硬纤维瘤的病案报道相继增多，并逐渐引起了临床医师对这一疾病的关注和重视。该瘤在组织形态学上没有恶性征象，一些学者将其视为良性肿瘤。因其具有侵袭性、易复发性和局部破坏性，也有不少学者认为本病属低度恶性肿瘤。虽然此瘤在组织学上无恶性特征、无淋巴和血液转移现象，但具有侵袭性、易复发性和局部破坏性，与良性和恶性肿瘤又存在一定区别，尤其1950年Wills提出交界性肿瘤的概念后，越来越多的学者认为本病为交界性肿瘤。WHO（1994年）将其界定为分化的成纤维细胞肿瘤，其生物特征介于良性成纤维细胞瘤与纤维肉瘤间，可以局部复发而不发生转移。

据文献报道，其发病率约为2～5/100万人，但在家族性腺瘤样息肉病患者中的发生率高达8%～38%。占软组织肿瘤的0.03%～3%，占纤维组织肿瘤的1.19%。本病可以发生在身体任何部位（如臂部、小腿、上臂、头部、颈部等），但以腹壁发生率最高，约占硬纤维瘤总数的2/3。发生于腹壁者叫腹壁硬纤维瘤或腹壁侵袭性纤维瘤病，主要侵犯腹壁、筋膜鞘和肌层，多发生于女性妊娠生育后，以及腹部手术或腹壁外伤后，而家族性腺瘤性息肉病合并本病者，男女发病率几乎相等。

一、病因及发病机制

本病发病原因尚不十分明了，可能与下述因素有关。

（一）腹壁损伤

国内外大多数学者认为腹壁损伤是导致本病的主要因素之一。有学者统计近年来国内5组175例腹壁硬纤维瘤，其中有妊娠、分娩史者152例（86.9%），有手术和外伤史者35例（24.8%）。腹壁损伤导致发生硬纤维瘤的机制不清，可能与肌纤维破坏、局部出血、血肿修复过程中发生异常增生有关，也有学者认为与肌肉纤维破坏引起的自身免疫反应有关。但损伤因素不能解释男性、无妊娠生育、无手术史或外伤史的患者发生腹壁硬纤维瘤的病因。

常见的腹壁损伤原因如下。

1. 手术

手术直接切断腹壁肌肉或分离牵拉导致肌肉撕裂出血。

2. 腹部钝挫伤

腹部钝挫伤会造成肌纤维破坏，局部出血或形成血肿。

3. 妊娠

妊娠时腹肌长期受到过度牵拉可造成腹壁慢性损伤，分娩时腹肌持续而剧烈地收缩，可造成肌纤维破坏、断裂和肌纤维间出血。

（二）内分泌失调

近年来一些临床观察和实验表明，本病可能与女性激素平衡失调有关。其依据为：①本病多见于18～36岁生育期的女性，常在分娩后数年发生，绝经后发病者少。②本病经卵巢放疗去势或者进入绝经期后，肿瘤有逐渐自行消退的特点。③少数病例应用雌激素受体拮抗剂（如三苯氧胺）治疗有一定疗效。④动物实验证明，雌激素可诱发此瘤的形成。Brasfield 等在大白兔的腹壁肌层内多次注射雌激素，结果导致了试验动物腹壁硬纤维瘤的发生，应用睾丸酮、孕酮可抑制肿瘤的发展。⑤硬纤维瘤的标本中可检测到雌激素受体。

（三）遗传因素

早在 1923 年 Nichols 就发现家族性腺瘤样息肉病的患者易患硬纤维瘤，Hizawa 等报道在诊断为家族性腺瘤样息肉病的 49 例患者中，有 6 例确诊合并侵袭性纤维瘤病。另有统计结果显示，家族性腺瘤样息肉病患者硬纤维瘤发生率高达 8%～38%，高于正常人群 8～52 倍。鉴于本病常同时伴有家族性腺瘤样息肉病，而且自新生儿期就可发病或同胞同患本病等情况，有学者提出硬纤维瘤的发病可能与遗传有关。

近年来国内外学者研究发现，在一些散发和与家族性腺瘤样息肉病有关的硬纤维瘤中，瘤组织内可检测到 APC 基因的 5q 缺失、第 15 外显子发生突变等异常。现已知 APC 基因能调节 β-链蛋白的表达，而后者则是细胞膜具有粘附连接功能的蛋白成员，并且作为 Wingless 信号传导的中介体在细胞核内与转录因子结合、激活基因转录。Wnt-APC-β-链蛋白通路中两中介体突变显示，β-链蛋白的稳定在硬纤维瘤的发病中起关键作用。实验发现，切断 APC 基因，在其 1526 密码子中插入一 337 个碱基对的 Alu Ⅰ 序列，使之突变并提高硬纤维瘤细胞 β-链蛋白水平，有助于硬纤维瘤细胞的增殖。另有实验发现，虽硬纤维瘤细胞内含有高水平的 β-链蛋白，而 β 链 mRNA 表达水平则正常，与周围正常组织相同，提示瘤组织内 β-链蛋白的降解率较正常组织减低，亦是 β-链蛋白水平高的重要因素之一。以上研究表明，APC 基因的缺失和突变，瘤组织内 β-链蛋白高水平表达和降解率减低所致的 β-链蛋白高水平及其在激活转录因子过程中的重要作用，在导致或促进本病发生发展中具有重要作用。

此外，通过原位杂交和免疫荧光检查发现，硬纤维瘤细胞中存有 C-sis 基因高表达，该基因能促进血小板衍生性生长因子 R 的产生，而血小板衍生性生长因子 R 则具有促进硬纤维瘤细胞及其周围纤维细胞有丝分裂的作用。

二、病理

硬纤维瘤大小不等，没有包膜，边缘不规则，向周围组织呈浸润性生长而界限不清，常为“分叶”状的肿块。切面质地韧如橡皮，呈灰白色，纤维束呈编织条索状排列，侵犯周围组织（如肌肉、脂肪）。被侵犯的肌肉可出现萎缩变性。瘤组织可侵犯血管、神经并破坏这些组织。偶见恶变为低度恶性的纤维肉瘤。

镜下所见：肿瘤由分化良好的成纤维细胞增生和胶原纤维构成，成纤维细胞及纤维之间往往呈波浪状交错排列，胶原纤维穿插于细胞之间。不同肿瘤或同一肿瘤的不同区域细胞与纤维比例差异很大，有的纤维少而胶原多，有的细胞多而胶原少，但其量比分化好的纤维肉瘤多。增生的成纤维细胞较肥大，淡染，境界清楚，呈束状排列，无异型性；细胞核呈长形，染色质呈点彩状，有小核仁，可见核分裂相，但无病理性核分裂相。

部分病例可见瘤组织与周围肌肉组织粘连，有的细胞生长较活跃，有的呈玻璃样变，有的位于脂肪及肌肉间呈侵袭性生长，肌纤维组织被分隔成小岛状，发生萎缩变性，并可见多核的肌肉巨细胞。

三、临床表现

本病从新生儿至老年人均可发病，但以 30～50 岁有妊娠生育史的女性、有腹部手术史或腹壁外伤史者多见。可见于腹壁的任何部位，尤以下腹部、外伤及原手术切口及邻近区域好发。有学者统计近年来国内文献报告的 5 组腹壁硬纤维瘤共 175 例，其中：女性 161 例（92%），男性 14 例（28%）；有妊娠和分娩史者

152 例（86.9%），有手术和外伤史者 35 例（24.8%）；肿块位于下腹壁者 127 例（72.6%），肿块位于中上腹壁者 45 例（25.7%），多发性 3 例（1.7%）。

主要表现为腹壁肿块，界限不清，质硬，无压痛，没有移动性。生长缓慢，可多年不出现症状，一般没有疼痛或偶有不适感。大多数患者肿瘤直径达数厘米时才就诊，少数延误治疗者，肿瘤向四周呈片状浸润生长，发展成巨大腹壁硬纤维瘤，造成大片腹壁僵硬。

该瘤不转移，但易复发。据报道，复发率可高达 50%～66.8%，而且复发主要在 18～30 岁这一年龄阶段。Plukker 等认为，肿瘤的复发与手术切除范围和肿瘤大小有关，肿瘤越大越容易复发，肿瘤大于 10 cm 的病例术后复发率最高。少数腹壁硬纤维瘤在外科切除不彻底的情况下可长期存在而不生长。但有学者报告，反复复发、多次手术可能导致肿瘤转移。

该肿瘤有自行性消退可能，甚至个别巨大腹壁硬纤维瘤不予任何治疗可自然退缩或消失。

四、影像学检查

（一）B 超

不仅有助于排除腹内肿块，而且能确定肿瘤在腹壁组织内的位置和浸润范围。多显示腹壁内有占位病变和浸润周围组织的声像。

（二）CT 扫描

硬纤维瘤在 CT 上大部分呈边界清楚、密度均匀的软组织肿块。但病变小时往往边界不清晰，病变大时一组肌肉已被肿瘤“蚕食”，周围有皮下脂肪相衬，多显示边界比较清晰。肿瘤平扫呈均匀等密度。增强扫描较平扫能更好显示肿瘤边界，边界极不规则，呈浸润状，肿瘤呈爪样蚕食正常肌肉。

增强扫描时与肌肉比较：肿瘤较大时，病灶密度略高或等肌肉密度中有小梁状、条状或呈偏心的较大圆形低密度改变分散其间，小梁状或条状与原肌纤维走向一致；如果肿瘤较小，组织学显示肿瘤组织间仍有一定量的正常肌肉组织，但不足以在影像上表现出来，因而CT扫描呈均匀等密度或略高密度。亦有极少文献报告硬纤维瘤可见钙化、软骨化或骨化。但有学者认为，腹壁硬纤维瘤多较小，平扫与增强多呈均匀的等密度，仅表现局部肌肉略肿胀，脂肪间隙模糊；因腹壁肌群少而薄，爪样浸润及肿瘤中偏心的多个低密度改变这两个特征的征象常常不能表现出来，须结合临床考虑。

（三）MRI

与CT相比，MRI较能更精确地显示出病灶的部位、范围和形态、病灶边缘的爪状浸润，以及是否有包膜。亦可较清楚地显示出病灶内是否有脂肪组织，病灶周围是否有水肿区。腹壁硬纤维瘤主要由成束状交织的梭形成纤维细胞和不等量的致密胶原组织构成，不同的病例、同一病灶内不同部位，梭形成纤维细胞和胶原组织的比例有所不同，MRI多序列的扫描程序可真实地反映病灶的组织学构成。因病灶内成纤维细胞和胶原组织比例的不同可使信号发生改变，以细胞为主而胶原成分少的病灶在 T_1 加权像上与肌肉相比可呈低信号，在 T_2 加权像上呈高信号；以胶原成分为主而细胞成分少的病灶在 T_1 加权像和 T_2 加权像上则均呈略低信号。在同一病例中，由于病灶周边常以胶原成分为主，中央以细胞成分为主，故在 T_2 加权像上周边信号低于中央区；以浸润性生长或复发的病灶其细胞成分常常多于胶原成分。也有学者认为，病程长者由于肿瘤本能的皱缩，胶原成分增多而信号降低。

本病MRI表现为肌肉内占位病变、相对均质、无坏死、无钙化、无脂肪组织。病灶在 T_1 加权像上呈低信号或等信号，T_2 加权像病灶均呈高信号，信号强度略低于皮下脂肪。有的病灶内可见到小条状低信号区，与肌肉信号一致，系残存的肌肉岛所致。增强后病灶明显强化，而残存的肌肉岛无强化。

五、诊断与鉴别诊断

（一）诊断

本病诊断并不困难，对于有腹壁质硬、边缘不太清楚的圆形或椭圆形肿块的患者，结合如下几点即可确诊。

（1）既往有妊娠生育史、腹部手术史及腹部外伤史。

（2）有多发性结肠息肉病家族史或有 Gardner 综合征。

（3）无转移征象，但有局部切除后多次复发史。

（4）腹壁，尤其是下腹壁有缓慢生长的无痛性或轻微疼痛肿块，呈椭圆形或长条形，质硬，固定，边界不清楚，多数无压痛，Bouchocourt 征阴性（阳性可以确定为腹壁内肿块）。

（5）浸润性生长侵及腹腔内肠管或膀胱并产生相应的不完全肠梗阻或尿频、尿急等症状。

（6）B 超、CT 或 MRI 显示腹壁内有占位病变和浸润周围组织的图像。

（7）病理检查：肿瘤中成纤维细胞增生，成纤维细胞周围有大量胶原基质，其中细胞数量较多，成纤维细胞常侵犯邻近正常结构。成纤维细胞无异型性，无病理性核分裂相。

（二）鉴别诊断

部分腹壁硬纤维瘤临床及影像表现不典型，术前诊断可能比较困难，需与众多的软组织病变鉴别，复习文献，有时可误诊为腹壁的其他良或恶性肿瘤以及腹腔内肿瘤，因此须与之等相鉴别。腹壁良性肿瘤以硬纤维瘤、神经纤维瘤和脂肪瘤常见，恶性肿瘤以淋巴瘤、软组织肉瘤及转移瘤常见。

1. 腹腔内肿瘤

通常情况下，Bouchocourt 征阴性，腹壁内肿块阳性，可以资鉴别。

2. 腹壁良性肿瘤

（1）脂肪瘤：脂肪瘤质软，光滑，活动，界限清晰，B 超、CT 和 MRI 表现典型，多能区别。

（2）神经纤维瘤：而借助MRI可区分硬纤维瘤和神经纤维瘤。

3. 腹壁恶性肿瘤

其中最主要的是与脂肪肉瘤、纤维肉瘤、恶性纤维组织细胞瘤鉴别。

（1）脂肪肉瘤：常有较完整的包膜，肿瘤内可见到脂肪成分，MRI周围肌肉常可见到水肿区。

（2）纤维肉瘤：B超、CT和MRI上病灶境界不清，信号不均，MRI周边可见到水肿区。

（3）恶性纤维组织细胞瘤：老年人多见，青少年罕见，肿瘤境界不清，B超、CT和MRI上病灶境界不清，信号不均，周边有水肿区等。

尽管硬纤维瘤具有局部侵袭性，但与典型的呈浸润生长的恶性肿瘤不同。临床上大部分表现为边界清楚的软组织肿块，影像学上显示边界清楚、密度均匀的软组织肿块，MRI病灶周围无水肿区，病灶内的信号相对一致。但有时与分化较好的脂肪肉瘤、纤维肉瘤鉴别仍存在困难，需结合病理学检查加以鉴别。

六、治疗

（一）手术治疗

早在1899年Douffier就提倡对腹壁硬纤维瘤行广泛彻底切除。但也有学者认为，硬纤维瘤是一种良性肿瘤，而且术后复发率高达50%以上，因此不主张外科处理。然而经过100多年的临床实践证明，通过彻底切除病变获得一个无残瘤灶的切缘是唯一可靠的根治方法。多数学者认为，首次手术切除不彻底与肿瘤复发有直接因果关系。为达到根治要求和降低复发率，对本病的治疗时应尽量做到：①早期诊断、早期手术，切忌盲目应用非手术疗法而延误治疗。②手术必须将瘤体周围部分正常组织，如肌肉、腱膜、腹膜等一并切除，切缘需距肿瘤2～3 cm，尤其是在肿瘤的纵轴方向上更要保证远离肿瘤2～3 cm以上，这一点对防止腹壁硬纤维瘤术后复发极为重要。对于腹壁巨大硬纤维瘤或多发性病灶的病例，也应考虑广泛大块切除，确保切缘无残瘤灶，如不能达到这一要求，则宁可放弃手术。因为手术次数越多，复发机会也越大，复发后生长也更快，甚至发生转移。近年来一些学者在大块切除后腹壁缺损用人工合成补片（如 Marlex Mesh、聚丙烯或聚四氟乙烯补片等）重建，取得了较好疗效。③为明确肿瘤性质及切除范围，防止病灶残留，术中应常规冰冻切片。对于较大肿瘤或腹壁巨大硬纤维瘤，瘤体切下后应在切缘做多处冰冻切片，尤其是纵轴方向切缘更要多处作冰冻切片送病理检查，确认无瘤体组织残留后方可关闭切口。

近年来，国外有学者发现，手术切除后复发与任何影响预后的因素（年龄、性别、肿瘤大小、深度及切除边缘）都无关联，故认为扩大切除范围，不仅造成不必要的死亡，而且也不能预防局部复发，手术应仅切除肉眼可见病变即可，以尽可能地保持组织结构和功能，残存的镜下病变不会明显影响 5 年是否复发及总体存活率。

（二）放射治疗

无论单独放疗还是作为辅助治疗，都是治疗腹壁硬纤维瘤的有效方法。为减少复发，放疗可以作为较大肿瘤手术前后的辅助治疗，或作为手术切除范围不足、肿瘤无法切除时的一种补救方法。对于切除边缘阴性的患者，不主张行放疗。放疗的剂量为 50～60 Gy，一般主张切除边缘阳性患者术后需接受 50 Gy 的放疗，不能切除的肿瘤用约 56 Gy 剂量照射，75％的患者病情可以得到控制。放射剂量与并发症的发生相关，用 56 Gy 或更少的剂量时，15 年有 5％的患者有并发症发生，更大剂量将有 30％的患者发生并发症。

（三）内分泌治疗

基础研究发现雌激素与腹壁硬纤维瘤生长有密切关系，因而近年来一些学者主张采用内分泌治疗。Wilcken 等报道内分泌治疗对单发的肿瘤有效率为 60％。对切除标本雌激素受体阳性的患者，可首选三苯氧胺，二线药物可选择黄体酮激素释放激素，两者联合使用有效率达 50%。也有应用孕酮、睾丸酮及泼尼松治疗有成功的病例报告。但有人认为，内分泌治疗的确切作用尚不肯定，仍需进一步观察、研究。

（四）辅助性化疗

化疗适用于肿瘤肉眼残留、疾病进行性发展、手术和放射治疗失败的年轻人和儿童患者。常用的化疗药物有长春新碱、氨甲蝶呤、吡柔比星和放线菌素等。最有效的治疗方案是长春新碱和氨甲蝶呤，不良反应尚可接受，应持续治疗至少 20 周。

其他药物还有环磷酸腺苷调节剂（如茶碱、氯噻嗪、维生素 C 等）、非甾体类抗炎药物（如消炎痛）等。

第四节　腹膜间皮细胞瘤

腹膜间皮细胞瘤是起源于胸膜或腹膜表面的间皮细胞的一种肿瘤，相当少见。Miller 于 1908 年首先报道本病，直到 20 世纪 50 年代后期才逐渐被人们所认识，60 年代后报道逐渐增多。

国外报道胸膜间皮瘤多于腹膜间皮细胞瘤，但国内资料则以腹膜间皮细胞瘤较多。发病率不详，复习文献，发病率与地区和职业关系密切。据 McDonaldl 等人在 1980 年报告，北美（1960—1975 年）15 岁以上男性的发病率为 2.8/10 万，女性为0.7/10 万；而 Churg 等学者（1982 年）报道，哥伦比亚地区15 岁以上男性的发病率高达 17/10 万，女性为 1.9/10 万；美国报道每年 2.2 例/100 万；荷兰从事重工业生产的工人发病率为 1/10 万，而在船舶制造和修船业的工人中，其发病率可高达 100/10 万。我国尚无确切发病率统计，据医学科学院肿瘤医院的资料，在 4 万例病检标本中只发现 1 例。本病男性发病率高于女性，男女之比约为 3∶2，发病年龄多在 50 岁以上。国内资料显示，发病年龄较国外为低，多数在 21～40 岁之间。

一、病因

间皮瘤发病原因不清楚。国外很多资料表明，约70%以上的间皮瘤的发生与长期接触石棉粉尘有关，特别是胸膜间皮瘤，潜伏期约为20～40年。近年来，流行病学研究发现，随着工业上石棉的广泛应用，北美、西欧及澳洲地区间皮瘤的发病率有增高的趋势，在有石棉接触的职业人群中，由于间皮瘤而致死者约占10%。但国内病例很少有石棉接触史。

二、病理

依据其生物学行为及肿瘤侵及范围，间皮瘤可分为良性和恶性、局限性和弥漫性。在大宗间皮瘤的病例报道中，约57.1%发生在胸膜，39.5%发生在腹膜，1%发生在心包，可以累及多个浆膜面，甚至发生在睾丸的鞘膜。

（一）间皮瘤的组织发生学

早期认为是来自两种细胞，即腹膜表面的间皮细胞及结缔组织细胞。最近已经证实是来自单一细胞，即间皮细胞。间皮细胞向上皮细胞及纤维细胞呈两种形态分化。Dardick（1984年）发现间皮瘤中的肉瘤样区域，超微结构并不显示成纤维细胞的特点，而显示不同分化阶段的上皮细胞的特征。Blobel最近采用免疫组织化学方法证明细胞角蛋白多肽在纤维性间皮瘤及上皮性间皮瘤均有表达。而波状纤维蛋白，在同一个肿瘤或相同的细胞内也同时表达，显示间皮瘤的双向表达特点。

（二）腹膜间皮细胞瘤的大体病理观

腹膜间皮细胞瘤大体观察类似于胸膜间皮瘤，有两种类型，即弥漫性腹膜间皮细胞瘤与局限性腹膜间皮细胞瘤，一般说来，弥漫性间皮瘤75%为恶性，而局限性间皮瘤多为良性。前者瘤组织呈众多小结节或斑块被覆于腹膜的壁层或脏层，随着肿瘤的发展，则呈片块状的增厚，广泛铺盖于壁层腹膜或腹腔脏器的表面，可伴有大小不等的肿瘤或结节。肿瘤组织多呈灰白色，质地坚韧，亦可呈胶冻状，可有出血及坏死。瘤组织中，纤维组织增生，甚至有玻璃样变。瘤组织可侵入肝脏或肠管，但很少侵入脏器的深部，大网膜可完全被肿瘤组织所代替，肠管可发生粘连，腹腔内有渗出液，甚至血性腹水。在局限性腹膜间皮细胞瘤，瘤组织呈结节状或斑块状位于腹膜壁层或脏层，呈灰白色，质地较硬，界限清楚，很少出血及坏死。

（三）腹膜间皮细胞瘤镜下观察

腹膜间皮细胞瘤一般有三种组织学类型。

1. 纤维性间皮瘤

纤维性间皮瘤瘤细胞由梭形细胞组成，细胞呈长梭形，伴有多少不等的胶原纤维，这种类型多见于局限性间皮瘤。在纤维性间皮瘤，有时很难与纤维组织肿瘤相区别，瘤细胞呈梭形，细胞周围可有胶原化，甚至可有编织状结构，局灶性钙化或骨化，当间质有明显的纤维化或玻璃样变时，有人称它为韧带样间皮瘤。最近亦有人将来自间皮下的结缔组织来源的肿瘤称为腹膜纤维瘤。来自表层间皮细胞的才称纤维性间皮瘤。但单纯根据组织形态，有时难以将两者区别开来。

2. 上皮样间皮瘤

上皮样间皮瘤瘤细胞呈立方形或多角形，常有脉管状或乳头状结构。上皮性间皮瘤最多见于弥漫性间皮瘤中，瘤细胞呈不同的分化状态，可形成高分化管状或乳头状结构，也可呈未分化的片块状瘤组织，瘤细胞大小不太一致，呈实性，为结缔组织所包绕。管状乳头状结构的瘤组织构成腺样、管状或者囊性，内衬以立方或扁平的上皮样细胞，细胞大小一致，空泡状核，可见1～2个核仁。胞浆丰富，细胞轮廓清楚。肿瘤亦可呈裂隙状或形成大小不等的囊腔，内衬以扁平的上皮细胞，这些裂隙内有时可见乳头状突起。类似乳头状腺癌。有些病例，瘤细胞排列成实性、条索状或者巢状，无腺样或乳头状结构。但有时瘤组织周围可有黏液物质，形成类似黏液湖的结构。核大小不一，细胞形态比较一致，胞浆内有时有空泡形成，含有黏多糖类物质。

3. 混合性间皮瘤

混合性间皮瘤又称双向分化的间皮瘤，在同一个肿瘤内伴有纤维及上皮两种成分。Zllzllki（1980 年）报道的 210 例弥漫性恶性间皮瘤中，上皮样占 67%，混合性占 26%，纤维性占 7%，后者最常见于局限性间皮瘤以内。混合型间皮瘤，瘤组织由上皮样细胞及肉瘤样成分组成，形态类似滑膜肉瘤。肉瘤样成分由梭形细胞组成，它与上皮成分常有过渡形式，因而可显示，间皮瘤是由单一种细胞来源的，与石棉有关的间皮瘤中常见到这种形式。黏液染色对鉴别腺癌与间皮瘤有帮助，但腺癌分化太差时，黏液染色也可阴性。而间皮瘤的瘤细胞的 Alcianblue 染色也可显示阳性，而且这类黏液也可见于细胞外的间质的中。网状纤维染色可见瘤细胞的间有丰富的网状纤维，它对同腺癌的区别有帮助。当肿瘤中发现石棉小体时，对诊断间皮瘤有帮助，特别是胸膜间皮瘤。由于石棉与肺腺癌的发生亦有关系，故发现石棉小体只有参考意义。

（四）腹膜间皮细胞瘤超微结构

电镜技术特别是透射电镜技术，对诊断间皮肿瘤有极高的价值。它的超微结构主要特点是：间皮瘤的瘤细胞有众多的、细长的、刷样的微绒毛出现在瘤细胞的表面，但也可出现在细胞质内。但是在腺癌的微绒毛，数量较少，短棒状。间皮瘤的细胞内有巨大的细胞核、突出的核仁，中等量的线粒体被粗面内质网所包绕，常见糖原颗粒，成束的张力原纤维及细胞内空泡。滑面内质网不太发达。细胞外有基板，但多数不太完整。细胞间有连接，也可见桥粒。这些超微结构特点，主要见于上皮细胞性间皮瘤或混合性间皮瘤中。而纤维性间皮瘤，超微结构类似成纤维细胞，在梭形的瘤细胞中，有丰富的粗面内质网，偶见细胞间的微小腔隙以及微绒毛。

（五）腹膜间皮细胞瘤免疫组织化学

免疫组织化学对鉴别间皮瘤与腺癌有一定帮助。细胞角蛋白在间皮瘤显示阳性，而 CEA 为阴性或弱阳性。而腺癌 CEA 多为强阳性，而角蛋白常为局灶阳性或者阴性。但是由于种种原因，文献中对于免疫组织化学在鉴别间皮瘤与腺癌的报道中，各有不同的结果，因此，不能单纯依靠它来做出最后结论，必须采用或结合其他技术才能做出比较客观的诊断。某些间皮瘤的患者，伴有代谢性疾患，如血糖减少症等。偶见局限性腹膜间皮细胞瘤可呈多囊性，内衬有单层立方或扁平上皮，囊内含有透明的液体。

三、临床表现

腹膜间皮细胞瘤早期无明显症状，只有当肿瘤生长到一定大小并累及胃、肠等腹腔内脏时始出现临床症状。主要表现为腹痛、腹胀、腹水、腹部肿块、胃肠道症状和全身改变。

（一）腹痛

病程不同，其腹痛的部位性质亦不尽相同。早期腹痛多无明确定位，病程晚期以病变最多的部位腹痛最明显。腹痛程度较轻者仅感隐痛不适或烧灼感，重者可表现为腹部剧烈疼痛甚或绞痛；腹痛的时间长短不一，有时反复发作。

（二）腹胀

本病患者可有程度不同的腹胀，发生腹胀的原因与大量腹水、腹部肿块、消化道受压迫、胃肠道功能减低等因素有关，其程度随腹水的增多、腹部肿块的增大、消化道受压迫程度的加重而加重。

（三）腹部肿块

腹部肿块可发生于腹腔的任何部位，肿块增长比较迅速，是本病主要临床体征之一，也常常是有些患者就诊的主要原因。国内文献报道的几组病例，几乎均可触及腹部肿块。国外学者Moertel 报告 169 例腹膜间皮肉瘤，仅 16%触及腹部肿块，远远低于国内文献报告。多数病例为单个肿块，常较大，甚至可占据大半个腹腔。少数病例可扪及多个大小不一的肿块。如合并大量腹水，可影响腹部肿块触诊。病变侵及盆腔时，直肠指诊可触及直肠有外压性肿块。

（四）腹水

腹水是本病的主要临床体征之一。据报告，约90%的本病患者有腹水，尤以弥漫性腹膜间皮细胞瘤多见。腹水多为浆液性，淡黄清亮，少数呈血性，偶可呈黏液性腹水。多数患者腹水量大且顽固，可达数千毫升，甚至达1万毫升以上。

（五）胃肠道症状

常表现为食欲不振、恶心、呕吐、便秘等，少数患者可发生不完全性肠梗阻。

晚期患者可出现全身乏力和消瘦等全身症状。一些腹部巨大肿块和大量腹水者，可出现压迫症状，如：呼吸费力或困难、下肢水肿和排尿不畅等症状。

四、辅助检查

（一）实验室检查

本病实验室检查一般无特殊改变，部分病例可有轻度贫血。

（二）影像学检查

1. X线胃肠道钡餐造影

大多数患者胃肠道造影检查无特异发现，部分患者可有胃肠道受压或移位等间接征象。

2. 选择性动脉造影

有些患者可显示肿瘤的新生血管，但非诊断本病的特异征象。

3. B超

B超可显示肿块的大小、数量及腹腔内存在大量腹水，肿块多为实质性，偶可呈囊性改变。

4. CT和MRI

与B超相比，CT和MRI对腹部肿块显示良好，肿块位于腹腔内，多与内脏器官相连，不侵及深层。但仅能显示肿块，很难作出明确的诊断。

（三）抽取腹水反复行脱落细胞的检查

细胞学检查是临床上常用的一种诊断方法，如能抽出血性腹水并查到有明显恶性特征的间皮细胞，对本病诊断有意义。但因脱落细胞较少，而且容易发生退行性改变，诊断也比较困难。

（四）肿块活检

肿块活检是诊断本病的最可靠办法。活组织肿块可通过腹腔镜手术取出，也可由剖腹探查手术所得。

1. 腹腔镜手术

对诊断不明的腹部肿块伴有明显腹水而疑有本病的患者，可用腹腔镜手术抽出腹水、行腹腔内结节或肿块的活检。

2. 剖腹探查手术

对抽取腹水反复行脱落细胞的检查难以明确诊断的腹部肿块伴有明显腹水者，应尽早行肿块活组织检查，以便于诊断和治疗。由于腹膜间皮细胞瘤非常罕见，大体病理改变比较复杂、具有多形性，切取标本时应注意在腹腔多个部位的结节和瘤体多个方向上多取些活体组织，还必须注意来源于上皮和结缔组织肿瘤的区别。

五、诊断

本病无特异性表现，诊断困难。凡遇以腹部肿块就诊的患者，尤其是多个肿块又伴有大量腹水者，而无胃肠道自身疾病的相关症状，各种检查怀疑有腹腔内癌性病变又找不到原发病灶时，应想到本病存在的可能，尤其是恶性的腹腔间皮肉瘤的可能。应抽取腹水反复行脱落细胞的检查以明确诊断，必要时可尽早行腹腔镜手术或剖腹探查手术，切取肿块行病理检查，以便早期诊断早期治疗。

六、治疗

腹膜间皮细胞瘤须采取综合治疗，包括手术切除、化疗和放疗等。早期手术切除是最有效的方法，尤其对肿瘤局限的患者。目前多数学者认为，只要无明显手术禁忌证，就应争取手术探查，特别是对于良性腹膜间皮瘤，疗效和预后较好。对于肿瘤呈弥漫性、手术难以彻底切除者，应争取切除其主要瘤体或大部分瘤体，以缓解症状和减轻机体免疫负荷，而且有利于辅助放疗和化疗。

对于病变局限的恶性腹膜间皮瘤但瘤体巨大难以彻底切除者，或肿瘤呈弥漫性改变无法全部切除者，或就诊较晚已丧失切除机会者，以及术后的恶性腹膜间皮瘤患者，须予以化疗和放射治疗。常用的化疗药物有环磷酰胺、吡柔比星、氮芥、氨甲蝶呤、噻替哌等。可静脉滴注，亦可腹腔内注射，还可作介入化疗。放射治疗可用^{60}Co、^{32}P和直线加速器等，国内外均有报告。

腹水的治疗包括抽出腹水、腹腔化疗及应用利尿药物等，多数学者认为大量抽出腹水会造成蛋白质的丢失，使患者出现低蛋白血症，致使腹水更难控制并很快衰竭，因而主张只有腹胀非常明显、甚至影响呼吸时可酌量抽出部分腹水，并随即注入化疗药物。除环磷酰胺、吡柔比星、氮芥、氨甲蝶呤、噻替哌等药物外，还可用自力霉素 8～10 mg，噻替哌 30～50 mg 或氮芥 10～20 mg，用生理盐水 100～200 mL 稀释后注入，并嘱患者变动体位，以利于药物均匀分布。每周一次，连续 2～3 次，如无效果应更换药物。注意及时查血象等改变，如 $WBC<4.0\times10^9/L$ 时，应停止腹腔化疗。

其他治疗方法包括免疫、内分泌、中医中药等治疗。

七、预后

局限性肿瘤在早期常能手术切除。如为良性，预后尚好，但有些腹膜间皮细胞瘤组织形态虽为良性，生物行为仍可能为恶性，术后须严密随访。弥漫性肿瘤常因病变广泛而无法切除或只能部分切除，预后甚差。

第五节　腹膜癌

腹膜癌是指原发于腹膜、其组织形态在光镜下如卵巢浆液乳头状癌、而卵巢本身正常或仅浅表受累的癌。本病由 Swerdlow 在

1959 年以“盆腹膜间皮细胞瘤酷似卵巢乳头状囊腺癌”首次报道，但未引起人们关注。1977 年 Kannerstein 报告 15 例，首先命名为“原发性腹膜乳头浆液性癌”，明确需从腹膜恶性间皮瘤中区分出来。数十年来众多学者相继报道，至今国内外文献中约有 400 余例。本病多发生于女性，尤其有卵巢癌家族史的患者，发病年龄属老年性疾病。发病率过去因对本病缺乏认识，多数病例都以“卵巢癌腹腔广泛转移”诊断而漏诊，近 15 多年来有了些认识，其发病率不似以前所想象的罕见，该病的发病率约占卵巢浆液性癌的 10%左右。

一、病因及病理

本病发病原因不明，组织来源尚有争议。目前有两种学说：①来源于胚胎性腺迁移路径上残留的卵巢组织恶变。②腹膜上皮与卵巢上皮源于同一间胚叶，均来自胚胎体腔上皮、具有苗勒氏管分化趋向的潜能，称为第二苗勒系统，日后受到某种致癌刺激而成癌。

由于腹膜与苗勒管有共同的胚胎来源，而女性生殖系统是胚胎时期苗勒管衍化而来，当某种因素引起原发性腹膜肿瘤时，其组织结构与女性苗勒管发生的肿瘤一致，但卵巢表面没有浸润或仅有表面微小浸润。因此，有人认为女性腹膜原发的这一类肿瘤，是起源于“第二苗勒管系统”的肿瘤，是不同于卵巢癌的独立疾病。由于腹膜浆液性腺癌占腹膜原发肿瘤的绝大多数，所以所谓女性苗勒管肿瘤主要指发生在腹膜的浆液性腺癌，即卵巢外腹膜浆液性乳头状癌。

二、临床表现

本病发病缓慢而隐袭，早期多无自觉症状，当肿瘤生长到一定大小或累及其他器官后方出现临床症状。腹痛、腹胀、腹围增大是最常见三大症状，腹痛不剧烈，只觉腹部胀感或不适感。主要体征是腹部包块与腹水。腹部包块常较大，边界不清。腹水增长迅速，多为血性。另外，有少数的患者合并胸水，晚期可出现全身症状，如体重下降，恶液质等。

三、诊断

因对本病缺乏认识，术前几乎全都误诊，常误诊为卵巢癌或腹腔结核，直至术中见腹膜广泛瘤结节，而卵巢肉眼正常或浅表受侵方得诊断。诊断主要依靠超声波、CT、腹水细胞学检查，确诊须经剖腹探查腹膜活检。腹膜活检对腹膜肿瘤的诊断有重要价值，可采用腹腔镜直视下活检。

（一）最近美国妇科肿瘤学组（GOG）定出的诊断标准

（1）两侧卵巢必须是正常生理性大小或是因良性病变而增大。

（2）卵巢外的病灶体积必须大于双侧卵巢受累病灶。

（3）镜下卵巢内病变必须有以下所见的一种：①卵巢无病变存在。②肿瘤仅限于卵巢表面、无间质浸润。③卵巢表面受累及其间质受累，间质受累必需在 5 mm×5 mm 以内。④肿瘤的组织学和细胞学特征，必需是浆液性为主，与卵巢浆液性乳头状腺癌相似或相同，而分化程度不等。

（二）1988 年国内下度宏曾提出的原发性腹膜癌诊断标准

（1）腹膜有散在结节及（或）腹腔特别是盆腔内有局限性肿瘤。

（2）双侧卵巢（包括输卵管）正常，或仅在其表面有易于剥除的散在粟粒样结节。

（3）胃肠道、肝、胰等内脏器官无原发癌灶。

（4）无异位卵巢或中肾管残余癌肿。

四、治疗

本病能手术者，应彻底切除肿瘤，不能彻底切除者应行减瘤手术力争残余瘤在 2 cm 以内，必须强调双侧卵巢同时切除，以观察卵巢病变情况。化疗药物尚不规范，仍以卵巢癌方案为好，即以 DDP 为主的方案：如 CAP 或 CP 方案。

第六节　腹膜转移癌

腹膜转移癌是癌细胞经血路腹膜转移或腹膜直接种植生长所致，临床上处于这一阶段的患者病情发展快、预后差，临床治疗相当困难。

一、病理

腹膜转移癌75%以上是转移性腺癌，主要发病部位是腹腔内器官，以卵巢癌和胰腺癌最多，其次为胃、子宫、结肠及淋巴系统。腹膜外的肺癌和乳腺癌亦可转移到腹膜，30%的白血病患者可有腹膜累及。腹腔脏器的癌瘤累及浆膜后，瘤细胞脱落，弥漫种植于腹膜、大网膜或肠系膜的表面，生长繁殖，被腹膜的结缔组织所包绕，形成大小不等的转移性结节，结节可呈米粒状，结节状。腹膜转移瘤常引起血性腹水及脏器的广泛粘连，导致患者死亡。

二、临床表现及诊断

除原发肿瘤的表现外，腹膜转移癌主要临床表现为腹水、腹胀、腹痛、贫血和体重减轻。腹水检查阳性率50%～80%，以下3点可以提高腹水癌细胞检出率：①多次反复查找。②抽取足量的腹水，至少500 mL。③抽取腹水前让患者多次翻身，使沉淀的癌细胞更易抽出。腹膜镜直视下活组织病理检查是目前最准确的检查方法。

三、治疗

（一）腹膜减瘤性切除术

临床上常用的6种腹膜减瘤性切除术：①大网膜和脾脏切除术。②左上象限腹膜切除术。③右上象限腹膜切除术。④小网膜和胆囊切除术。⑤盆腔腹膜切除术。⑥胃窦部切除术。根据癌灶大小和分布范围选用一种或多种不同术式进行手术，但单纯手术效果非常差。

（二）腹腔化疗

腹腔化疗是治疗腹膜转移癌的主要方法，具有明显的药代动力学优势：①使腹腔肿瘤直接浸润在高浓度穿透力强的抗癌药液中，增强药物对肿瘤细胞的杀伤能力。②用药后药物主要经门静脉系统吸收入肝，通过首次过肝效应代谢成无毒或低毒形式进入体循环，代谢后减少了药物对机体的毒性作用。提高了机体的耐受力。③腹腔化疗提高了门静脉系血液和肝脏中化疗药物浓度，而肝脏则是癌肿最常见的远处转移脏器。

常用的化疗药有 DDP、MMC、5-Fu 等，有效率为 60%～90%。近年来生物制剂腹腔内注射治疗已越来越多，常用的有香菇多糖、干扰素、白细胞介素-Ⅱ等，有效率在 70%～90%之间。康莱特注射液是从中药薏苡中提取的天然有效抗癌活性物质，系双相广谱多功能抗癌药，主要阻滞细胞周期中 G_2 及 M 时相的细胞，使进入 G_0 以及 G_1 期细胞减少，并导致 S 期细胞百分比下降，抑制肿瘤生长，直接抑杀癌细胞。康莱特注射液是一种乳剂，可使腹膜表面与腹腔内药物充分接触，阻止液体的渗出，从而获得治疗效果。多数抗癌药物的穿透能力是有限的，其中，卡铂穿透能力较强（约为 1～2 mm），5-Fu 分子量小，对组织间隙和细胞膜穿透力强，易透过肿瘤组织。

以往常规采用反复腹腔穿刺，注入化疗药物，控制腹水的生长，缓解患者的症状，不但费时、费力，而且容易皮下种植。目前采用腹腔置管疗法，置管后撤离钢针，以后通过硅胶管给药。由于硅胶管细软，在腹腔内对脏器无损伤，患者可以自由活动，日常生活对引流管无影响，该方法操作安全、方便，并发症少，药物注射局部效果好，导管不发生堵塞，且不影响全身的治疗。

腹膜转移癌灶结节的大小是影响腹腔化疗的重要因素，对于结节大于 3 mm 的腹膜转移癌，Elias 报告腹腔化疗几乎无效，故应联合应用腹膜减瘤性切除术加腹腔化疗。减瘤性腹膜切除术尽可能的清除了腹膜腔内一切肉眼可见的转移癌结节，为腹膜腔化疗提供了很好的条件。

反复的腹腔内给药可以造成腹膜的渗出、纤维化、粘连，增加了腹腔化疗的并发症，影响了以后腹腔化疗时抗癌药液在腹腔内的良好扩散和吸收，使治疗效果下降，采用透明质酸钠加入化疗药内形成抗癌复合液，临床上起到很好效果，有研究表明透明质酸钠具有抑制成纤维细胞的DNA合成和胶原合成，从而明显减少腹膜纤维化和粘连的形成，使药液在腹腔内有良好的扩散和吸收，并且药液在腹腔内存留时间延长，提高了抗癌作用。采用腹膜减瘤性切除术，术后腹腔透明质酸钠、5-Fu、卡铂复合药液DDS泵化疗，临床疗效好。

（陈　刚）

第十二章　腹壁的感染性疾病

第一节　腹壁皮肤附属器官炎症

一、疖

疖是一个毛囊及所属皮脂腺的急性化脓性感染，常扩展、累及其周围的皮下组织，是最常见的软组织感染之一。本病可发生于身体的任何部位，但多见于毛囊与皮脂腺丰富的部位，如头面部、背部等处，腹部相对少见，腹部以腹股沟区多见。

（一）病因

1. 局部因素

腹壁皮肤摩擦刺激或擦伤、不洁等均可导致局部抵抗力下降并提供了细菌入侵的门户。

2. 全身因素

免疫机能低下者，如糖尿病、营养不良等影响免疫机能的疾病患者易患本病。

3. 环境因素

如经大量临床研究证实，疖的发生与环境温度较高密切相关。

4. 病原菌入侵

致病菌主要为金黄色葡萄球菌，其次为表皮葡萄球菌，偶见其他致病菌。

（二）病理

病理特点是病变部位呈急性化脓性炎症改变。早期，细菌入侵繁殖、释放毒素等，引起局部毛细血管和小静脉血管扩张、通透性增加，表现为组织充血、渗出、水肿，并有中性粒细胞渗出向病变处聚集等改变。随着病理进程的发展，出现组织破坏、细胞受损，继之形成脓性物质。金黄色葡萄球菌产生的溶血素、杀白细胞素和血浆凝固酶等，可导致组织及白细胞坏死形成脓性物质，并易局限，脓栓形成是此菌所致本病的一个特征。

（三）临床表现

起初局部皮肤表现为红、肿、痛的小结节，少数有痒痛感；因前或侧腹壁组织松弛，尤其肥胖或老年人，感觉迟钝，疼痛多不明显；若发生在后腹壁则疼痛相对明显。以后病变逐渐肿大，呈圆锥形隆起。继之，结节中央组织坏死、变软，触之稍有波动感，并出现黄白色的脓栓。脓栓脱落、脓液排尽后，局部炎症逐渐消退、愈合。

少数疖可无脓栓（又称无头疖），自然破溃较迟，尤其发生在皮肤厚韧的后腹壁（腰部），应尽可能促使其脓液排出，以免扩散。

（四）诊断

本病诊断不难。但一些无脓栓的疖须与皮脂腺囊肿并发感染相鉴别，皮脂腺囊肿在出现红、肿、疼痛前，已有较长时间的局部圆形无痛性肿物病史，表皮与肿块粘连紧密，仔细检查可见肿物表皮多有一堵塞、略凹、色泽发黑的皮脂腺口。

（五）治疗

治疗原则是早期促使局部炎症消退，化脓后及早排出脓液，并及时治疗全身不良反应。

1. 局部治疗

（1）化脓前，先选用物理疗法，如热敷或超短波、透热、红外线等，每4～6小时一次，每次20～30分钟。也可外敷鱼石脂软膏、中药金黄散、玉露散等。

（2）已见脓栓或有波动感时，停用上述治疗，改用石炭酸点涂脓栓或用针头、刀尖将脓栓剔出，排出脓液后敷以呋喃西林、利凡诺等，直至病变消退。未成熟（化脓）的疖，切忌挤压病变，以免感染扩散。

2. 全身治疗

全身反应较重者（如畏寒、发热、头痛及全身不适等），可应用抗生素，如青霉素、红霉素、复方磺胺甲基异唑（复方新诺明）等。

二、痈

痈是指多个邻近的毛囊及其皮脂腺或汗腺的急性化脓性感染，也可由多个疖融合而成。本病可发生在全身各处皮肤，尤其背或颈项等皮肤厚韧部位多发，发生在腹壁者较少见。发病年龄一般以中、老年者居多，尤其老年糖尿病患者更易患本病。

（一）病因

病因与疖相似，与局部皮肤不洁、擦伤、机体抵抗力低关系密切。致病菌主要为金黄色葡萄球菌。

（二）病理

感染多从一个毛囊基底部开始，由皮下脂肪柱蔓延到皮下组织，沿深筋膜向周围扩散并累及邻近的脂肪柱，再侵及四周多个毛囊。因多个相邻的毛囊同时发生感染，故其炎症浸润范围大，全身反应较严重。病变可累及深层皮下组织并损害受累组织局部的血循环，使受累区皮下小动脉、小静脉血栓形成，导致组织灌注不良，致使表面皮肤血运障碍甚至坏死。随着病程的进展，其他细菌可进入病灶，发生混合性感染。

（三）临床表现

初起，病变处有一小片皮肤紫红、略隆起水肿区域，质硬、边缘不清。随着病程的迁延，病变中央出现几个或多个脓栓，脓栓脱落后创面呈蜂窝状。如治疗不及时，病变可向周围扩展，范围逐渐增大，中央处皮肤血供发生障碍，渐呈紫黑色并出现坏死、溶解、塌陷、破溃，创口内有大量坏死组织。

因腹壁组织松弛，尤其多次妊娠、肥胖或老年糖尿病患者，痛觉减弱，疼痛常相对较轻。但全身反应多较明显，表现为畏寒，发热，头痛，食欲不佳，白细胞计数增高，出现核左移及中毒颗粒。延误治疗者，可导致全身化脓性感染，如毒血症或严重脓毒血症。

（四）诊断

结合局部和全身症状、体征及血常规检测，本病诊断一般不难。已有脓栓或破溃者应取脓液常规涂片，做革兰染色初步检测病原菌，并取脓液和抽血做细菌培养、药物敏感试验，以选择有效抗生素。同时注意患者有无糖尿病、低蛋白血症等全身性疾病。

（五）治疗

1. 全身治疗

（1）休息。

（2）加强营养支持治疗。

（3）先依据临床表现及常见治病菌选择抗生素，然后根据细菌培养、药物敏感试验的结果选择有效抗生素。

（4）如有糖尿病，应控制饮食、应用胰岛素控制血糖。

（5）对症治疗，如降温、镇痛等。

2. 局部处理

（1）初期仅有红肿时，治疗与疖相同。

（2）出现多个脓栓、中央皮肤紫黑色、已破溃流脓或全身反应重者，应尽早行手术切开引流。通常在静脉麻醉下作“＋”或“＋＋”形切口，有时亦可作“川”形切口，切缘应超出病变边缘少许，深达深筋膜，尽量剪除已化脓和尚未化脓但已失活坏死的组织。然后用生理盐水纱布或碘仿纱布填塞止血，外用干纱布包扎。术后 24 小时更换伤口敷料，以后每日更换敷料，注意充分引流创面的每一个角落，并应用生肌散以促进肉芽组织生长。创面小者可以通过创口收缩达到瘢痕愈合；创面较大者，待肉芽组织新鲜、健康时植皮修复创面，以缩短疗程。

第二节　新生儿腹壁皮下坏疽

新生儿皮下坏疽是皮下组织的急性弥漫性化脓感染，是新生儿期常见的严重感染性疾病，病变主要累及皮下脂肪和结缔组织并引起的广泛坏死。综合文献报道，本病北方地区多见，冬季易发生；好发年龄为10天至3个月，最小年龄为不足24小时；好发部位为易受压的臀骶部以及腰部（腹后壁），腹前壁少见，侧腹壁感染亦可由腹后壁感染扩散而来。

本病是发生在新生儿期的一种急性蜂窝织炎，因新生儿皮肤组织、生理等与成人不同，本病的发生发展、病理及临床特点等方面往往也与儿童及成人有区别，故将其单独叙述。

一、病因

（一）局部因素

（1）新生儿皮肤娇嫩，角质层薄，易损伤，细菌易从皮肤受损伤处侵入引起感染。

（2）新生儿皮肤易受粪便和尿液浸渍，不易保持清洁。

（3）新生儿多仰卧，腹后壁、背部及臀骶部受压，局部血流缓慢，易致局部抵抗力下降。

（4）局部感染扩散而致，如新生儿脐部感染扩散至腹壁。

（二）新生儿免疫机能发育不健全

如新生儿皮肤薄嫩屏障功能不足，血清趋化因子和调理素含量低，吞噬细胞趋化功能和吞噬功能低下，补体不足，细胞免疫和体液免疫功能低下等，一旦细菌侵入，缺乏有效的防御能力，吞噬细胞吞噬细菌的能力不足，易导致感染迅速扩散，引起大片组织坏死。

（三）致病菌侵入并繁殖

致病菌多半为金黄色葡萄球菌，偶为铜绿假单胞菌及绿色链球菌。

二、临床表现

(一) 局部表现

本病起病急剧，进展迅速。起初，病变部位皮肤红肿，边缘不清，局部皮肤稍硬，随着病程的进展和病变迅速向四周蔓延，中央皮肤血循环发生障碍，逐渐变为暗红色，皮下组织坏死液化，触之有波动感或漂在水上的感觉（称漂浮感），继之中央大片皮肤坏死脱落，有稀薄脓液、混浊液体或淡黄色坏死脂肪粒流出，腹壁肌肉外露，坏死区周围可有皮下分离现象。少数情况下，病变可局限、脓液积聚，形成较大的皮下脓肿。

(二) 全身表现

全身表现为感染中毒症状，哭闹不安，拒奶，精神萎靡，体温可高达 39～40 ℃之间或体温不升。病情危重者，随着细菌、脓性栓子、细菌毒素进入血循环出现脓毒血症、中毒性休克。

三、诊断

依据症状体征，本病诊断并不困难，早期须与硬肿症相鉴别。硬肿症表现为：皮肤肿而不红，坚硬，无炎症现象。但本病有时常合并硬肿症，尤其是一些衰弱病婴，应提高警觉性，尽量早发现、早治疗。

四、治疗

(一) 全身治疗

1. 支持疗法

多次少量输新鲜全血或血浆，以增强病婴的免疫力和抵抗力。对于切开引流者，因每日更换敷料，创面渗出较多，应及时补充清蛋白、新鲜血浆。能进食者，母乳喂养，不能进食者予以肠内营养，给足够量的维生素 B、维生素 C 和维生素 K。

2. 应用抗生素

在培养细菌未确定种类前，先依据局部症状、脓液的形状和脓液常规涂片革兰染色情况选择抗生素，然后根据细菌培养和药敏结果选用有效的敏感抗生素，通常联合应用两种或两种以上抗生素。

3. 补液

适当补液，防止水、电解质和酸碱平衡紊乱。

4. 注意并发症

注意防治感染性休克。

（二）局部处理

1. 局部处理原则

本病一旦确诊，应立即切开引流，及时换药，辅以物理疗法，促使炎症消退和创面愈合。

2. 术前准备

（1）加强支持疗法，改善全身状况。

（2）纠正水、电解质和酸碱平衡紊乱。

（3）置于保温箱内，同时对于发热的患儿应予以降温治疗。

（4）备血 30～60 mL，以防切开时失血导致休克。

3. 病灶的处理

（1）切开引流：通常作多个平行小切口，每个切口长约 0.5～1 cm，每个切口应相互交叉成筛状，切忌在同一平面上切开，切口间距约 3 cm，以免影响皮肤的血供。对于病变周围皮肤与皮下组织分离的边缘区，亦须充分切开引流。

（2）术后每日换药：切开早期，分泌物多，每日用生理盐水、高锰酸钾或呋喃西林溶液清洗伤口 2～3 次。约一周左右，分泌物减少，红肿消退，创面肉芽组织生长，数周愈合。如创面较大，待肉芽组织新鲜后，可考虑植皮，以缩短病程。如在换药过程中发现红肿区扩大，应再加做切口、引流，控制感染的蔓延。

（3）物理疗法：术后应用红外线、超短波等物理疗法，改善局部血运，促进愈合。

术后应仔细护理，注意保温，防止并发硬肿症。

第三节　腹膜后脓肿

一、病因及发病机制

腹膜后脓肿在临床上远较腹腔脓肿少见，如不能得到及时诊断和有效治疗，往往可诱发多器官功能障碍综合症而致患者死亡。一般继发于腹膜后脏器的炎症或穿孔，尤其是腹膜后前间隙内的消化道部分。部分继发于血源性感染，少数发病原因不明。

（一）胆道穿孔

胆总管下 2/3 段位于腹膜后间隙，结石嵌顿压迫胆总管壁导致其坏死，或胆囊切除、胆总管探查取石时损伤胆总管，可使胆汁漏出并引起胆源性腹膜后脓肿。

（二）十二指肠外伤或后壁溃疡穿孔

十二指肠大部分位于腹膜后位，遭受损伤或溃疡穿孔后如诊断治疗延误，大量消化液可积聚在腹膜后间隙并继发感染引起腹膜后脓肿。手术探查对十二指肠损伤的漏诊以及对十二指肠破裂手术处理不当，可引起十二指肠瘘并导致腹膜后间隙的严重感染。此外内镜检查或插管时（包括鼻胆管引流）也有可能造成十二指肠后侧的微创，尤其内镜检查时难免要发生扭转、压迫等现象，更易造成十二指肠不同程度的创伤，十二指肠液就有可能渗漏到腹膜后，导致腹膜后间隙感染。

（三）结肠炎、损伤穿孔

升结肠和降结肠位于腹膜后，其炎症、外伤穿孔均可引起腹膜后感染常并形成腹膜后脓肿。

（四）阑尾炎

尤其阑尾位于回结肠系膜后或盲肠后位者，阑尾炎症状不典型，易延误诊治形成阑尾周围脓肿，继而扩散形成腹膜后脓肿。

（五）肾周炎、肾周脓肿扩散或肾外伤尿外渗等引起腹膜后感染

肾周炎、肾周脓肿扩散或肾外伤尿外渗等引起腹膜后感染继

而形成腹膜后脓肿。

(六) 急性坏死性胰腺炎

胰腺及胰腺周围组织坏死、继发感染后，极易向胰周侵犯，可到达小网膜囊、肠系膜根部、双侧肾周间隙、结肠后区、髂窝，乃至整个腹膜后间隙，是腹膜后脓肿最常见原因之一。有学者报告在 1993—2000 年收治经 B 超或 CT 检查证实的腹膜后脓肿 23 例，其中急性坏死性胰腺炎 18 例，约占 78.3%。

二、临床表现

在腹膜后脓肿形成过程中，除原发疾病的临床表现外，主要症状为发热、腹痛、腹胀、腹泻、呕吐、腰背部剧痛、肠麻痹。其特点是全身中毒症状较重，多数患者常出现畏寒、发热，中性粒细胞计数明显升高，甚至核左移，与腹部体征不符。特征性体征有腰大肌强直征，腹部肿块，肋腰部过敏，坠积性水肿，腹膜刺激征较轻或不明显。脓肿侵及肾脏、输尿管或膀胱时可出现尿急、尿频等泌尿系症状。

由于腹膜后间隙部位深在、腔隙大、组织疏松，一旦发生感染病灶易于向潜在间隙蔓延扩散，可破溃于胸腔、腹腔、纵隔、前腹壁、腰大肌、臀部或股部。处理不及时，病情迅速恶化。尤其急性坏死性胰腺炎并发腹膜后脓肿者，由于胰腺后方、横结肠及小肠系膜根部、肾周间隙等范围广泛侵犯，腹膜后弥漫性病变内含有大量的坏死组织、炎性渗出物和细菌毒素，进一步加重急性胰腺炎病情，常出现胃肠道出血、肠瘘、急性呼吸窘迫综合征、急性肾衰等严重并发症，极易诱发多器官功能障碍综合症，病死率极高。

三、实验室及影像学检查

(一) 血常规检查

可见白细胞计数明显升高，核左移，甚至出现中毒性颗粒。

(二) 尿常规检查

脓肿侵及肾脏、输尿管或膀胱时尿液中可出现红细胞、白细胞或脓细胞。

（三）影像学检查

1. 腹平片

腹平片可显示异常的腰大肌阴影，脊柱侧突，肾轮廓消失或软组织块影。

2. 胸片

胸片可见膈肌抬高，呼吸动度减弱或固定，胸腔积液或肺底部不张。

3. 静脉肾盂造影

静脉肾盂造影可显示肾固定，肾充盈缺损或输尿管移位。

4. 钡剂消化道造影

钡剂消化道造影可显示内脏移位，如有消化道穿孔可见钡剂外渗，据统计有此异常征象者约占 38%～90%。

5. B 超

B 超可显示腹膜后低回声声影以及脓肿的大小及范围。有学者报告，该检查敏感性约 67%。

6. CT 扫描

CT 扫描对腹膜后脓肿的诊断和定位具有极大帮助，其敏感性可达 100%，尤其对多发性脓肿的诊断、再次手术入路的选择和手术范围的确定具有特殊重要的意义。

四、诊断

由于腹膜后脓肿多继发于腹膜后脏器的炎症、外伤穿孔或急性坏死性胰腺炎等严重疾病，少数继发于手术后，其症状和体征多为原发性病变和手术后状态掩盖，早期诊断比较困难，结合以下几点应考虑本病。

（一）临床特点

患者除原发疾病的临床表现外，出现腹痛、腹胀、腹泻、呕吐、尿急、尿频，以及与腹部体征不符的全身中毒症状，腹膜刺激症状不明显、有腰大肌强直征。

（二）血象

中性粒细胞计数明显升高、核左移。

（三）B超或CT检查

B超显示腹膜后低回声声影，在其引导下穿刺抽出脓性积液即可明确诊断。但由于外伤、炎症可致肠胀气，而腹膜后间隙感染可使腹胀进一步加重，可影响B超检查的准确性。因此，对B超多次检查阴性而无其他原因的感染来源者，不应轻易排除本病，应尽早行CT检查以利于早诊断和定位腹膜后脓肿。

临床上不少腹膜后脓肿患者病情隐匿，表现为原发疾病病情稳定甚至无明显不适，但突然出现不明原因的严重感染时应想到本病，此点亦常常是腹膜后脓肿诊断的唯一线索。

五、治疗

腹膜后脓肿的治疗包括：积极处理原发疾病，充分有效的脓肿引流、应用有效抗生素、加强全身营养支持。

（一）治疗原发疾病

发生腹膜后脓肿，应尽快查明病因，积极治疗原发疾病。

（二）充分有效的脓肿引流

由于腹膜后发生感染形成脓肿后，脓腔内常有大量的坏死组织，而且腹膜后间隙为一巨大潜在性腔隙，组织疏松，无明显的间隔，感染极易扩散，如不进行有效引流或仅用抗生素治疗，病死率有时可高达100%。因此，一旦明确诊断后须尽早于脓肿低位处进行通畅引流。引流方式可选择在B超或CT引导下穿刺置管引流，也可以手术切开探查引流，应视患者的全身状况、脓肿的部位、大小和范围而定。

1. 手术切开引流

(1) 经腹引流：传统的经腹途径引流适用于首次手术的病例，如阑尾炎、十二指肠或结肠损伤穿孔引起的腹膜后脓肿，可经腹行消化道穿孔引流或造瘘手术，并同时行脓肿引流，一般行多管引流。

(2) 经后腰部腹膜后途径引流：因该途径具有避免对腹腔的

污染，术后患者胃肠功能恢复快，手术直接到达腹膜后间隙，操作方便，符合低位捷径的原则，治疗效果确切等优点。因此，国内外一些学者认为，脓肿未破入腹腔时，应避免经腹引流，最好采用经后腰部腹膜后途径引流。术中须疏通各脓肿间隙，对蔓延至腹股沟区等部位的脓肿亦应作切实有效的引流。

2. B超或CT

B超或CT引导下经后腰入路穿刺置管引流与手术引流相比有创伤小、失血量小、仅用局麻、B超引导下经后腰入路穿刺置管引流可床边进行等诸多优点，尤其全身状况较差不能耐受手术引流的患者，可首先选择穿刺置管引流。其治疗效果与脓肿及其病灶的特性有关，单发、单房、脓液较稀薄者疗效好，脓液内有半固体状坏死组织的引流可能不彻底，须反复冲洗。也有人提出，脓液黏稠、脓液内有半固体状坏死组织者不适宜该法引流。对多发性脓肿或反复穿刺置管引流效果不佳者，应及时改行经后腰部切开多管引流。

（三）合理使用抗生素

根据脓液细菌培养和药敏结果选用有效的抗生素。

（四）营养支持治疗

因腹膜后感染可引起肠麻痹，致使肠功能障碍，影响进食。而且腹膜后脓肿常被延误诊断，长时间的感染和消耗可导致患者贫血、低蛋白血症、机体的免疫力下降。因此，应加强营养支持治疗，以利于改善患者的营养状况和免疫力、促进组织愈合、控制和使感染局限。肠功能障碍恢复前采用肠外营养支持，感染控制、肠功能障碍恢复后过渡至肠内营养并逐渐恢复正常饮食。

第四节　原发性腹膜炎

原发性腹膜炎又称自发性腹膜炎，是指腹腔内没有原发病灶的弥漫性腹膜炎。约占急腹症的1.2%～2.1%，多见于以下情况：

①婴儿和儿童，大多在4岁以下。②体弱多病患者，如患肾病综合征或肝硬化腹水的患者。③免疫力低下患者，如肾移植术后或服用皮质类固醇药物的患者。一般情况下，小儿比成年人发病率高，女性比男性发病率高。老年原发性腹膜炎占同期原发性腹膜炎的9.0%，占同期成人原发性腹膜炎的18.0%～24.3%。

一、病因和病理

原发性腹膜炎的主要致病菌是溶血性链球菌和肺炎双球菌，其次是金黄色葡萄球菌，偶有革兰阴性杆菌感染，厌氧菌感染极少，致病细菌往往为单一菌种，混合菌感染较少。但近年来发现，由肺炎双球菌和溶血性链球菌引起的原发性腹膜炎逐渐减少，而由革兰阴性杆菌引起的原发性腹膜炎呈上升趋势，约占49%。特别是临床上采用厌氧菌培养方法以来，合并有厌氧菌感染的原发性腹膜炎的病例报告逐渐增多，并且已经发现有部分原发性腹膜炎是由混合感染所致。

原发性腹膜炎通常在腹腔内没有肯定的原发病灶，细菌是通过血运、淋巴或女性生殖器侵入。病原菌进入腹腔的途径，一般有如下几种。①血行播散：致病菌从呼吸道或泌尿系的感染灶通过血行播散至腹腔，婴儿和儿童的原发性腹膜炎大多属于这一类。②上行性感染：如来自女性生殖道的细菌，通过输卵管蔓延至腹腔，此类感染的细菌种类较多。③直接扩散：如泌尿生殖系感染时，细菌可通过输卵管直接扩散至腹腔。④肠源性感染：由细菌移位引起。细菌移位是指肠腔内的细菌通过肠黏膜进入肠系膜淋巴结和血循环的过程。正常情况下，肠腔内细菌是不能通过肠壁的，但在肠黏膜屏障遭到破坏、机体免疫力低下以及肠腔内细菌过度生长时，肠腔内细菌即可能通过肠壁进入腹腔，即细菌移位。如果细菌移位后导致感染，则称肠源性感染。细菌移位导致的感染是重症胰腺炎、脓毒症以及肝硬化患者等主要的死亡原因。本病的感染范围很大，可波及全腹，脓液的性质与细菌的种类有关。常见的溶血性链球菌感染脓液稀薄，无臭味；肺炎双球菌感染脓液稍黏稠，淡黄绿色；金黄色葡萄球菌或大肠埃希菌感染脓汁稠厚，色黄无臭味。腹膜炎多为弥漫性，感染来自女性生殖系统者可局限于盆腔或下腹部。

细菌侵入腹腔内后，机体立即产生反应，腹膜充血、水肿并失去原有的光泽。腹膜炎的结局依赖两方面，一方面是患者全身的和腹膜的防御能力，另一方面是污染细菌的性质、数量和时间。体弱多病、抵抗力低下者，腹膜严重充血、广泛水肿并渗出大量液体，引起脱水和电解质紊乱、血浆蛋白减低和加重贫血，加之发热、呕吐、肠管麻痹，肠腔内大量积液使血容量明显减少，肠管因麻痹而扩张、胀气，可使膈肌抬高而影响心肺功能，使血液循环和气体交换受到影响，加重休克而导致死亡。年轻力壮、抗病能力强者，可使病菌毒力减弱，炎症消散，自行修复而痊愈或形成局限性脓肿。

二、临床表现

（一）症状

主要是腹痛、呕吐和腹泻。腹痛多为突发性腹痛，也可缓慢出现，部位常常不确定，很快蔓延至全腹，常伴有胃肠道刺激症状，如恶心、呕吐、腹胀、腹泻等，还可出现膀胱和直肠症状，但中毒症状一般不很严重。发病突然，有些患者发病前可有感冒等抵抗力低下情况。有些患者腹痛较轻，但发热可高达40℃，有脉速、发汗及虚脱等现象。

（二）体征

查体可发现患者体温升高、脉速，腹肌紧张，但不呈板状腹，压痛、反跳痛明显，叩诊多数移动性浊音阳性，可出现肠麻痹。如果是女性经生殖器感染，常出现下腹部疼痛，一般扩散较快，有的可达全腹，亦有始终局限下腹部。儿童患者因腹肌不发达，腹肌紧张可不明显。肝硬化腹水患者发生腹膜炎时，可出现发热、寒战、腹痛、腹水增多、肝性昏迷进行性加重、低血压或休克等症状，腹部有压痛及反跳痛而腹肌紧张不明显，肠鸣音减弱或消失，严重者可出现神志不清、妄想等明显中毒及脓毒症表现。腹部检查可见膨隆及压痛，但仔细检查腹肌紧张不明显。

（三）实验室检查

白细胞计数及分类：一般白细胞数在 10×10^9/L 以上，中性粒细胞百分比升高。

腹腔穿刺：根据叩诊或 B 超检查进行定位，在两侧下腹部髂前上嵴内下方进行诊断性腹腔穿刺抽液，一般情况下抽出液呈脓性、无臭味，细菌学检查为链球菌、肺炎双球菌或 G^+ 菌感染。腹水乳酸浓度测定，如腹水乳酸浓度＞3.6 mmol/L（＞32 mg/dL）有高度诊断价值。妇女可作阴道后穹窿穿刺。

三、诊断

早期诊断有一定困难。应根据病史和体征，白细胞分类及计数、腹部 X 线检查和 B 超检查等，综合判断。对可疑患者可作如下检查：①白细胞计数及分类一般白细胞数在 10×10^9/L 以上。②腹腔穿刺腹水培养如为链球菌、肺炎双球菌或 G^+ 菌则基本可肯定是原发性腹膜炎，如结果为 G^- 菌则可基本排除。③腹水乳酸浓度测定，腹水乳酸浓度＞3.6 mmol/L（＞32 mg/dL）有高度诊断价值。④腹水 pH 值测定，腹水 pH 值与 WBC 呈负相关，原发性腹膜炎时腹水 pH 值降低，其机制可能与乳酸增多有关。腹水 pH 值测定方法简单迅速，有较高的敏感性和特异性。

对于易患原发性腹膜炎的高危患者，如晚期肾病、肝硬变合并腹水、曾行脾切除术的儿童，近期有上呼吸道感染者如出现急性腹痛和腹膜炎的体征，应想到原发性腹膜炎的可能，但仍需排除一些常见的引起继发性腹膜炎的疾病。对儿童需注意和急性阑尾炎鉴别，女性患者应作妇科检查以了解有无生殖系统的感染。老年人原发性腹膜炎易误诊为继发性腹膜炎，误诊率高达 53.1%，故对老年腹膜炎患者，首先考虑为继发性腹膜炎，并设法寻找原发病灶，如果腹腔内原发灶不明确，患者一般情况较差，特别是伴有肝硬化、慢性肾功能不全或结缔组织疾病者或腹膜炎发生前即有腹腔外感染，而且先出现发热而后有腹痛者，应考虑原发性腹膜炎可能，应行诊断性腹腔穿刺。当怀疑有原发性腹膜炎时，同时又不能完全排除继发性腹膜炎、肠梗阻或阑尾炎者，应积极剖腹探查以明确诊断。

腹腔穿刺对诊断很有帮助。腹腔穿刺液混浊，无臭味，镜检有大量白细胞，或白细胞至少在 0.5×10^4/L 以上，涂片革兰染色发现阳性球菌，为原发性腹膜炎渗出液的特点。如穿刺液混浊或是脓性，有臭味，涂片有大量革兰染色阴性杆菌，则应进一步排除继发性腹膜炎。由于涂片染色能找到细菌的机会不足50%，所以如未能找到细菌，并不能排除原发性腹膜炎的可能，应结合患者的发病情况全面考虑。腹腔穿刺液作细菌培养，阳性率较高，但不能帮助作出及时诊断。

四、鉴别诊断

原发性腹膜炎与继发性腹膜炎在临床上很难鉴别。原发性腹膜炎起病没有继发性腹膜炎急，患者多为儿童或肝硬化腹水、肾炎、肾病综合征患者，腹肌比较薄弱，腹部体征较继发性腹膜炎不明显。在原发性腹膜炎早期很少出现脓毒性休克。由于女性的腹腔经输卵管、子宫、阴道与外界相通，致病菌通过女性生殖系统进入盆腔而引起盆腔腹膜炎症，直肠指诊时，子宫颈疼痛较明显。

总之，可从以下几点进行原发性腹膜炎与继发性腹膜炎的鉴别。

(1) 原发性腹膜炎主要见于肝硬化腹水、肾病综合征等免疫功能减退的患者及婴幼儿，尤其是10岁以下的女童。而继发性腹膜炎则大多无此类局限。

(2) 发生于肝硬化腹水者的原发性腹膜炎起病较缓，“腹膜炎三联征”（腹部压痛、腹肌紧张和反跳痛）往往不甚明显。发生于婴幼儿的原发性腹膜炎起病较急，“腹膜炎三联征”也不明显。

(3) 腹腔内有无原发感染病灶是原发性腹膜炎与继发性腹膜

炎关键性区别。X检查如发现膈下游离气体则是继发性腹膜炎的证据。

(4) 腹腔穿刺取腹水或腹腔渗液作细菌涂片与培养检查。原发性腹膜炎都为单一细菌感染而继发性腹膜炎几乎皆是混合性细菌感染。诊断性腹膜腔穿刺和细菌学检查对原发性腹膜炎的诊断和鉴别诊断有着十分重要的意义。

五、治疗

原发性腹膜炎的治疗可分为非手术治疗和手术治疗两种方法，治疗的效果取决于诊断是否及时。

(一) 非手术治疗

原发性腹膜炎的诊断一旦确立，可先行内科保守治疗。

1. 卧床休息

一般取半卧位，使炎性渗出物流向盆腔，减轻中毒症状，有利于炎症局限和引流。休克患者取平卧或头、躯干和下肢各抬高约20°的体位。

2. 禁食、胃肠减压

抽出胃肠道内容物和气体，减轻胃肠内积气，改善胃壁的血运，有利于炎症的局限和吸收，促进胃肠道恢复蠕动。

3. 纠正水、电解质及酸碱平衡的紊乱

给予充分的补液，每日尿量在1500 mL左右，若能根据中心静脉压测定的结果考虑输液量最为准确。此外尚应根据血电解质测定结果计算应补充氯化钾或钠盐的量，根据血二氧化碳结合力或血液的pH值、BE值来考虑是否使用碳酸氢钠等治疗。

4. 补充热量和营养支持

如有条件最好给予全胃肠外营养支持治疗，给予足量的水溶性、脂溶性维生素和微量元素，或少量输血浆、全血，以改善患者的全身情况及增强机体免疫力。

5. 抗生素抗感染治疗

抗感染治疗是急性腹膜炎最重要的内科疗法。根据腹腔穿刺液涂片或细菌培养的结果，选择敏感的抗生素。如果原发性腹膜炎致病菌是单一革兰阳性细菌，选用青霉素，青霉素对革兰阳性菌疗效明确，价格低廉，特别是大剂量应用时疗效更佳，但青霉素过敏患者不宜使用。如果原发性腹膜炎为混合感染，选用头孢三嗪和喹诺酮类抗生素，有厌氧菌感染的，还要加用灭滴灵。对于原发性腹膜炎头孢三嗪和环丙沙星都有较高的治愈率。头孢曲松抗菌谱广，对革兰阳性和阴性细菌都有良好的疗效，半衰期长达12小时，每日只需静脉注射1次，对呼吸道感染疗效好，肝脏和肾脏不良反应小，但价格较高，青霉素过敏者慎用，也有部分患者对头孢曲松出现耐药性。喹诺酮类抗生素特美力，对革兰阳性和阴性细菌都有效，对呼吸道和泌尿系感染疗效特别好，出现耐药性的少。但该类药物影响儿童骨骼发育，不适于12岁以下儿童使用。总之，对原发性腹膜炎要用高效、广谱、不良反应小的抗生素，如头孢曲松加灭滴灵或特美力加灭滴灵。因为原发性腹膜炎的患者抵抗力弱，用高效、广谱、不良反应小的抗生素，有利于患者早日康复，对继发性腹膜炎也有疗效。

6. 镇静、止痛、吸氧

剧烈疼痛或烦躁不安者，如诊断已经明确，可酌用哌替啶、苯巴比妥等药物；如有休克应积极进行抗休克治疗；应用升白细胞药物如灵杆菌素，提升白细胞数量，有利于炎症控制。

（二）手术治疗

对于经上述处理效果不好，病情进展迅速，腹胀严重，出现全身中毒症状，则应及早行剖腹探查术，引流腹腔，用大量生理盐水清洗腹腔，力争将腹腔内脓液清洗干净。术中还需检查有无脏器，尤其是胆道、肠道疾患，以排除继发性腹膜炎。如发现是继发性腹膜炎，根据具体的病变给予相应的治疗。如未找到原发病灶，而腹膜的脏层和壁层有广泛的炎症，则仅作腹腔引流，在双侧下腹部放入双套管引流效果较好，术后半卧位，以利于引流。术中应取渗出液作细菌培养和药敏试验，以便选用有效抗生素。在诊断不确定而病情急剧恶化的情况下也应考虑剖腹探查。虽然剖腹探查有一定的误诊率，但对于拯救患者生命，仍是利大于弊。

六、预后

由于原发性腹膜炎患者的免疫能力低下，特别是如肝硬化、肾病综合征、肾移植等患者，一旦发生原发性腹膜炎，病情多较危重，预后极差，据文献报道以往病死率可高达70%左右，其中约一半死于原有慢性疾病的恶化，如肝昏迷，肾功能衰竭等。由于认识提高、治疗及时，近年来已降至18%左右。

第五节 继发性腹膜炎

继发性腹膜炎常称之为急性弥漫性腹膜炎，是继发于腹腔内脏器的炎症、穿孔、外伤、血运障碍以及医源性创伤所引起的化脓性腹膜炎，是严重的腹膜腔感染，如不早期诊断和正确治疗，病死率极高。外科临床工作中所遇到的一般均为继发性腹膜炎。

一、病因

腹腔内脏器的急性病变，如果继续发展最终均可继发局限性或弥漫性腹膜炎，最常见的是急性阑尾炎合并穿孔，其次是溃疡病急性穿孔，脓液或消化液的溢出，必然导致急性腹膜炎；其他空腔脏器的穿孔，如急性胆囊炎、结肠癌穿孔较少见。包括实质脏器在内，不少脏器的急性病变虽然无穿孔存在，但大量的炎性渗出也可以刺激腹膜发生炎症，如急性蜂窝组织炎性阑尾炎、急性胰腺炎，特别是急性坏死性胰腺炎，以及女性的急性附件炎等，均为急性腹膜炎的常见原因。脏器缺血产生的渗出液同样可刺激腹膜发炎，其中绞窄性肠梗阻较常见。虽然不一定伴有肠壁的坏死和穿孔，但肠管内的细菌可通过缺血的肠壁渗出至腹腔内，引起感染。腹腔内出血，如自发性脾破裂、动脉瘤破裂、女性的宫外孕破裂等，因积血刺激腹膜也可导致腹膜炎。

急性腹膜炎如果继发于感染病灶的扩散，开始即存在细菌感染。胃肠道穿孔由于有细菌污染，数小时后即继发感染。有些炎性渗出，如早期急性胰腺炎，以及腹腔内积血，均为无菌性，但如病变继续发展或旷日持久，有可能通过肠道的细菌移位而转变为感染性。

正常肠道内有多种细菌存在，进入腹腔后绝大多数均可成为继发性腹膜炎的病原菌。其中需氧菌以大肠埃希菌最为多见，此外还有克雷白杆菌、变形杆菌、粪链球菌、产气杆菌、铜绿假单胞菌等。厌氧菌则以脆弱类杆菌多见，由于需氧菌从所处环境中摄取了氧，降低了氧化还原电位，使厌氧菌得以在缺氧环境下生长繁殖。厌氧菌又可以释放出酶类、生长因子及宿主反应抑制因子等有利于需氧菌的繁殖。两者的协同作用大大增加了毒力和致病性。越向远侧的消化道，细菌含量越多。在正常的酸性胃液中，细菌数量很少，由口腔吞下的细菌，以链球菌、乳酸杆菌等为主。十二指肠和上段空肠的细菌数量增至 $10\times10^{6}/L$，也开始有肠道的阴性杆菌存在，至回肠末段细菌数量达 $10\times10^{9}/L$，主要为多种阴性杆菌。由于胃肠道内菌种复杂，所以继发性腹膜炎常为多种细菌的混合感染，以阴性杆菌为主。有些细菌，如粪链球菌、脆弱类杆菌等致病性不强，但在混合感染时，相互之间常有协同作用，致使毒性增强。

引起急性腹膜炎发生的原因很多，主要有下列几种。

（一）急性感染

腹腔内脏器的急性感染是引起继发性化脓性腹膜炎的最常见的原因。

（1）肠道感染急性阑尾炎、Meckel 憩室炎、结肠憩室炎、坏死性肠炎、急性克罗恩（Crohn）病等。

（2）其他脏器感染急性胆囊炎、急性胰腺炎、肝脓肿、急性输卵管炎等。

（3）继发于女性生殖器上行性的感染淋菌性输卵管炎、产后感染、人工流产等。

（4）婴儿脐带感染。

（5）脓胸亦可引起腹膜炎。

（二）消化道急性穿孔

脏器内液体流入腹腔可引起继发性化脓性腹膜炎，其中以溃疡病引起的胃、十二指肠穿孔最常见。

（1）胃、十二指肠溃疡急性穿孔，小肠、结肠、胆囊、憩室等的穿孔。

（2）肿瘤性穿孔，如胃癌、结肠癌穿孔。

（3）坏疽性胆囊炎。

（4）蛔虫肠穿孔。

（三）绞窄性肠梗阻

肠扭转、闭襻型肠梗阻等。

（四）血管闭塞性疾患

肠系膜血管栓塞、缺血性结肠炎、脾梗死等。

（五）腹腔内出血

自发性脾破裂、脾动脉瘤破裂、肝癌破裂、腹腔转移性恶性肿瘤（如精原细胞瘤）破裂、宫外孕破裂、卵巢滤泡破裂等。

（六）外伤

无论是钝器或锐器造成的外伤均可引起腹膜腔内的脏器破损。空腔脏器如胃、小肠、结肠以及膀胱等穿破后很快引起细菌性腹膜炎，膀胱破裂后尿液刺激引起化学性腹膜炎，随之转为细菌感染。实质性脏器破裂，如肝、脾破裂，虽然血液对腹膜的刺激较轻微，但一旦感染同样可发生致命的腹膜炎。

（七）医源性

造成医源性损伤的原因有：①手术过程中肠内容物的外溢，特别是结肠内容物的外溢而致腹膜腔污染。②胃肠道吻合不够严密或吻合线的漏泄。③异物遗留于腹腔。④误伤肠管、胆管、胰管和输尿管后所引起的肠瘘、胆瘘、胰漏、输尿管漏等。⑤术后近期腹腔内渗血或出血等。

二、细菌学

正常肠道内有多种细菌存在，进入腹腔后绝大多数均可成为继发性腹膜炎的病原菌。其中需氧菌以大肠埃希菌最为多见，厌氧菌则以脆弱类杆菌多见。

腹膜腔感染的细菌学特征如下。

（一）所有菌种都属人体肠道和皮肤表面的常见菌种

在以往较长的时间内肠球菌的感染未受到重视，对其是否致病有争议。资料表明肠球菌确能致病，是医院感染中的第三位常见菌种。肠球菌感染常发生于免疫力低下的患者，如严重创伤、休克、大面积烧伤及器官移植术后。

（二）需氧菌和厌氧菌混合感染

需氧菌和厌氧菌混合感染发生率达58％以上，需氧菌中以大肠埃希菌为主，厌氧菌中以脆弱类杆菌为主。由于需氧菌从所处环境中摄取了氧，降低了氧化还原电位，使厌氧菌得以在缺氧环境下生长繁殖。厌氧菌又可以释放出酶类、生长因子及宿主反应抑制因子等有利于需氧菌的繁殖。需氧菌可以提供厌氧菌繁殖所需的大量维生素K，两者的协同作用大大增加了毒力和致病性。

三、病理

腹膜对各种刺激极为敏感，手术时较长时间的暴露、干燥、擦拭和接触非等渗液体均可导致组织反应。腹膜受到病理性刺激后，发生炎性反应，炎性反应的程度和所受刺激的强弱有关。溃疡病患者的胃液多为高酸状态，pH值＜3.0，所以溃疡病急性穿孔时，胃液对腹膜的刺激极为强烈，即刻发生化学性腹膜炎。胆汁溢出至腹腔所产生的腹膜炎又称胆汁性腹膜炎，胆汁接近中性，pH值为6.0～8.8，但胆汁中的某些胆盐成分有较强的毒性，对腹膜下的微血管刺激作用很强，造成更多的渗出，动物实验还证明胆汁性腹膜炎容易并发厌氧菌的感染。腹腔内出血，因血液为中性，对腹膜的刺激性较轻，腹膜的间皮细胞含有纤维蛋白溶酶原激活因子，使腹腔内积血不易凝固。如出血停止，则积血逐渐被腹腔渗出液稀释，刺激性更为减弱，但血红蛋白可干扰机体的免疫反应，影响对细菌的清除，故容易继发感染。急性腹膜炎如合并感染，腹膜的炎症更为严重。

急性腹膜炎的病理变化为充血和水肿，随即有大量液体渗出，渗出液中含有大量的白细胞和吞噬细胞，以及多种生物活性物质和细胞因子，还富含纤维蛋白原，经腹膜间皮细胞受损后释放出来的凝血活酶的作用变为纤维蛋白而沉积。随着白细胞的不断死亡，腹膜及内脏浆膜面间皮细胞的损伤和脱落，纤维蛋白的沉积和凝聚，渗出液逐渐由清亮而变为浑浊，最后成为脓性。

腹膜炎的病理变化取决于：①感染源、菌种、数量和毒力。②免疫机能强弱，包括患者的年龄及一般状况。③治疗是否及时正确。急性腹膜炎的发展，视患者的抗感染能力、原发病灶的转归和细菌感染的严重程度而定，可以发展为弥漫性化脓性腹膜炎，也可由肠管和大网膜包裹及纤维素粘连而局限化，或者逐渐吸收而自愈，或者形成脓肿。弥漫性腹膜炎多合并麻痹性肠梗阻，除了肠管本身的浆膜，即脏层腹膜也发生充血和水肿而影响其蠕动功能外，内脏神经反射的抑制，水、电平衡紊乱，特别是低钾以及消化道激素的分泌失调也均和麻痹性肠梗阻的发生有关。广泛肠管淤张，消化液积存，加重了体液的丢失。由于腹腔内大量渗出、肠腔大量积液导致细胞外液锐减，形成低血容量休克及代谢性酸中毒。腹胀、膈肌抬高、肺气体交换困难，更加重了酸中毒。由于血容量减少及休克，肾功能也受到损害。在整个过程中，内分泌系统如肾上腺等亦积极参与了反应，如不及时正确处理，病情将进一步恶化，可导致患者死亡。

腹膜面积广阔，相当于自身的体表面积。如此大面积渗出，液体的丢失量很多。腹膜为由单层间皮细胞构成的浆膜，具有半透膜性质，腹膜下层为疏松结缔组织和丰富的毛细血管网和淋巴管网，渗透性很强，实验证明，和高渗液体接触后，每小时渗出量可达 300～500 mL，急性腹膜炎时，渗出量更大，所以弥漫性腹膜炎患者由于腹腔大量渗出，肠淤张和呕吐，而有严重的脱水和低血容量，同时由于腹腔内感染和大量毒素的吸收，患者极易出现低血容量休克和脓毒性休克。

四、临床表现

继发性腹膜炎是原发疾病的继续和发展，因此发病过程表现不一，发病可急可缓，过程可长可短。比如急性阑尾炎，临床表现有其本身的特点，但发展为蜂窝组织炎性阑尾炎或坏疽性阑尾炎合并穿孔，一般在24小时以后，腹膜炎的表现主要在右下腹部。溃疡病急性穿孔发病很急，很快出现腹膜炎，先以上腹部为主，继而波及全腹。急性肠梗阻因梗阻的类型不同而表现各异，肠扭转在数小时后即可出现腹膜炎，而单纯性肠梗阻如不缓解，可能数日后才发生腹膜炎。急性胆囊炎发病较急，但继发腹膜炎常在1～2天之后。尽管原发疾病的临床症状可能继续存在，但如继发腹膜炎，则有其较为一致的临床表现。

（一）临床症状

1. 腹痛

腹痛是继发性腹膜炎最常见的症状，其特点是起病突然，疼痛剧烈，呈持续性，起始部位和原发病病变部位一致，迅速弥散，咳嗽、翻身均可加剧。一旦发生继发性腹膜炎，腹痛即变为持续性，因腹膜炎躯体神经支配，腹痛较剧烈，但因病因不同，腹痛的程度也有轻重之分。化学性腹膜炎所致腹痛最为剧烈，腹腔出血所致腹痛最轻，急性阑尾炎合并腹膜炎则腹痛显然比原来更重，腹痛的范围可局限于一处或弥漫至全腹，即使继发弥漫性腹膜炎，也是先由原发病灶处开始，虽扩散至全腹，仍以原发病灶处腹痛最剧烈。深呼吸或活动时腹痛加重，故患者不敢深呼吸或翻身。在某些情况下，腹膜炎所致的腹痛表现可受一些因素的影响。比如溃疡病急性穿孔，在开始时由于酸性胃液溢出，产生化学性腹膜炎，腹痛极为剧烈。但当胃液大量溢出后，残存胃液减少，或者穿孔封闭，不再有胃液溢出，已溢出的胃液被渗出液稀释，腹痛可暂时减轻，数小时后合并感染，腹痛又增重。又如绞窄性肠梗阻，因缺血性疼痛也极剧烈，且亦呈持续性，往往掩盖了腹膜炎所致的腹痛。年老衰弱的患者，病重、体质或虚弱及手术后患者，因反应较差，腹痛表现可不典型。

2. 消化道症状

患者一般均有恶心和呕吐，开始为反射性，比较轻微，以后因感染中毒反应或继发麻痹性肠梗阻而趋于频繁。如腹膜炎继发于腹腔内感染病灶，则可能原来已有的恶心、呕吐等症状，此时更为严重。发生急性腹膜炎后，因肠蠕动减弱，患者多无排气或排便。盆腔腹膜炎或者直肠受到渗出液或脓液的刺激，患者也可有下坠感及便意，或只能排出少量黏液便，便后仍不觉轻快。

（二）体征

1. 一般情况

继发性腹膜炎为严重急腹症，患者表现呈急性病容，常有呻吟，为避免腹痛加剧，静卧不敢活动，且喜屈曲下肢。溃疡病急性穿孔、腹腔内出血突发的腹膜炎，开始体温正常，以后因渗出物吸收或合并感染，体温逐渐上升，绞窄性肠梗阻也有类似情况。由感染病灶所继发的腹膜炎，则原已有体温升高，此时更加上升。由于剧烈腹痛或感染中毒，脉搏均增快，多在 90 次/分以上。继发性腹膜炎晚期，患者出现脓毒性休克表现，脉搏细弱，血压降低，烦躁或淡漠，冷汗，眼球凹陷，手足发凉，呼吸增快、变浅，体温不升等。

2. 腹部体征

腹式呼吸均有所减弱甚至消失，溃疡病急性穿孔患者，因腹膜受到强烈刺激，发生反射性腹肌强直，消瘦的患者腹部可呈现凹陷，但肠梗阻尤其是低位肠梗阻引起的腹膜炎，腹部则膨隆。腹部压痛视腹膜炎的范围而定，弥漫性腹膜炎有全腹压痛和腹肌紧张，化学性腹膜炎引起的强烈刺激，可因腹肌高度紧张或强直，表现为板状腹。一般在原发病灶部位的压痛和腹肌紧张更为剧烈。反跳痛是腹膜炎的特殊体征。腹腔渗出液较多时可叩出移动性浊音，对诊断很有帮助。叩诊稍用力时，如患者感到疼痛，也是腹膜炎的表现。出现肠淤张时，可叩出鼓音。肝浊音区缩小或消失，说明腹腔内有游离气体，是含气的空腔脏器，如胃、十二指肠和结肠穿孔的表现。听诊多有肠鸣音减弱或消失。

3. 肛管指诊以下腹部表现为主的腹膜炎

怀疑盆腔脏器有原发病灶时，应做肛管指诊，根据有无压痛、压痛的部位、有无局限性饱满或包块，以及宫颈的举痛来判断原发病灶的部位和有无妇科情况。

（三）实验室检查

白细胞计数一般均升高。炎症范围越广泛，感染越严重者，白细胞计数升高越明显。血清淀粉酶检查可以帮助诊断胰腺炎，有的应做血清脂肪酶和尿淀粉酶检查。腹部手术后腹膜炎是一种特殊情况，因患者有所谓剖腹综合征，腹膜炎易被掩盖，应根据手术类型、术中污染或感染情况、术后体温变化，有无感染中毒症状，以及引流液的性状进行综合考虑，尤其是当患者消化道蠕动功能迟迟不恢复时，更应注意有无急性腹膜炎的存在，此时应与术后早期炎性肠梗阻相鉴别。

（四）腹部X线透视（或平片）

通常显示肠腔有轻度扩张。胃、十二指肠穿孔患者常可见到膈下有游离气体，但回肠、结肠穿孔后游离气体少见。肠扭转时可见排列成多种形态的小跨度蜷曲肠襻、空肠和回肠换位。腹内疝绞窄时可见孤立、突出胀大的肠襻，不因时间而改变位置，或有假肿瘤状阴影。腹膜外脂肪线模糊或消失则直接提示腹膜炎症。

五、诊断

根据腹痛病史，结合典型体征、白细胞计数、腹部透视（或摄片），继发性腹膜炎的诊断一般不难。但在发病的早期（4～6小时内）需进行动态观察。在诊断急性继发性腹膜炎过程中明确引起腹膜炎的原因是诊断中的重要环节。多数继发性腹膜炎患者经过认真详细的了解病史、仔细的体格检查多能获得确诊。临床上常由于病史、体征不典型，患者诉说不清而使诊断遇到困难。此时，诊断性腹腔穿刺有极重要的作用，穿刺可选侧下腹部叩诊浊音的部位进行。根据穿刺所得液体的颜色、混浊度、气味、涂片显微镜检查、生化检查、细菌培养等来判断病因，必要时，可在腹腔不同部位用细针无麻醉下进行穿刺，抽到的液体更能反映腹腔内的情况。如腹痛以中下腹部为主，应进行直肠指检，如指套染血性物则提示肠套叠、肠扭转、炎症性肠病或肿瘤性病变。直肠子宫或直肠膀胱陷窝有触痛、饱满感，提示有炎症或积脓。已婚女性可经阴道后穹隆穿刺抽脓。此外，尚可用B超和CT了解腹内相应的脏器有无炎症改变。

继发性腹膜炎运用腹腔镜探查是有效的：腹腔镜探查可达整个腹腔，可在电视下清晰观察到肝脏、胆囊、胃、十二指肠、结肠、阑尾、子宫及附件、膀胱，特别是对急性阑尾炎、阑尾周围脓肿、盆腔炎性病变诊断正确率更高。

六、鉴别诊断

在诊断继发性腹膜炎时需鉴别以下情况。

（一）内科疾病

内科一些全身性疾病，如尿毒症、糖尿病危象、急性白血病、胶原疾患等以及一些神经系统疾病如脊髓结核危象等有时可出现急性腹痛，应注意鉴别。有些内科急腹症如腹型紫癜，因肠管浆膜面有广泛点状出血，严重者有少量血性渗出，又如急性肠系膜淋巴结炎也可有炎性渗出，实际上有急性腹膜炎存在，但无手术指征，不属于外科治疗范围，应结合病史临床表现及其他辅助检查全面考虑，予以鉴别。另外还有些内科肠道疾病，如肠伤寒、肠结核、溃疡性结肠炎、非特异性小肠炎等，其中有些患者还有服用皮质激素的病史，本身即可发生穿孔合并症，但不少此类患者，久病卧床，体质衰弱，穿孔前可能已有全身症状及不规则的腹痛，一旦发生穿孔，患者反应很差，并无突发症状，鉴别是否发生穿孔十分困难，应严密观察病情的发展，特别注意肠蠕动音有无消失，并可借助腹腔穿刺以明确诊断。

（二）急性肠梗阻

多数急性肠梗阻患者具有明显的阵发性腹部绞痛、腹胀、肠鸣音亢进，而无肯定的压痛和肌紧张。但肠梗阻可进一步发展成肠坏死，临床上出现腹肌紧张等腹膜炎体征。

（三）急性胰腺炎

轻型急性胰腺炎（MAP）很少出现腹膜刺激症状，如遇重症胰腺炎（SAP）则可根据腹腔穿刺液是否带血性、淀粉酶是否增高、CT 评分等综合考虑才能加以区别，但重症胰腺炎可发展为腹膜炎。

（四）腹膜后血肿或感染

脊柱或骨盆骨折、肾创伤等可并发腹膜后血肿，腹膜后感染如肾周围感染、腹膜后阑尾炎，化脓性淋巴结炎以及血肿继发感染等均可产生腹痛、腹膜刺激征以及肠淤张。X 线平片可显示腰大肌阴影模糊、肾周围有肠外积气等有意义的影像，CT 更有助于诊断。值得注意的是有的外伤患者，已证实有腹膜后血肿，如何排除腹腔内脏器损伤所引起的急性腹膜炎常有一定困难，应密切观察，必要时做腹腔穿刺甚至剖腹探查。

（五）原发性腹膜炎

也属于内科疾病，虽同样为急性腹膜炎，但无手术指征，应予以鉴别，参阅原发性腹膜炎一节。

七、治疗

根据不同病因、病变阶段、患者体质、采取不同的治疗措施，分为非手术治疗和手术治疗，前者是为后者的准备阶段。一般情况下行以手术为主的综合治疗，只有在少数情况下，允许采用非手术疗法，如有恶化则迅速转为手术治疗。

（一）非手术治疗

1. 适应证

（1）尚不能确诊患者的短期观察。

（2）一般情况较好，病情较轻的局限性腹膜炎。

（3）腹膜炎已超过48小时或72小时，且已局限，中毒症状较轻者。

2. 体位

患者无休克的情况下宜采取半卧位。原因是：①有利于腹腔渗出液积聚于盆腔以便局限吸收，即使形成盆腔膀胱直肠或子宫直肠陷窝脓肿也便于引流。②避免渗出液积聚膈下，引发中毒症状或形成脓肿。③半卧位可使腹肌松弛，膈肌免受压迫。④手术后患者取半卧位可使上腹部腹肌松弛。但半卧位时要经常活动双腿，不时改变受压部位，以防发生静脉血栓形成。

3. 禁食、胃肠减压

禁食、胃肠减压是治疗腹膜炎的重要手段之一。胃肠减压可减轻患者腹胀、防止胃肠内容物继续外漏及促进胃肠蠕动的恢复，但时间过长会增加患者痛苦，且影响水、电解质、酸碱平衡或出现某些并发症。放入鼻胃管，持续减压，以防止或缓解肠淤张，对上消化道穿孔可减少或制止消化液溢出，起到治疗作用。

4. 纠正水、盐与电解质失衡

由于腹腔内大量渗出液体，肠腔内大量积液，且不能进食，因此，必须通过输入液体以纠正缺水和酸碱失衡。对病情严重的患者需监测重要脏器的功能，包括血压、脉率、中心静脉压(CVP)，每小时尿量和尿比重、红细胞压积、白细胞计数、血清肌苷和尿素氮等。对老年或心肺功能差的患者，应监测肺动脉压（PAP）和肺动脉楔压（PAWP）的变化，特别是在快速输液纠正低血容量时。在应用胶体液（清蛋白）时，由于全身感染后，肺血管的通透性增加，渗入肺间质的胶体会增多，大量输入清蛋白会导致肺水肿的发生，因此在大量输液时，使红细胞压积维持在35％左右，并加强利尿。

5. 热量与营养的补充

腹膜炎患者要消耗大量的热量，要通过肠外营养积极补充能量，如补充葡萄糖、脂肪乳剂、复方氨基酸以及水溶性和脂溶性维生素、微量元素和电解质等。对于长期禁食患者，要注意磷的补充。

6. 抗生素的应用

腹膜炎是应用抗生素的绝对指征。腹部外科感染性疾病的病原菌多为需氧菌和厌氧菌的多菌种混合感染。腹膜炎在早期往往是以需氧菌感染为主，而到后期则以厌氧菌感染为主，根据药敏试验，需氧菌虽极易产生耐药性，但目前多数对头孢三代抗生素敏感，而厌氧菌产生耐药性小，对甲硝唑或替硝唑最敏感。因此临床应混合用药为好。目前国内较重视手术前预防性应用抗生素，减少了因手术而引起的腹腔感染率。

（二）手术治疗

对于继发性腹膜炎的患者，在绝大多数情况下需手术治疗，去除病灶、修补穿孔、吸去脓液，必要时腹腔引流。腹部切口和麻醉方式依原发病灶的部位而定。如病因不明确，则可作剖腹探查切口，即右侧腹直肌小切口。必要时切口可向上或向下延长。原则上一经确诊必须积极准备及早进行手术治疗，但遇下述情况必须慎重考虑：①诊断已经明确的原发性腹膜炎。②某些盆腔炎。③急性弥漫性腹膜炎已超过48～72小时，且已有局限性倾向者。

1. 手术适应证

大多数患者均需采用急诊手术治疗。对原发病灶诊断不明，或不排除腹腔内脏坏死和穿孔，感染情况严重者，也应开腹探查，以免延误治疗。脓毒性休克患者，经积极准备后，不一定要求情况完全平稳，即应急诊手术，去除感染病灶，清洗腹腔，减少毒素吸收。有些诊断明确的患者，如溃疡病急性穿孔时为空腹状态，腹膜炎较局限，腹痛有减轻趋势，可暂不手术；急性坏死性胰腺炎如果没有合并感染的证据，也可暂不手术，但可腹腔穿刺引流以减少细胞因子的吸收。总之，是急诊手术还是非手术治疗，应密切观察，视患者的具体情况而定。

2. 手术方法

(1) 切口：根据原发病灶的部位，采用相应的切口，诊断不明者，除非左侧腹膜炎更为明显，一般均采用右侧腹直肌小切口，探查后，再根据需要向上或向下延长切口，开腹后先将腹腔内渗出液尽量吸净，有大网膜包裹或浑浊液体积存处通常是原发病灶的部位，明确后除非怀疑仍有其他病灶（如外伤），最好不要广泛探查，以免感染扩散或加重毒素吸收。原发病灶争取去除，如切除坏死的肠段、穿孔的胆囊或阑尾等。如病灶充血严重与周围紧密粘连不易切除，或患者情况不能耐受时则根据情况只做造瘘或修补，局部置管引流。在处理原发病灶后，如果是局限性腹膜炎应吸净脓液不宜冲洗，如果是弥漫性腹膜炎，可用大量等渗盐水冲洗。腹腔感染不严重，原发病灶处理满意时无需放置腹腔引流管。

（2）病灶清除：原发病灶是急性化脓性腹膜炎的感染源，病灶清除是治疗腹膜炎的最根本、最重要的手段。但在患者情况危急时，原则上应根据患者能耐受的程度对病灶进行处理，不能因强调清理彻底而危及患者生命。手术切口应该靠近病灶部位，切口要有足够的长度，操作宜轻柔，减少对肠管的损伤和肠系膜的牵拉。坏疽的阑尾和胆囊原则上应切除，但如炎症严重，解剖层次不清，患者情况严重者可作引流或胆囊造瘘术，待病情稳定后再次手术。肠梗阻、肠管坏疽病情严重不能切除时，先做坏疽肠段外置术。

（3）腹腔清理：腹膜炎的渗出液、脓液、食物残渣、粪便、异物等在去除病因后应尽量清除、吸净。关于腹腔冲洗问题，原则上局限性腹膜炎不行腹腔冲洗，以免感染扩散；弥漫性腹膜炎，腹腔污染严重，或有胃肠内容物等异物，患者情况又允许时，可用大量生理盐水冲洗腹腔。吸尽冲洗液后，必要时可将1%碘伏用生理盐水稀释10倍，用1000 mL稀释的碘伏冲洗腹腔，但患甲状腺机能亢进、肾功能不全或对碘过敏者禁用，在冲洗过程中应注意患者的呼吸是否受到抑制。必要时可应用腹腔连续灌注。

（4）腹腔引流：对于腹膜炎术后腹腔是否置管引流至今仍有争论。根据实际情况灵活掌握。如胃肠穿孔时间不长污染不严重，病灶已彻底清除，腹腔清洗干净者，可不放引流。若病灶处有感染坏死组织，或虽经处理但很难保证不发生胃肠道瘘，则应放置引流物，最好是用黎氏管（双套管负压吸引）引流。术后放置腹腔引流的指征为：①病灶未能或不宜立即切除病变脏器者。②空腔脏器上的病灶清除后，缝合后有泄漏可能者。③病灶残留坏死组织或失去活力组织者。④手术累及胰腺者。⑤腹膜后有组织感染，或腹膜后有污染者。

（5）腹腔镜技术的应用：根据病变部位进行针对性治疗，而开腹手术则无法做到小切口探查明确病因和实施治疗性手术。现已报道腹腔镜下可行胃、十二指肠溃疡穿孔粘堵、修补术，这在溃疡穿孔与阑尾炎难以鉴别时，腹腔镜技术可避免开腹手术因误诊而致更换切口或向上延长切口的窘况，在中转开腹手术时还可指导切口的选择，腹腔镜手术时可将切除的化脓性组织经无菌袋取出，不直接污染穿刺口，伤口感染的机会明显减少，又因对腹腔干扰小，可直视下彻底冲洗腹腔、盆腔，术后肠粘连、腹腔盆腔积脓发生率也相应降低。

但腹腔镜探查目前尚不能完全取代传统开腹手术：首先是因为腹腔镜只能看到脏器表面，无法对深层结构进行触诊；其次是腹腔镜操学者必须有丰富的腹部外科开腹手术经验，当术中所见无法解释病情变化时应及时果断中转开腹手术，彻底查明病因。

3. 术后处理

根据 APACHEⅡ评分决定是否采取重症监护。麻醉恢复后，取半卧位使渗出液流向盆腔。保持胃肠减压通畅，直至胃肠道功能恢复。注意水和电解质的补充，及早给予全胃肠道外营养支持，但在应激期要注意应首先从半量开始，逐步过渡到全量。加强抗生素的应用，并根据情况做必要的调整。分期手术如结肠造瘘、肠外瘘小肠造口的患者，一般在手术 3 个月后，根据情况行治愈性手术或确定性手术。

八、预后

严重的继发性腹膜炎病死率很高，达20％以上。早期多死于多器官功能衰竭，少数患者因腹腔残余感染，特别是膈下脓肿或多发性脓肿，拖延数日，最终死于慢性消耗和衰竭。有些患者因腹膜炎渗出液中的纤维蛋白形成肠管粘连或粘连带，造成急性肠梗阻，也可长期存在慢性不全性肠梗阻症状，不易治愈。

（陈　刚）

第十三章　脐部疾病

脐是胎儿的生命线——脐带通过之处，脐带是连接胚胎脐部与胎盘间的索状结构，内有 2 条脐动脉和 1 条脐静脉，以及卵黄管和脐尿管。在正常胚胎衍化过程中，卵黄管与肠管、脐尿管与膀胱逐渐闭锁、分离。此过程若受到内在或外在因素的影响，可导致卵黄管与肠管、脐尿管与膀胱不能闭锁、退化或闭锁、退化不全，生后就会呈现各种症状。

第一节　脐部胚胎发育学

受精卵发育为囊胚植入子宫后，囊胚内细胞群的细胞增殖分化，形成一椭圆形盘状结构，称胚盘。胚盘由内胚层和外胚层组成，两层紧密相贴。随之，在胚盘的背侧（近滋养层侧）出现一个囊腔，即羊膜腔，壁层为羊膜，胚盘的外胚层构成羊膜腔的底；胚盘腹侧出现卵黄囊，胚盘的内胚层构成卵黄囊的顶。滋养层、羊膜腔、卵黄囊起提供营养和保护作用。与此同时，在囊胚腔内出现胚外中胚层细胞，继而在胚外中胚层细胞间出现腔隙，腔隙融合增大，形成胚外体腔。胚外中胚层分别附着于滋养层内面和卵黄囊和羊膜的外面，羊膜腔与滋养层之间的相连部分（胚外中胚层）称为体蒂。胚胎早期借体蒂与绒毛膜相连，脐带的始基就发生于体蒂。滋养层与其内面的胚外中胚层分化发育形成绒毛膜，膜的外面有大量绒毛，胚胎借助绒毛汲取母血中的营养物质并排出代谢产物。

胚胎第 4 周，胚胎在从椭圆形胚盘变成圆柱状胚体的过程中，胚盘边缘向腹侧卷折，卵黄囊顶部被卷入胚体，以后形成原始消化管，其余部分留在胚外。同时羊膜及羊膜腔亦随着胚盘边缘向腹侧卷折不断扩大，并向胚体的腹侧生长，形成原始脐环。羊膜腔逐渐将卵黄管推向体蒂，最终将体蒂及卵黄管包裹，形成一圆柱状结构，即脐带。随着羊膜腔的扩大，胚外体腔逐渐缩小，最后消失，只在脐带近胚体端仍留有部分胚外体腔，称脐腔。脐带表面有羊膜包裹，内有卵黄管、脐尿管、脐动脉、脐静脉及体蒂的胚外中胚层组织。第 6 周，中肠生长迅速，且腹腔发育相对慢于中肠，致使肠袢突入脐腔，形成生理性脐疝。第 10 周以后腹腔增大，肠袢从脐腔退回腹腔，脐腔消失，卵黄管与脐尿管相继缩窄闭锁。至妊娠中期，右脐静脉退化，左脐静脉与左、右两条脐动脉连接胎盘与母体进行物质交换。脐带内的胚外中胚层组织转化为黏液性结缔组织。第 12 周左右，腹壁已充分发育，仅在脐带与腹腔相通的腹壁上保留一小的圆形缺损，即脐孔。出生时脐带被结扎，6～10 天后脐带与脐孔分离、脱落，局部形成坚韧的瘢痕。

卵黄囊是胚盘腹侧的一个囊状结构，由内胚层和包于其外方的胚外中胚层组成。胚胎在从椭圆形胚盘变成圆柱状胚体的过程中，胚盘边缘向腹侧卷折将卵黄囊顶部的内胚层卷入胚体，并向头、尾侧延伸形成原始消化管，其头端部分称前肠，中间部分叫中肠，尾端部分称后肠。卵黄囊其余部分留在胚体之外，并仍与中肠相连。卵黄囊与中肠相连的细蒂称卵黄蒂或卵黄管。卵黄管起初粗而短，随着胚体发育，逐渐变细变长，管腔越来越窄，于第 5 周闭锁，于是卵黄囊不再与消化管相通。残存于脐根部的卵黄管进一步缩小，变为实心的细胞索并退化。

尿囊是原始消化管尾段腹侧壁向体蒂内突出而形成的指状盲囊。鸟类胚胎的尿囊很发达，它既是鸟类胚胎的呼吸器官，又是其排泄器官。有些哺乳动物胚胎的尿囊也相当发达，如猪、狗等；有的则很不发达，如猴、猿等。在人胚，尿囊很不发达，仅存数周即退化，其发生只是生物进化过程的重演，是个遗迹性器官，其本身无任何生理功能，但随着尿囊的发生，在其壁上的胚外中胚层中形成了两对重要的血管，即一对尿囊动脉和一对尿囊静脉，以后分别演变为脐动脉和脐静脉，成为胎儿与母体物质交换的唯一通路。随着圆柱状胚胎的形成，尿囊的远段变成一细管，伸入脐带，称脐尿管；尿囊的根部则发育为膀胱的一部分，参与膀胱的形成。以后，脐尿管闭锁，形成脐正中韧带。

第二节　脐　炎

一、新生儿脐炎

（一）急性脐炎

1. 病因及发病机制

新生儿急性脐炎的常见原因包括：①出生后结扎脐带时污染或在脐带脱落前后敷料被粪、尿污染。②羊膜早破，出生前脐带被污染。③分娩过程中脐带被产道内细菌污染。④被脐尿管瘘或卵黄管瘘流出物污染。⑤继发于脐茸或脐窦的感染。

致病菌以葡萄球菌最为常见，其次为大肠埃希菌和溶血性链球菌等。据报告，社会获得性感染主要致病菌为革兰阳性球菌（67.2%）；而医院获得性感染的病例中，则以革兰阴性杆菌为主要致病菌（56.8%）。

新生儿免疫力低下，脐部炎症如得不到控制，可向脐周蔓延形成腹壁蜂窝织炎或沿淋巴管扩散，导致腹壁大范围感染，甚至延及下胸壁；向深部扩散可引起腹膜炎；通过尚未闭锁的脐动、静脉可造成腹壁深部感染，或直接进入血液循环引起肝脓肿、脓毒血症、中毒性休克。亦可引起脐静脉血栓形成，如血栓延伸至门静脉则引起门静脉梗阻，以后发展为肝外型门脉高压症。

2. 临床表现

早期局部红肿，脐窝内有脓性分泌物，大多无全身症状。感染扩散至腹壁、胸壁或会阴形成蜂窝织炎时，红、肿、热、痛范围增大，严重者有皮肤、皮下组织坏死或脓肿形成。如感染沿脐动、静脉扩散至腹壁深部形成脓肿时，轻压脐的上部或下部，可有脓液自脐孔流出。患儿可出现高热或体温不升，白细胞计数和中性粒细胞增高、核左移。发生脓毒血症时，患儿出现烦躁不安或嗜睡、反应能力低下、呼吸急促、口唇青紫、面色苍白、拒奶、肝脾肿大等脓毒血症的表现。

3. 治疗

早期控制感染、防止扩散，随时去除结痂，及时清理脐窝脓性分泌物，局部湿敷引流；若感染有扩散趋势或发生腹膜炎及脓毒血症者，须应用广谱抗生素，并依据脓液细菌培养和药敏试验选择有效抗生素。形成蜂窝织炎、脓肿者应切开引流。加强营养支持疗法，多次少量输注新鲜血浆和清蛋白，并注意纠正水、电解质和酸碱平衡紊乱。

（二）慢性脐炎与脐肉芽肿

1. 病因

（1）急性脐炎未治愈，迁延为慢性脐炎与脐肉芽肿。

（2）脐带过早脱落，留下未愈合的创面。

（3）脐窝内有异物（如爽身粉）长期慢性刺激，可引起脐炎迁延不愈，并形成脐肉芽肿。

2. 临床表现

脐窝略微肿胀，经常有脓性分泌物，有时混有血性液，脓性分泌物刺激周围皮肤引起湿疹样改变，甚至发生糜烂。年长患儿自述有痒感，常用手搔抓脐部。查体可见脐窝内有肉芽组织增生，色泽红润，凸起，表面无黏膜被覆，触之出血。多数病程较长，迁延不愈。脐肉芽肿需与脐茸相鉴别，后者表面为黏膜组织。

3. 治疗

可用剪刀、电灼去除肉芽组织，保持脐窝清洁、干燥，多可痊愈。

二、成人脐炎

（一）病因

脐窝较深且底面皮肤皱褶，污物、皮脂存留，不易使局部清洁，或去垢时不慎擦伤，致使细菌侵入而引起感染。

（二）临床表现

成人脐炎急性期表现为脐窝或环脐部的疼痛、充血、水肿，常有带臭味的浆液性分泌物。检查时常发现脐窝部湿润、脐周肿胀、压痛，严重者脐窝内积脓伴有发热，可有腹股沟部的淋巴结肿大。偶可扩散至脐周围，并发深部感染、蜂窝织炎而有全身症状。

慢性期表现为脐窝部湿润，渗出有臭味物，有时可见一如息肉状突起的肉芽肿。

（三）治疗

以局部治疗为主，一般不需用抗生素。患处用热盐水湿敷，保持干燥，效果较好。渗出液较多时，避免用龙胆紫外涂，以免表面干结使渗液不易排出，妨碍引流。急性期过后，应用脱脂棉蘸乙醇轻轻清洁脐内皱褶处，消除脐窝深部的潮湿液体，去掉脱落的表皮，并使之干燥，避免再发炎症。并发深部感染、蜂窝织炎而有全身症状时，应用抗生素治疗。此时应注意是否为脐尿管残留等并发的感染。

第三节 卵黄管遗留疾病

卵黄管是胚胎发育早期连接中肠与卵黄囊的管状结构，于第5周闭锁，并逐渐退化。如其发育异常、未闭或闭锁不全，可出现脐肠瘘、脐茸、脐窦、卵黄管囊肿、脐肠索带及 Meckel 憩室等畸形（图 13-1）。

一、脐肠瘘

脐肠瘘又成卵黄管未闭。比较少见，据报告每 15 000 个新生儿中约有 1 例。由于卵黄管不能正常闭锁、退化，而残留一条一端通向肠管、一端通向脐孔的中空管道，故可使肠内容物从脐孔漏出。

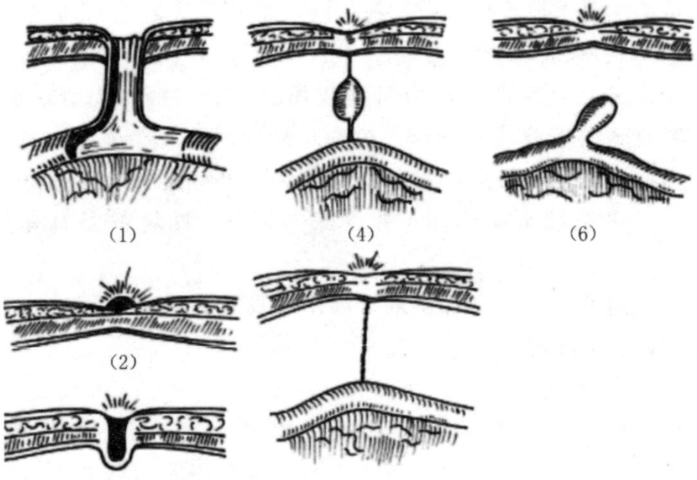

图 13-1　卵黄管遗留疾病

(1) 脐肠瘘；(2) 脐茸；(3) 脐窦；(4) 卵黄管囊肿；(5) 脐肠索带；(6) Meckel 憩室

(一) 临床表现

多数生后即可发病，主要表现为从脐孔排出肠内气体、粪便。从脐孔排出肠内气体、粪便的量与瘘管直径有关，瘘管直径较细者，脐部仅有少量气体或肠液流出；瘘管直径较粗者可有粪便间断排出，因瘘管所连接肠管的内容物稀薄、脐孔无括约肌等原因，经瘘管排出量有时比肛门排出量还多。脐周皮肤受肠液和粪便的刺激、腐蚀，可发生湿疹样改变，甚至糜烂、溃疡，继发脐炎、腹壁蜂窝织炎。瘘管粗短者可因哭闹、腹压增加致使肠管由瘘管外翻脱垂于腹腔外（图 13-2）。

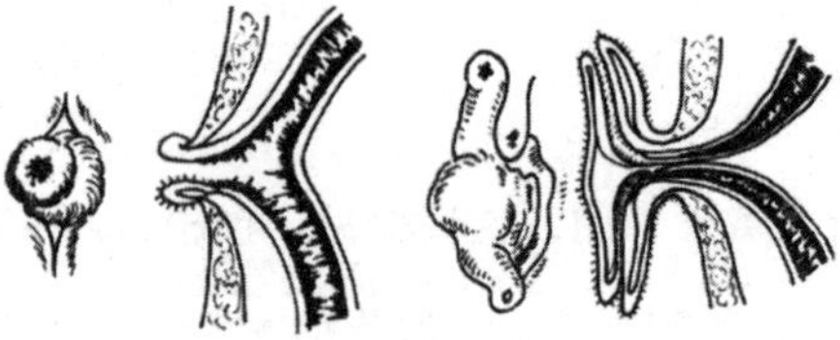

图 13-2　脐肠瘘瘘管外翻脱垂于腹腔外

（二）诊断及鉴别诊断

本病诊断多无困难，如脐部有气体或肠液排出，查体时在脐部黏膜中央发现瘘口，并能无阻力的插入细导管或导管针，注入泛影葡胺造影剂后小肠显影即可确诊。有时需与脐尿管瘘相鉴别，后者无气体和粪便排出，仅有液体流出，造影剂进入膀胱。

（三）治疗

一旦确诊，即应手术治疗。切除全部瘘管及部分肠管、行对端肠吻合；亦可完全切除脐部和瘘管，沿回肠壁纵轴楔形切除部分肠壁，然后横形缝合。如脐部皮肤有湿疹样改变、糜烂、溃疡或感染，须待局部皮肤病变治愈后再手术。

二、脐茸

脐茸是卵黄管残留疾病的一种，卵黄管在胚胎发育时未能全部退化消失，而脐部卵黄管残留片状黏膜，出生后即形成脐茸。

（一）临床表现

生后不久脐部出现红色肿物，直径一般在 0.3～0.5 cm 之间，多数呈息肉状，有时有蒂，肿物与脐部皮肤分界清楚，质地柔软，夹之易破碎。肿物表面分泌黏液，贴身衣裤上可见黏液污染痕迹。有时可致脐部感染。

（二）诊断及鉴别诊断

该病诊断不难，需与脐肉芽肿和脐窦进行鉴别。脐肉芽肿多为脐带脱落后创面未愈，主要表现为脐部中央暗红色隆起，直径 0.5 m 左右，为肉芽组织，无蒂，触之易出血，表面常伴有脓性分泌物，周围皮肤受脓液刺激，有时呈湿疹样改变。脐窦也为卵黄管残留的一种，主要区别在于脐窦在脐中央有一开口，其下方为一盲管，盲管内也衬有黏膜，一般长 1～3 cm，不与肠管相通。

（三）治疗

脐茸治疗的关键是去除黏膜。有蒂的脐茸可用丝线结扎黏膜与皮肤交界处，1 周后可自行脱落，创面愈合。基底较大或无蒂的脐茸应手术切除，缝合局部皮肤。

三、脐窦

脐窦是胚胎发育过程中肠侧卵黄管部分消失，脐侧残留所致。脐窦内被覆黏膜，黏膜可分泌黏液，排液不畅继发感染则发生脐炎，甚至形成脓肿。

（一）临床表现

患儿在出生后脐孔好似门户开放，分泌物不断出现，且见红润的肠黏膜组织。由于残留黏膜组织中含有异位腺体，有些患儿局部可分泌酸性或碱性分泌物，分泌物刺激脐周皮肤引起湿疹样变或溃疡，甚至继发细菌感染，合并感染时可有异味。造影检查通常可显示一长 1～3 cm 盲管，与肠管不相通。

（二）诊断及鉴别诊断

结合病史、查体及造影检查该病诊断不难，但应和脐茸相鉴别，两者的区别在于残留组织深浅大小不同，大而深者为脐窦、小而浅者为脐茸。

（三）治疗

脐窦以手术切除治疗为主。如无特殊，可观察保守治疗，待小儿年龄稍大后手术切除。如反复发生感染，应在控制感染后手术。

四、卵黄管囊肿

卵黄管囊肿是卵黄管两端闭锁成纤维索，而中间部分未闭锁，分泌物聚集形成的一个囊泡。它可以在脐孔侧也可在肠管侧，位于脐的下方。很小的囊肿一般无症状，多因残留索带引起肠扭转、肠梗阻，行剖腹术时偶然被发现。治疗十分简单，手术切除即可。若不切除有发生癌变之可能。

五、脐肠索带

脐肠索带也称卵黄管韧带。卵黄管在胚体发育过程中虽已闭锁，但未退化，在脐与肠间遗留一纤维索带，纤维索带称脐肠索带。此带连接在脐与远端回肠或 Meckel 憩室之间，平时无任何不适，但极易引起肠扭转和肠管压迫，表现为肠梗阻。手术前难以确诊，多在剖腹探查术时偶然发现此种畸形。手术解除梗阻、切除索带即可，如有肠坏死，应行肠切除、肠吻合术。

六、Meckel 憩室

Meckel 憩室是由肠管端卵黄管闭合不全所致，在人体中并不少见，其发病率在 2%左右。因 Meckel 在 1809 年首先对本病的胚胎学和临床特点作了详细的描述，故以其名字命名本病。Meckel 憩室一般位于距回盲瓣 30～100 cm 的末段回肠上，开口于肠系膜对侧，多游离于腹腔内，活体上呈圆锥或圆柱状，一般长 2～5 cm，有些可有自己的肠系膜，有 25%的 Meckel 憩室与脐有一纤维束相连。憩室黏膜为小肠黏膜组织，也可有迷走组织，其中 50%有胃黏膜，5%有胰腺组织。这些迷走组织可分泌盐酸及各种消化酶，腐蚀憩室壁及附近肠黏膜并引起临床症状。多数 Meckel 憩室患者可以终生不引起任何症状，然而一旦出现并发症时，情况往往很严重，常需急症手术治疗。

（一）临床表现

据统计，约 8%～22%的患者出现症状和体征，以 5 岁以内幼儿多见。常表现为肠梗阻、憩室炎和下消化道出血，发病前多数没有明显诱因。表现为肠梗阻者，常突然发生剧烈的腹部绞痛，开始可局限于脐周，并伴恶心、呕吐、腹胀等肠梗阻症状；由于梗阻属低位性，故腹胀明显；腹部有压痛；随时间延长可出现中毒症状及水、电解质失衡等。急性憩室炎临床上表现为腹痛、发热、右下腹压痛及肌紧张等，与急性阑尾炎极易混淆。区别点为憩室炎的压痛点较阑尾炎高且偏内。憩室溃疡引起下消化道出血多无腹痛，常有反复发作的便血史，便血呈暗红色，有些很快出现贫血、面色苍白，烦躁不安，严重者出现失血性休克。

（二）诊断及鉴别诊断

对无明显诱因出现腹痛、腹胀、恶心、呕吐等肠梗阻症状者，或出现无痛性下消化道出血者，或临床上疑诊为阑尾炎但压痛点偏内偏高者，应想到本病的可能性。非急性发作者，消化道造影、核素^{99m}Tc扫描有助于诊断。如行阑尾炎手术，术中发现阑尾正常时，应仔细检查末端回肠至少达100 cm，以明确有无憩室炎可能。

（三）治疗

以肠梗阻为主要表现者，手术应视情况而定，如松解系带之压迫、切除扭结的憩室及分离肠粘连等。对憩室炎和下消化道出血者，经积极保守治疗病情不见好转即应手术治疗。对术中意外发现Meckel憩室者，应手术切除。憩室大于2 cm，尤其怀疑有异位腺体组织时，术式有楔形切除缝合术、纵切横缝术、切除对端吻合术等术式。

第四节　脐尿管遗留疾病

在胚胎发育过程中，尿囊的根部发育为膀胱的一部分，尿囊的头端变成一细管连接于膀胱与脐之间，称脐尿管。以后，脐尿管逐渐闭锁、纤维化形成脐尿管索，又称为脐正中韧带，位于腹膜与腹横筋膜间的疏松结缔组织中。如果脐尿管在出生时未闭锁仍为一开放的管状结构则形成脐尿管瘘，仅在脐部未闭则形成脐尿管窦，两端闭锁而中段未闭则形成脐尿管囊肿，近膀胱段未闭则形成膀胱顶部憩室（图13-3）。脐尿管发育异常比较罕见，据统计，每30万出生儿中约有1例。本病男性多见，常合并下尿路梗阻。

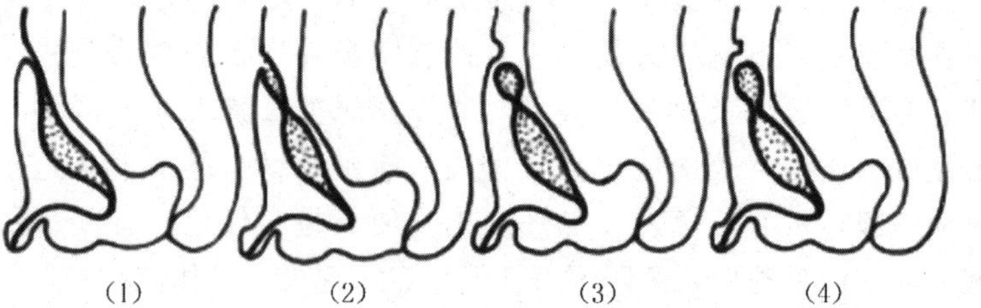

图13-3　脐尿管遗留疾病

（1）脐尿管瘘；（2）脐尿管窦；（3）脐尿管囊肿；（4）膀胱顶部憩室

一、脐尿管瘘

脐尿管瘘临床罕见，国内学者统计 1 000 例小儿泌尿系统疾病住院病例中仅有 1 例。

（一）临床表现

主要表现为脐部有尿液漏出，其流出尿量的多少根据瘘口的大小、体位、下尿道有无梗阻及其程度而不同。瘘管细小者，在胎儿出生后可能无显著症状，仅表现为脐部湿润；瘘管比较大者脐部则不断有尿液漏出，甚至在做任何增加腹压的动作（咳嗽、打喷嚏、哭、笑、排便等）时均有较多尿液漏出；若患儿有下尿路梗阻，则尿液通过未闭塞的脐尿管漏出较多；一般平卧时多，立位时少。脐部瘘口由黏膜或皮肤覆盖，部分开口处如小的肉芽状突起，脐孔处有难闻的尿臊味。合并感染时不但脐下有红肿热痛改变，还可出现尿频、尿急、尿痛、发热等。

（二）诊断及鉴别诊断

本病诊断多无困难，如找到瘘口并注入泛影葡胺造影剂或行排尿性膀胱尿道造影显示瘘管，或从导尿管注入美蓝后由脐部漏出蓝色尿液，即可确诊。必要时切除黏膜病理检查，如见移行上皮可确诊。本病须与脐肠瘘相鉴别，后者脐部漏出物为肠内容物，经瘘口造影时造影剂进入肠管可资鉴别。

（三）治疗

脐尿管瘘治疗以手术为宜，手术前应先证实下尿道是否通畅。如有下尿路梗阻应先纠正，然后再处理脐尿管瘘。手术尽可能在腹膜外进行，切除整个瘘管，应用可吸收缝线缝合膀胱顶部瘘口，或结扎后作荷包缝合内翻。如合并脐部感染时，应先控制感染再手术则更为安全。

二、脐尿窦

脐尿窦是脐尿管的脐端未闭，形成开口于脐的一盲管。表现为脐内有分泌物溢出，但非尿液流出。如继发感染，可有脐部红肿、压痛，分泌物有臭味。治疗以手术切除窦道为宜。若窦道合并感染，经过抗感染治疗后再行窦道切除。

三、膀胱顶部憩室

脐尿管的膀胱端未闭并与膀胱相连通可形成膀胱顶部憩室。早年无明显临床症状，多因其他疾病行膀胱造影时偶然被发现。但老年男性多因前列腺肥大压迫尿道，排尿困难，引起膀胱内压力升高，继而导致膀胱顶部憩室逐渐增大，并出现临床症状。因此，本病虽属先天性发育异常，但确多见于老年男性。进行膀胱造影可以明确膀胱顶部憩室的深度及范围。

膀胱顶部憩室虽多无症状，但可继发感染、结石或癌变，故应手术切除。

四、脐尿管囊肿

脐尿管囊肿系脐尿管两端闭合而中间未闭锁，管壁上皮层分泌液致使管腔扩张而形成一囊肿。囊肿位于脐下正中腹壁深处，介于腹横筋膜和腹膜之间。本病临床极为罕见，据 Yeorg 报告 12 500 例住院患者中仅有 3 例脐尿管囊肿患者。

（一）临床表现

囊肿小者多无症状，囊肿大并压迫肠道时可出现腹痛、腹胀，如并发感染可有腹痛、发热和局部压痛。囊肿向膀胱穿破后可形成膀胱顶部憩室样改变，向脐部皮肤破溃时有液体流出，亦可向腹腔破溃。查体可在脐与耻骨上区正中触及囊肿物，表面光滑，继发感染时有压痛；肿块横向有较小的活动度，但纵向无活动度；令患者收缩腹直肌，则不能在触及肿块。

（二）辅助检查

1. B 超

B 超提示位于脐下正中腹壁深部，尖端指向脐部、下端止于膀胱顶部的梭形无回声区或低回声区，并在深呼吸时与腹壁同向运动。

2. X 线检查

膀胱造影示膀胱顶部有压迹。若囊肿向皮肤破溃，经瘘孔注入造影剂可显示囊肿。若囊肿向膀胱破溃，显示膀胱顶部与囊肿相通或成憩室状。

3. CT

CT 示下腹正中腹壁深层、膀胱上方边界清晰囊性占位，有时可突向膀胱。

4. 膀胱镜检查

膀胱镜检查可显示膀胱内顶部有肿物突向膀胱，黏膜光滑，但感染者可见黏膜充血、渗出。

（三）诊断及鉴别诊断

如患者有上述症状，并在下腹正中触及囊性包块，结合上述辅助检查可确诊。有时须与卵巢囊肿和阑尾周围脓肿进行鉴别。卵巢囊肿多见于成年妇女，早期肿物较小，偏于腹腔一侧，活动度大；B 超显示囊肿与盆腔相连；妇科双合诊检查，囊肿与子宫附件相连。阑尾周围脓肿患者多有急性阑尾炎过程，发病早期上腹部或脐周疼痛，后转至右下腹，伴恶心。脓肿形成后持续右下腹痛，可触及包块，有明显压痛及反跳痛。而脐尿管囊肿感染时虽有压痛，但位于腹中线，B 超、CT 检查提示脐下正中腹壁深部囊性肿块。

（四）治疗

本症无论有无感染，均应手术彻底切除囊肿。做脐下正中切口，分离囊肿直至膀胱，在紧靠膀胱顶处切除，必要时可切除少许膀胱顶，以免复发。如感染严重无法切除时，则可将囊肿切开，排出囊肿内脓液和尽可能刮除囊肿壁上皮，然后引流，待炎症消退后再行囊肿切除。

（曹宏泰）

第十四章　疝与腹壁外科常用手术

第一节　切口疝修补手术

一、适应证

凡腹壁切口疝较大，不存在其他导致腹内压增高的疾患，如慢性咳嗽、顽固性便秘、前列腺肥大等，或虽有这些疾患但已有效地控制，均宜施行手术。

二、术前准备

切口疝，尤其巨大切口疝患者往往伴有全身性疾病，故术前应详细询问病史，查找切口疝原因，制定出有针对性的治疗计划。例如有贫血、低蛋白血症、高龄、肥胖、糖尿病、冠状动脉粥样硬化性心脏病、慢性支气管炎、尿路梗阻或腹水患者，应在术前改善患者全身状况，消除疝促发因素。具体的准备包括以下几个方面。

（一）营养支持治疗

加强营养支持治疗，改善全身状况。

（二）治疗和控制引起腹内压增高的疾病

如控制和消除慢性咳嗽和支气管炎、尿路梗阻、便秘及腹水等。

（三）控制饮食

过度肥胖者宜饮食控制以减轻体重，使修补较方便，且易获得成功。

（四）锻炼

每日在床上作仰卧起坐锻炼，以增强腹肌强度。

（五）呼吸功能检测和准备

此项准备对巨大切口疝患者非常重要。术前应注意有无咳嗽、咳痰和吸烟史，行胸部X线检查估计膈肌运动状况。检测肺通气功能，测定血 PO_2、PCO_2、pH值及血氧饱和度，如有异常应积极纠正。准备包括停止抽烟、胸廓锻炼、膈肌锻炼。有肺部感染的患者术前1周用抗生素治疗。

（六）人工气腹增加腹腔容量

对于巨大切口疝，由于疝内容物长期在腹腔外，致使腹腔容积缩小，手术时不仅疝内容物还纳困难、缝合张力大，易招致失败，而且当疝内容物还纳腹腔后，可发生呼吸困难，甚至可引起腹腔间隙综合征。为防止此类并发症的发生，国外多采用人工气腹的术前准备，通过人工气腹以增加腹腔容量、伸展腹壁，有利于术中疝内容物还纳和减少修补缝线的张力，亦可适应并减轻疝修补后腹内高压对呼吸、循环的影响。建立气腹的方法为：还纳疝内容并使用腹带包扎，局麻下用Veress气腹针穿入腹腔，气腹机注入空气，一般每次充气约1.5升左右，直至患者感到肩痛或呼吸困难。每周2～3次，共2～3周。胸透证实这样能使横膈抬升10～15 cm。判定气腹准备是否充分，可触诊两侧腹壁，感觉柔软、松弛时即可。但此项准备有一定创伤并且操作较繁琐，近年来，随着手术技术的提高及修复材料的不断问世，除一些特别巨大的切口疝（疝环直径在15 cm以上）外，已较少应用。

国内学者采用腹带束腹准备也获得了较满意的效果。准备时间一般为两周，有的患者需要数周准备才宜手术。对健康状况恶化和准备后无改善的患者，尤其老年患者，经积极治疗后呼吸系统功能仍有异常时，应视为手术禁忌。

（七）应用抗生素

此做法过去虽有一些争议，但目前基本上一致主张术前预防性应用抗生素，尤其是因切口感染而导致的切口疝，如手术实施过早，极易使隐匿性感染死灰复燃，致使手术失败。大宗的临床观察表明，术前预防性应用抗生素可明显降低伤口感染率，而且巨大切口疝使用生物材料修补者术前应用抗生素更有必要。通常在手术开始前1小时静脉滴入抗生素，以提高手术的成功率。

（八）术前常规准备

（1）术前12小时清洗术野皮肤，术前1小时备皮。

（2）肠道准备。

（3）手术当日晨放置导尿管和胃管。

三、麻醉与体位

可选用硬膜外麻醉或全麻，通常取仰卧位。

四、常用手术方式

（一）单纯疝修补术（Cattell修补法）

适用于疝环直径小于3 cm的小切口疝。

1. 切口

在切口疝的部位，环绕上次手术切口瘢痕作梭形切口（图14-1），可向上或向下适当延长2～3 cm，以获得最佳入路和充分显露。

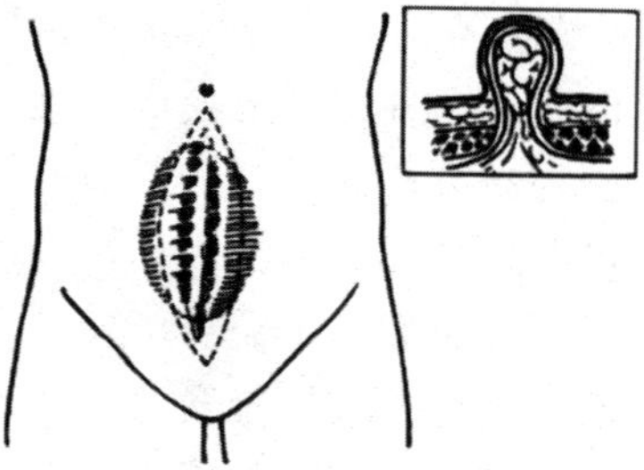

图14-1　取梭形切口

2. 显露疝囊颈

通常从切口的上端或下端正常组织处加深切口到腹直肌或腹外斜肌筋膜，然后再由外向内、沿筋膜面向疝囊颈处解剖，将疝囊表面的脂肪组织分解清楚，使整个疝囊颈边缘游离出来（图14-2）。

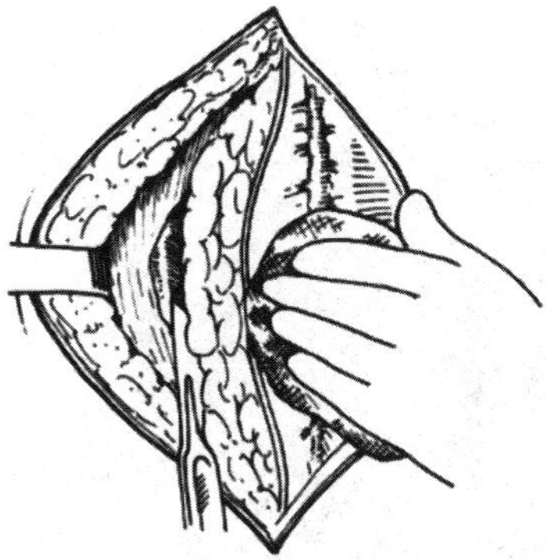

图 14-2 解剖显露疝囊颈

3. 还纳疝内容物、切除疝囊

先在疝囊无疝内容物粘连处切一小口，然后边分离疝内容物与疝囊粘连、边切开疝囊，将疝囊在疝环处完全切断。疝内容物如为小肠时，应仔细分离后还纳；若为大网膜并与疝囊粘连紧密时，可将其连同过多的疝囊和切口的梭形皮肤一并切除（图 14-3）。

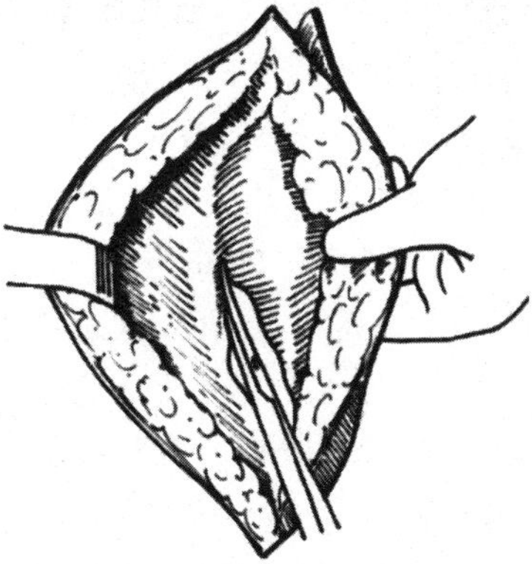

图 14-3 切开疝囊

4. 解剖、显露腹壁组织层次

进一步将疝环周围的瘢痕组织完全切除，直至显露出正常组织的层次，如腹直肌及其前、后鞘等（图 14-4）。

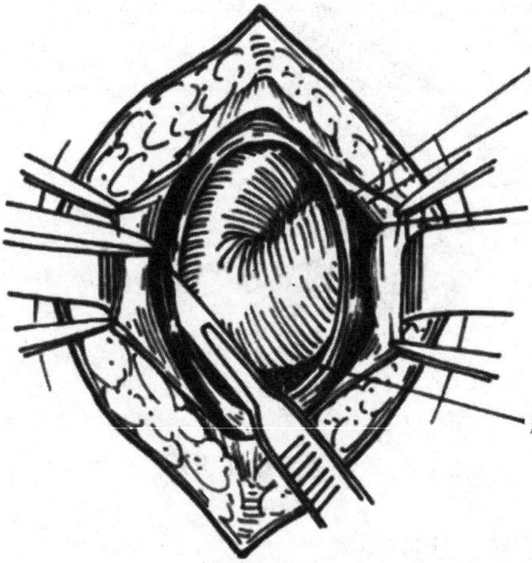

图 14-4　锐性解剖出腹膜、腹直肌及腹直肌鞘

5. 分层缝合腹壁组织

应用不吸收缝线将腹膜和腹直肌后鞘作一层连续或间断缝合，然后再缝合腹直肌前鞘（图 14-5）。为加强修补效果，可将缺损两侧的腹直肌前鞘或腱膜重叠缝合，如有张力，可在腹直肌前鞘两侧各作一减张切口（图 14-6）。

（二）自体腹壁皮条连续缝合修补术

1949 年 Jean Cosset 首先应用该方法治疗切口疝并取得满意疗效，主要适用于巨大的腹正中切口疝。

(1) 切口的选择、显露疝囊颈、还纳疝内容物、切除疝囊同上。

(2) 制备皮条将切除的腹壁梭形皮肤切取约 20 cm×20 cm 的椭圆形皮片并清除皮下脂肪，沿其边缘以同心旋转方式将皮片剪成宽 2 cm、长约 80 cm 的皮条，并浸泡在 8 万单位庆大霉素＋100 mL生理盐水溶液中，备用。

在制备皮条时，应尽可能避开原手术瘢痕。

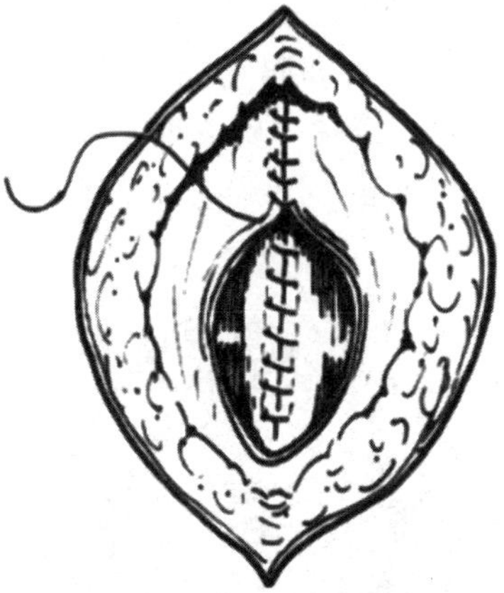

图 14-5 缝合腹膜、腹直肌后鞘及腹直肌前鞘

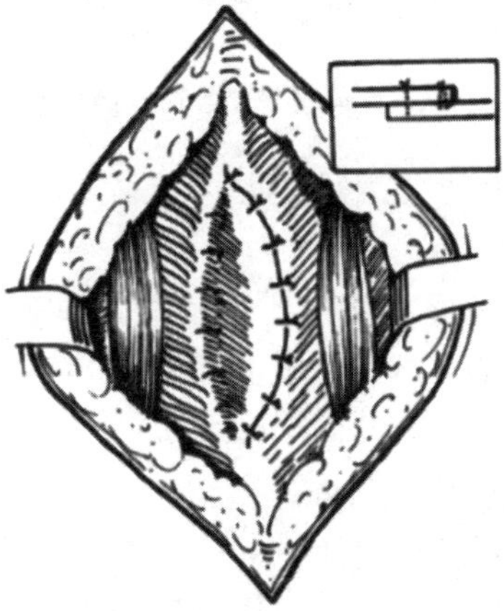

图 14-6 重叠缝腹直肌前鞘并作减张切口

(3) 游离皮瓣及腹直肌及前、后鞘完全切除疝环周围的瘢痕组织，沿腹直肌前鞘表面，游离切口两侧皮瓣达两侧腹直肌外侧缘，在近白线处纵行切开腹直肌前鞘，分离两侧腹直肌后方。

(4) 可能时缝合腹膜、腹直肌后鞘。

(5) 腹壁皮条“连续缝合”用中号止血钳于两侧腹直肌外缘穿过肌肉全层及腱膜，将上述制备的皮条穿入，用皮条在腹直肌后鞘浅面“连续缝合”两侧腹直肌及其前鞘，“针距”2～3 cm，将腹壁皮条真皮面与腹直肌和腹直肌前鞘紧贴。边“缝合”边拉紧皮条使两侧腹直肌严密合拢，皮条两端分别用4号或7号不吸收缝线固定缝合于腹直肌前鞘（图14-7），间断缝合腹直肌前鞘。

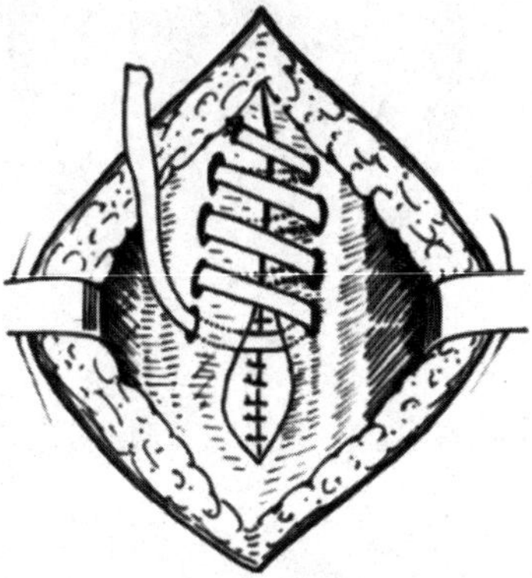

图14-7 自体腹壁皮条连续缝合修补

（6）分层缝合皮下组织及皮肤。

（三）人工补片修补

切口的选择、显露疝囊颈、还纳疝内容物、切除疝囊同上。修补缺损切除疝囊后，依据肠粘连情况适当分离粘连，然后明确腹膜能否直接对合，缝合后是否有张力。

1. 腹膜能在无张力下闭合者

先缝合腹膜，然后根据缺损范围大小选用大小适宜的Merlex网或聚丙烯补片置于腹膜外、肌肉或腱膜前。置入补片缘要超过疝环缘3～5 cm，用不可吸收的缝线（如2-0的Prolene），在补片与疝环边缘及腹膜间断周圈缝合，针距0.5～0.7 cm（图14-8）。

2. 腹膜不能对合者

这种情况下可选用下述方法修补。

（1）腹膜内置补片修补法：将补片直接放于腹膜内，补片的一个面直接与腹腔脏器接触。此种方法的优点为置网容易，不形成血肿及浆液囊肿，感染率低。Arnaud等报告，用聚丙烯补片行腹膜内放置治疗210例患者，其中有2例死亡，10例感染，8例复发。但有人发现，应用此种方法修补时，补片可刺激肠袢并与之发生粘连，会影响肠蠕动，并发生补片移入肠腔内等较严重并发症。故River主张，尽可能于脏器和补片间覆盖一层网膜，这样便可防止此类并发症发生。目前，临床医师多选用膨体聚四氟乙烯补片及复合材料补片腹膜内放置修补，并获得了较好的效果。其方法大致为：①将聚四氟乙烯或其复合材料补片的聚四氟乙烯材料面对肠管，先用2-0的Prolene将补片缘与腹膜周圈作间断缝合。②然后，再将疝环缘与补片做周圈间断缝合，针距0.5～0.7 cm。

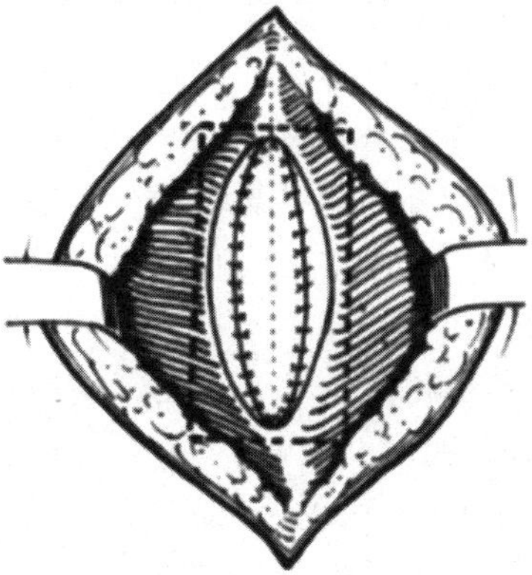

图14-8　人工补片修补示意图

（2）肌前置补片修补法：此法由Chevrel在1979年提出，手术要点为：①纵行切开两侧腹直肌前鞘，缝合腹直肌前鞘返折瓣覆盖物关闭缺损。②用一大块补片覆盖加固在缝合区、腹直肌及前鞘前。皮肤覆盖不满意者，应用这种方法时必须小心，补片极易从皮下露出。而且，补片极易被腹压推起，导致复发。有学者主张该方法仅用于比较小的切口疝患者。

（3）Stoppa法又称肌后筋膜前置补片修补法：Rives首先创建了这一方法，后被Wantz和Stoppa等作了改良，现文献中多称为Stoppa修补法。是目前被认为是修补巨大切口疝最理想的方法。手术要点为：①在白线附近打开腹直肌鞘进入腹直肌后间隙，显露腹直肌的后面。②选择一巨大补片，置于腹壁肌层深面和腹膜之间或腹直肌和腹直肌后鞘之间的间隙中［图 14-9（1）～（3）］。国外文献已报告，将补片直接与缺损缘缝合不牢固，易导致复发，因此，补片应超过疝环口缺损以外 3～5 cm 以上，这样可借助于腹内压作用使补片紧贴着肌肉的深面，从而产生一种“并置缝合”效果，有助于固定补片。③在植入补片前需关闭腹腔。文献报道，只要正确和广泛地游离腹直肌后鞘，大部分患者都能将筋膜关闭。但在一些特别巨大切口疝，由于环口较大，关闭筋膜层十分困难。如遇此种情况，可用可吸收材料关闭缺损，如有大网膜时，可将其置于脏器和补片之间；日后，大网膜的后面可腹膜化，而前面提供肉芽组织面包裹补片。如无大网膜则用膨体聚四氟乙烯补片作修补材料。④固定补片，有学者认为，仅单凭腹内压作用就可使补片紧贴着肌肉的深面，并保持补片的位置，不主张用缝线固定。但临床实践表明，仅凭腹内压产生的并置缝合效应不足以保证补片在手术后的前几个月内，始终都处于正确位置，因此，越来越多的学者在实际应用中则坚持使用缝线固定。Stoppa 主张将缝线穿过腹肌，通过皮肤钮扣孔穿出，然后打结固定，缝线通常用 2-0 的 Prolene 线。⑤缝合关闭补片前的肌腱膜层，对于无法关闭的巨大疝，可将筋膜缘与补片缝合数针固定，补片前放置引流管。

（4）两层补片修补法：用补片封闭缺损后，穿过补片及筋膜缝合可能伤及肠管，Usher 改用两层补片，分别缝合到后面的腹横筋膜和前面的筋膜（图 14-10）。

注意：应依据切口疝的部位，选择合适的补片固定位置，临床上常见的固定位置如下。①上腹部：肋弓、腹外侧的扁平肌和腹直肌鞘。②脐：肋弓的低点、髂前上棘、外侧的扁平肌或腹直肌鞘。③下腹部：半环线、耻骨韧带、Ratzius 间隙、外侧的扁平肌或腹直肌鞘。④外上方：肋弓、髂前上棘、扁平肌相应的腱膜或外侧的扁平肌。⑤外下方：髂嵴、两侧的 Cooper 韧带、腹直肌鞘或外侧的扁平肌。⑥腰：腹外斜肌、背阔肌或髂嵴。

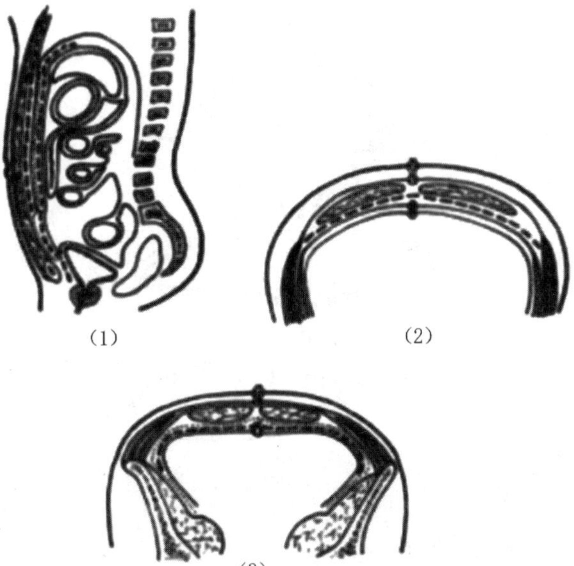

图 14-9　Stoppa 法人工网片放置位置（虚线部分）

(1) 躯干矢状位；(2) 上腹壁水平面图解；(3) 下腹壁水平面图解

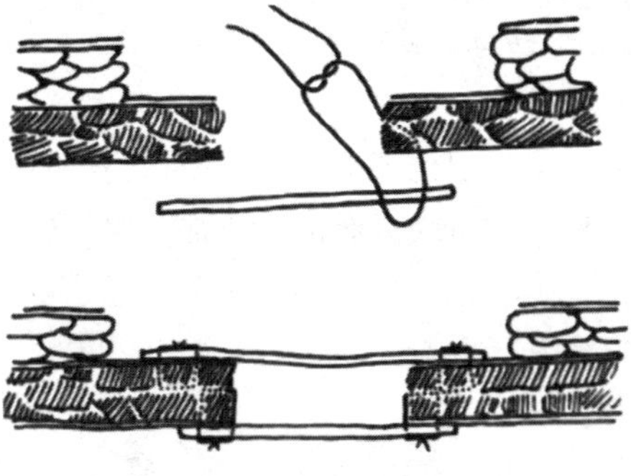

图 14-10　两层补片修补

放置引流管确认无活动性出血后。在补片前面置入闭式引流管，另戳口引出，并予以妥善固定（图 14-11）。最后逐层关闭切口。

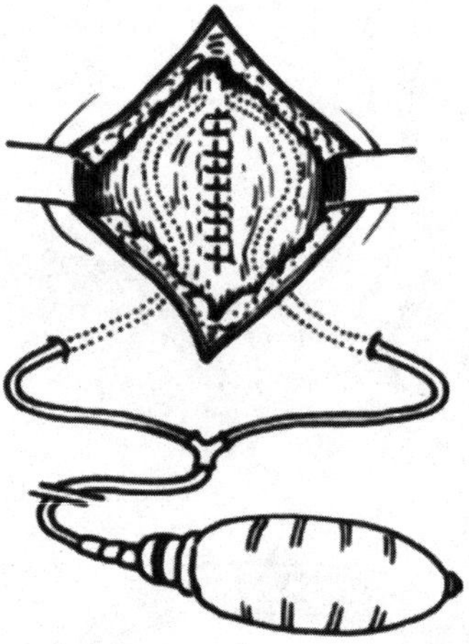

图 14-11 放置引流

（四）自体材料修补术

自体材料修补术包括：自体筋膜、皮肤移植修补术，以及带蒂的大腿的阔筋膜张肌、股外直肌、股直肌、缝匠肌和股薄肌转移修补术等，近年来已人工补片修补方法所替代，临床上极少应用。

（五）腹腔镜下切口疝修补术

1. 体位与麻醉

患者置于平卧位，但通常需根据疝的位置将手术台向一侧倾斜，有时需要调整为头高或头低位。通常采用气管插管麻醉。

2. 术前准备

同一般腹腔镜腹部手术。

3. 手术操作步骤

(1) 放置套管。进入腹腔的第一个套管应远离疝的部位，通常可选择肋下、腹直肌外缘。由于腹腔内可能广泛粘连，为防止肠管损伤，第一个套管通常应用开放式方法置入。有时也用 Veress 针向腹腔内充气后再置入第一个套管。置入腹腔镜后，首先在镜下探查腹腔，直视下置入其他套管。这些套管通常放置在腋中线和腋前线之间，距疝缺损处＞5 cm。需尽可能把这些套管放在侧腹壁，这样在使用器械时就不会互相冲突。

（2）松解粘连、复位疝内容物。由于前次手术损伤、缝线刺激等原因，原手术切口及周围腹膜与腹腔内肠管、大网膜多有不同程度的纤维粘连，因此套管放置完毕后，应首先松解粘连，使前腹壁游离。从腹壁外触摸、按压腹壁和疝缺损处以及改变视角，有助于腹腔内粘连的分离。将疝缺损周围脂肪组织清理干净。清理出来的部位周边距疝缺损边缘应大于 4 cm。将疝内容物复位，由腹膜形成的疝囊则留在原位。

此步操作时应小心细致，避免分破或损伤与切口粘连的肠管等器官，一旦损伤应立即处理，以免污染腹腔或寻找困难。

（3）判断疝缺损大小。疝囊周围清理干净后，用体外触诊和腹腔镜下观察相结合的办法估计疝缺损大小，在患者前腹壁画出疝缺损的轮廓；也可以从套管中置入一较薄的塑料尺子测量。

（4）选择、修剪补片。目前多选择膨体聚四氟乙烯补片（DualMesh 补片），因其有两个不同的面，光滑面（防粘连面）组织细胞不能长入，与组织不发生粘连，可防止腐蚀肠管等脏器或与之粘连；组织面允许组织细胞长入，与腹壁相贴后组织细胞向内长入而与组织融合固定。补片大小需超出疝缺损边缘 3～4 cm。将修剪好的补片平放于腹壁疝缺损相应部位，用非吸收线固定于补片四角，并把线剪成 15 cm 长。用数字在补片上标记出相应缝线的位置，与前腹壁标记的数字一致，以免补片置入腹腔后因位置关系改变而引起混淆。

（5）置入补片。将补片卷成卷，经 10 mm 套管置入腹腔，并在腹腔内展开。其四角缝线的位置应与腹壁相应标记数字一致。

（6）固定、钉合补片。在腹壁预先标记的与补片四角相应的位置各作一 2 cm 切口，切开至真皮层下。从这些切口向腹腔内置入导线针，或 Gra Nee 针。分别抓住补片四角的一根缝线，拉出至腹壁外。从同一切口处再次将针置入腹腔，将另一根线头拉出体外。将引出体外的补片四角的缝线分别在四个切口处打结，将补片初步固定在腹腔内。用补片钉合器将补片四周钉合在腹壁上，每隔 1 cm 钉一枚钉子。

(7) 补片钉合完成后，放出腹腔内的气体。缝合 10 mm 套管的筋膜缺损，用可吸收缝线缝合皮下层。2 cm 切口用无菌胶带固定。

4. 手术后处理

同一般腹腔镜腹部手术。

五、注意事项

(一) 选择适宜手术时机

切口疝形成后，局部组织有一个再塑形过程，需等待再塑形完成后再施行修补手术，复发率较低，这一过程约需 6 个月，所以切口疝手术至少要在发生疝半年以后施行比较合适。甚至有人提出，对于因切口感染而导致的切口疝，修补手术一般应在切口愈合后一年左右施行，以防手术实施过早，使隐匿性感染死灰复燃，致使手术失败。

(二) 手术方法的选择

切口疝的诊断一般不困难，但对于腹壁肌间疝因大网膜突入和粘连于腹壁肌间层者，可使疝环口触摸不清而出现诊断困难，可用 B 超或 CT 辅助检查。宜使用术前 B 超确定疝环大小。切口疝修补后的效果与原切口疝疝环的大小、手术方法、材料选择、患者全身状况和术后处理紧密相关。依据中华外科学会疝和腹壁外科学组《腹股沟疝、股疝和腹壁切口疝手术治疗方案（草案）》，应根据疝环大小来选择手术方法。疝环最大距离小于 3 cm 为小切口疝，大于 3 cm、小于 5 cm 为大切口疝，大于 5 cm 为巨大切口疝。小切口疝可采用单纯疝修补术（Cattell 修补法），大切口疝修补时有张力者以及巨大切口疝都要使用修补材料。自体腹壁皮条连续缝合修补术因易并发感染、囊肿（皮脂腺囊肿、表皮囊肿）和呼吸困难，而且皮条由半月线处穿过，增加了半月线处的薄弱程度，已被临床医师放弃不用。自体材料修补术具有取材容易，容易愈合，感染机会少等优点。但自体材料修补切口疝，其手术时间长、手术范围大、创伤大，尤其近年来一些性能良好的高分子生物医学修补材料应用临床后，绝大多数学者认为，自体材料修补切口疝并不是可取的手术方法。

（三）人工修补材料的选用

早期使用的人工修补材料是金属网织片，如银丝、钽丝和钢丝网织片，但因术后疼痛、易并发感染等原因，均弃之不用。从20世纪80年代开始应用不锈钢丝网织片，与上述修补材料相比，具有组织相容性好、疗效较好、无局部疼痛、感染率低等优点，即使发生感染，通过切开引流治疗均能愈合，不必取出植入的不锈钢丝网。但随着近年来一些柔软、牢固、轻便和组织相容性更好的高分子生物医学修补材料的问世，目前临床上已几乎见不到应用不锈钢丝网修补切口疝的报告。目前广泛被应用于修补切口疝的材料主要为合成材料网织补片。常用的有：①单品种材料，包括聚酯、聚丙烯和聚四氟乙烯三种。②复合品种材料即聚丙烯和聚四氟乙烯的双面材料。以上材料在于植入人体后，纤维组织能很快长入网孔内，与其牢固地合成一体，再次手术切割网织片后可以完全地再度缝合。使用聚丙烯材料修补腹壁切口疝时，不能与肠管接触，否则，可导致严重的肠粘连，甚至导致肠梗阻、肠穿孔。聚四氟乙烯材料导致肠粘连的可能性相对较小，在一些巨大腹壁切口疝腹膜关闭困难时，可用聚四氟乙烯补片，但其临床上抗张力强度较聚丙烯材料要弱，固定性也要差一些，因此宜选用聚丙烯和聚四氟乙烯的双面材料。聚酯是最早用于修补疝的高分子材料，价格便宜，很多外科医师习惯使用它，但美国Tufts大学报告腹部切口疝患者的远期并发症时，分析并发症与材料的关系发现聚酯补片有高达34%的复发、15%感染、12%肠梗阻、最为严重的16%导致肠瘘，他们不再使用聚酯补片修补切口疝。

（四）术中注意事项

（1）切口疝尚需切除部分过多的皮肤，但在手术开始切开时最好多保留一些，然后在手术结束时依据情况再修剪。否则，一旦皮肤切除过多，将使缝合时张力过大，造成被动。

（2）一般由原切口进入，切口多为萎缩性瘢痕，并扩展至一定范围。疝囊常常粘贴在极薄的皮肤或原手术瘢痕下面，瘢痕下面即为肠管，肉眼可见明显的肠型，手术时常先将切口瘢痕完整切除，切开皮肤、瘢痕时须倍加小心，勿损伤瘢痕下的肠管。

（3）膨出的腹膜如过多可部分切除，否则无需处理，但缺损边缘的粘连应分开。剥离的重点是肌肉、肌膜的缺损边缘，如能按正常层次分出腹横筋膜、腹直肌及前鞘或腹外筋膜，则分层缝合最为理想，但一般由于缺损的扩大及再塑形，很难有完全正常的解剖层次。但缺损边缘必须剥离出来，将上面附着的纤维瘢痕组织清除干净，要求做到修补的筋膜对筋膜（fascia-to-fascia）。单纯疝修补术（Cattell 修补法）时，如腹壁缺损周围的组织确实不能分清层次，可以按 Cattell 五层缝合法，即：①疝囊颈缝合。②疝囊切口缘缝合。③切开的腹直肌前鞘边缘翻转成腹直肌后鞘缝合。④腹直肌缝合。⑤腹直肌前鞘缝合。

（4）应避免张力性缝合，而腹壁组织也必须是正常的。

（5）修补腹壁切口疝使用修补材料时要遵循 Usher 的原则。Usher（1960 年）指出使用补片修补疝避免张力的方法是改变手术操作，即把先缝合腹壁或疝环缺损后置入补片改为把补片直接架于腹壁或疝环缺损处。用补片封闭疝缺损后，穿过补片及筋膜层的全层缝合可能伤及肠管，故缝合应特别小心。为此，Usher 改用两层补片，在缺损两侧筋膜内、外各放两层补片，使呈袖口状，然后将两侧的袖状网缘对应缝合。

（6）人工补片长轴应与腹外斜肌腱膜的纤维方向一致，补片是否进行固定尚有争议，有学者认为仅单凭腹压就可保持补片的位置，但有些作者主张将补片固定几针为好。大补片只能大体固定在下述位置：①修补上腹部巨大切口疝时，补片固定位置有肋弓、外侧的扁平肌肉或腹直肌鞘。②修补脐部切口疝补片固定位置有肋弓的低点、髂前上棘、外侧的扁平肌肉或腹直肌鞘。③下腹部正中切口疝，补片可固定在半环线、耻骨韧带、Ratzius 间隙、外侧的扁平肌肉或腹直肌鞘。④外上方：肋弓、髂前上棘、腹直肌鞘；如有可能，扁平肌相应的腱膜或外侧的扁平肌肉。⑤半月线部缺损的修复，补片放在腹外斜肌腱膜下面。⑥左或右下腹壁切口疝修补，补片固定位置有髂嵴、两侧的Cooper韧带、腹直肌鞘或外侧的扁平肌肉。⑦腰（两侧）切口疝修补，补片可固定于腹外斜肌、背阔肌或髂嵴。

（7）选用保证腹肌松弛的麻醉。

六、术后并发症及其处理

（一）切口感染

除年老体弱、营养不良、贫血、机体免疫能力低下等全身因素外，局部原因包括：①切口部原有的隐匿性感染死灰复燃，致使切口再度感染。②积血、积液。③应用人工材料修补，由于异物反应继发感染。④手术中肠管损伤，污染切口。

一旦发生切口感染，应拆除1～2针缝线充分引流，并局部予以物理疗法，全身应用抗生素，加强营养支持治疗，以控制感染，促进愈合。必要时可取出人工补片。

（二）复发

复发率的高低视切口疝的大小而不同。小的切口疝手术复发率为2%～5%，大、中型切口疝为3%～15%，巨大型切口疝手术复发率可高达25%，复发切口疝的手术失败率在50%以上。

复发的原因包括：①腹壁缺损大，强行张力缝合。②手术后持续腹内压增高，导致切口裂开。③术后切口感染，影响切口愈合并导致复发。④年老体弱，腹壁薄弱明显，而且用局部组织修补，腹壁仍薄弱，致使切口疝复发。⑤应用人工材料修补术后感染，不得不取除修补材料，导致复发。

复发后立即应用腹带加压包扎，防止疝内容物继续突出，待瘢痕软化后再次择期手术。

（三）肠粘连、肠梗阻

发生原因包括：①腹壁切口疝术前即已存在不同程度的肠粘连，加上本次手术分离、刺激，肠浆膜存有粗糙面，切口疝修补手术后有不同程度的腹内压增高，对肠功能恢复有一定影响，手术后仍可能发生粘连。②感染。③人工补片的不良反应等。一旦发生肠梗阻，应先行非手术治疗，无效时应手术。

在切口疝修补手术时，术毕应按序放置肠管，对肠粘连严重者，可考虑作肠管排列术。

（四）肠瘘

发生原因：①术中分离肠管与疝囊或肠管之间粘连时损伤肠管，且没有及时发现和处理。②缝合固定补片时刺伤或缝穿肠管。③人工补片刺激腐蚀肠管等。为防止术后发生肠瘘，手术中操作应仔细，尽可能避免副损伤，正确选择和固定人工补片。一旦发生肠瘘，应手术引流，应用广谱抗生素，并予以营养支持治疗。

七、术后处理

（一）抗感染治疗

术后继续使用抗生素 3～5 天。术后体温可轻度升高，如果术后体温升高超过 4 天以上则表明有后期感染的发生，应结合引流物的性状及细菌培养结果，适当选择抗生素。

（二）术后以低负压吸引接闭式引流管

目的是引流积液和血液，要随时抽吸，要保证闭式引流的通畅和无菌。一般视引流量决定拔管时间，文献多报道术后 3～5 天拔除引流。也有学者主张，引流量大的巨大切口疝引流管可延迟到术后 7～10 天拔除。闭式引流拔除后仍要注意局部有无积液积血。

（三）使用有效的腹带

术后要使用有效的腹带，最好用腹带加压包扎 2 周。

（四）其他

同一般经腹手术。

第二节　小儿腹股沟斜疝手术

一、小儿腹股沟斜疝的特点与手术

腹股沟疝是小儿外科最常见的疾病，其中几乎均为斜疝，直疝极为罕见。小儿腹股沟斜疝系鞘突未闭，在腹压增高的情况下，小肠等内脏疝入而形成疝，与成人的后天性斜疝有本质的区别。小儿先天性斜疝在足月新生儿的发病率为3.5%～5.0%，在早产儿中的发病率高达9%～11%。多见于男孩，3岁以下者约占60%，右侧多于左侧，这与右侧睾丸下降较晚有关，也可双侧，其中早产儿双侧疝较一般婴儿更为常见。疝内容物多为小肠，女孩可为卵巢和输卵管。小儿斜疝一旦发生，极少自愈，原则上均应手术治疗。

二、手术适应证及方法的选择

（一）手术适应证

（1）小儿腹股沟斜疝，半岁以后不愈者，自愈的可能性极小，应予以手术治疗。

（2）小儿嵌顿性腹股沟斜疝虽能手法复位，但经常发作可导致精索和睾丸的损害，须及早手术。

（3）嵌顿性腹股沟斜疝手法复位失败者应急诊手术。

（二）手术方法的选择

大多数斜疝一般采用疝囊高位结扎术即可达到治疗效果。巨大疝和复发疝可采用疝囊高位结扎加疝修补术。婴儿疝、复发疝或腹膜外途径难以找到的小疝囊，可采用经腹腔疝囊离断术。对于斜疝合并隐睾者应早期手术，同时处理隐睾，以免影响睾丸发育。

三、术前准备

(1) 治疗已存在的腹压增高因素。

(2) 注意保暖，防止发生上呼吸道感染。

(3) 手术前洗澡或清洗会阴区和腹股沟区，年长儿须备皮。

(4) 依据患儿年龄大小，术前禁饮食的时间 6～8 小时不等，年龄越小术前禁饮食时间越短。由于：①婴儿需全身麻醉。②年幼的学龄前或学龄期小儿，常常因其进入手术室之后哭闹不配合局部麻醉，而需全身麻醉。③有同室的其他患儿出于同情心而暗地送给食品的可能。因此，术前须向家长讲明术前禁食的重要性，确保术前 6 小时绝对禁食和禁水。

(5) 嵌顿或绞窄性腹股沟斜疝患儿应依据情况，全面查体及检查血生化，积极纠正水、电解质和酸碱平衡紊乱。估计有肠坏死需行肠切除者，术前置鼻胃管行胃肠减压，并做好配血和输血准备。

四、麻醉与体位

疝囊高位结扎术或疝修补术可选择氯胺酮麻醉、基础麻醉加局部浸润麻醉、硬膜外麻醉，嵌顿或绞窄性疝或复发疝等难度较大、时间长疝手术，选用气管插管全身麻醉为宜。

通常取仰卧位，双下肢分开、微屈。

五、手术方法

(一) 疝囊高位结扎术

1. 切口

一般选择患侧腹直肌外缘下腹皮横纹处切口，约 3 cm (图 14-12)。大儿童也可采用成人的腹股沟管斜切口。

2. 显露腹外斜肌腱膜及外环

切开皮肤、皮下组织，见到致密的腹壁浅筋膜，不要误以为是腹外斜肌腱膜。分开腹壁浅筋膜下方的脂肪组织，即见到白色、纤维构成的腹外斜肌腱膜。向内下牵开皮下组织，显露腹股沟管外环。

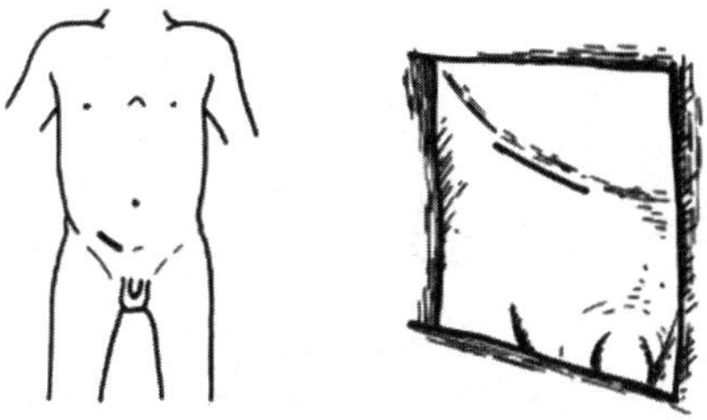

图 14-12 下腹皮横纹切口

3. 切开腹外斜肌腱膜

以手术刀顺着纤维走行向外环口方向切开腹外斜肌腱膜，显露精索。由于幼儿腹股沟管很短，也可不打开外环。或先以手术刀顺着纤维走行在腹外斜肌腱膜切一小口，然后用剪刀剪开腹外斜肌腱膜和外环口，注意勿损伤髂腹下和髂腹股沟神经。

4. 显露疝囊

锐性剪开或钝性分开提睾肌，在精索的前内方可见到白色的膜状物，即疝囊；提起疝囊并切开，可有少量清亮液体流出。

5. 疝囊的游离与横断

未进入阴囊的小疝囊，可将其提起、锐性或钝性剥离疝囊至内环处，完全剥除。进入阴囊的大疝囊，可在外环口处或外环口以上离断。

疝囊的横断方法为：在预定横断线处用数把中号血管钳钳夹并提起疝囊切口近断端，在直视下，用组织剪紧贴疝囊将精索血管、输精管等向下分离分开（图 14-13）。小儿疝囊薄，隔着疝囊可清楚的显示组织剪，疝囊外条索、管状或其他纤维组织全部剥离后，再用组织剪将其剪断（图 14-14）。将横断的近端疝囊提起，向内环口方向剥离，直至内环口。注意勿损伤输精管和精索血管。

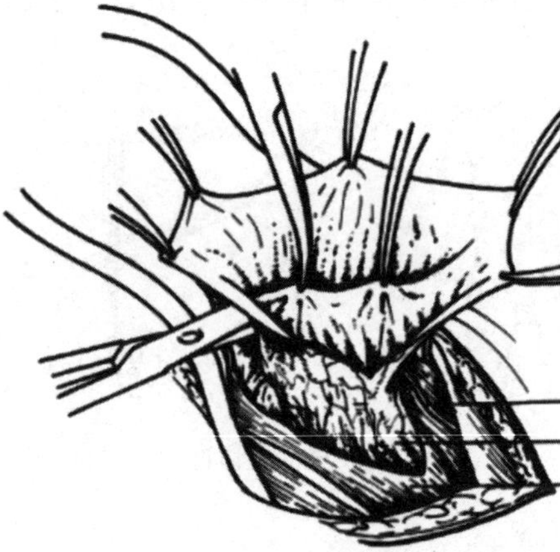

图 14-13　**分开疝囊与精索血管**

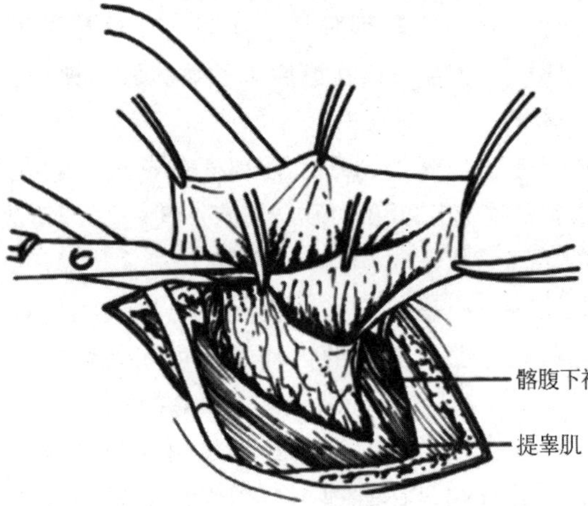

图 14-14　**剪开、横断疝**

6. 高位结扎疝囊

小儿疝环一般狭窄，可于内环处高位贯穿缝合结扎；疝囊颈宽大者，也可采用成人手术的内荷包缝扎。注意结扎时勿将腹腔内容扎入。剪除多余疝囊，结扎端自动缩入内环深处。然后用 3-0 或 2-0 丝线缝合提睾肌。

7. 缝合腹外斜肌腱膜、重建外环口

原位缝合腹外斜肌腱膜，外环口要求容小指尖。

8. 缝合皮下和皮肤

检查睾丸是否被牵至腹股沟管，并将其复位至阴囊底部。彻底止血后，逐层缝合皮下和皮肤。

（二）小切口疝囊高位结扎术

小切口疝囊高位结扎术适应于婴幼儿腹股沟斜疝。由于婴幼儿腹股沟管较短，约 2 cm 左右，在外环口即可分离至疝囊颈，并能将其提出切口，高位结扎。该手术切口小、美观，手术后仅有一 0.8～1.0 cm 长的手术痕迹，成年后切口部位被毛发遮盖，几乎看不出手术瘢痕；手术时间短、损伤小，操作熟练的医师大多在 10～15 分钟内完成手术；疗效可靠，深受小儿家长及临床医师的欢迎。须指出的是，疝囊小者即使常规疝切口，术中寻找疝囊有时也非常困难，如选择此手术，多数难以找到疝囊。但据学者经验，疝囊小者可选择与腹股沟管方向一致的小斜切口，一旦寻找疝囊困难时，可将切口延长，按常规疝切口手术之，多能顺利完成手术。

操作步骤如下。

1. 切口的选择与切开

在患侧耻骨结节外侧、外环口体表投影处，取一长约 0.8～1.0 cm 的横切口，切开皮肤，勿切至皮下组织，以减少出血。

2. 寻找精索

术者与助手各持一中号血管钳向外环口和精索方向，交叉分离，直至精索。找到精索的标志是：①看到浅红色提睾肌。②术者左手在阴囊部轻轻捏住睾丸，右手用血管钳钳夹提睾肌向切口外提拉，如此时感觉到睾丸被拉向切口方向，且精索能提出切口外；否则，感觉不到睾丸在阴囊内向切口方向移动，而且提睾肌、精索提不出切口。

3. 疝囊的处理

将精索提出切口外，用蚊式血管钳钝性分离提睾肌，在精索的前内方即可见到白色的疝囊。提起并切开疝囊，然后按与常规疝囊的分离、横断、高位结扎相类似的方法处理之。剪除多余疝囊后，将睾丸复位至阴囊底部。

注意保护输精管和精索血管，防止损伤。

4. 缝合

选择 1-0 或 2-0 的丝线缝合皮下组织和皮肤。

（三）经腹腔疝囊离断术

适合于复发疝，或疝囊较小、估计术中找不到疝囊者。

在患侧腹直肌外缘下腹皮横纹处做横切口。切开腹外斜肌腱膜，分离腹内斜肌和腹横肌，横向切开腹膜，于切口下方找到内环口。切断内环的后壁（图 14-15）。将精索与腹膜和疝囊分开。缝合腹膜，将疝囊留在腹膜外（图 14-16）。

（四）Ferguson 疝修补术

1. 切口选择与切开

采用沿腹股沟的斜切口，逐层切开皮肤、皮下组织和腹壁浅筋膜，直至腹外斜肌腱膜并显露外环口。

2. 切开腹外斜肌腱膜、显露精索

沿腹外斜肌腱膜纤维方向切开后，游离外下侧叶至腹股沟韧带；将内上侧叶游离至腹横肌腱膜弓，显露精索。

3. 分离并高位结扎疝囊

同疝囊高位结扎术。

4. 修补腹股沟管前壁、重建外环口

疝囊高位结扎后，将腹外斜肌腱膜内上侧叶间断缝合固定于腹股沟韧带。再将腹外斜肌腱膜外下侧叶间断重叠缝合于内上侧叶上面。外环口要求容小指尖。

青春期（青少年期）的患者，如腹股沟斜疝疝囊较大、内环口较大时，可行内环口修补，并将腹内斜肌和腹横肌弓状下缘（腹横肌腱膜弓）在精索前与腹股沟韧带间断缝合（图 14-17），针距 1 cm，然后重叠缝合腹外斜肌腱膜。

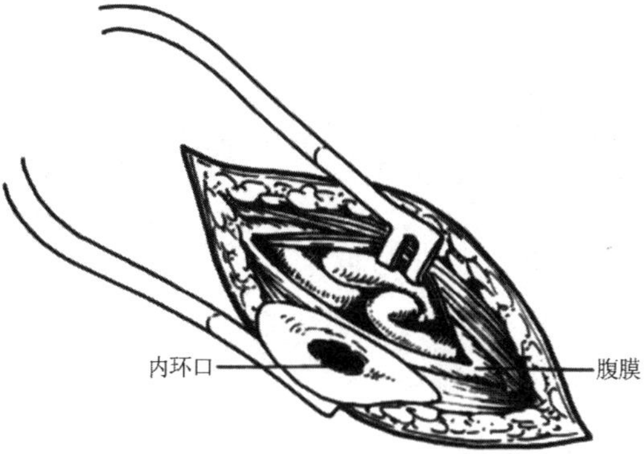

图 14-15　剪开内环口下方腹膜

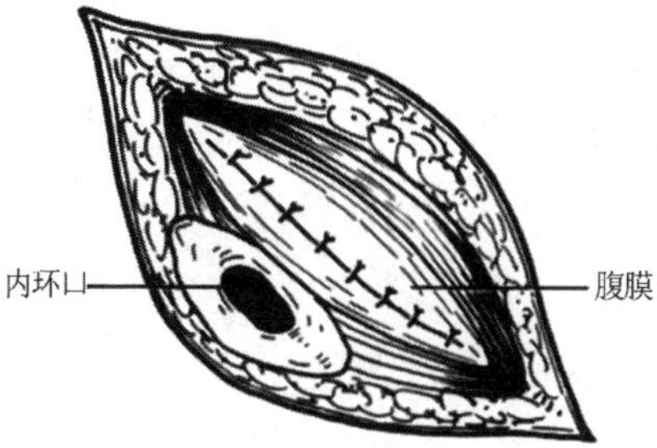

图 14-16　缝合腹膜

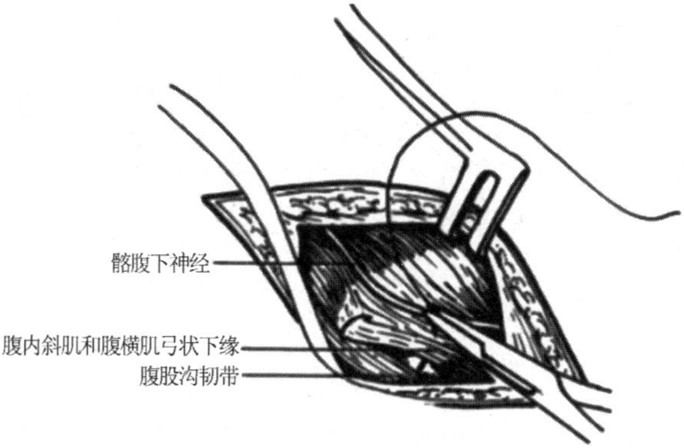

图 14-17　修补加强腹股沟前壁

5. 缝合切口

逐层缝合皮下和皮肤。

(五) 腹腔镜单纯内环口关闭术

目前，随着微创外科的发展，国外有些医疗单位已经普及腹腔镜疝修补术，方法多种多样。小儿腹股沟疝一般不主张应用人工材料进行修补，而应采用最简单的单纯内环口关闭术。这种方法最早由 Ger 介绍，早期适用金属夹钳闭内环口，现一般采用荷包或间断缝合的方法关闭内环口。

(六) 小儿嵌顿疝和绞窄疝的手术

切口采用沿腹股沟的斜切口。逐层找到疝囊并打开，观察疝内容物的血运。在嵌压疝内容物的束环外上方剪开，解除压迫。要防止解除压迫疝内容物滑入腹腔，应仔细检查有无血运障碍、有无逆行性嵌顿，怀疑血运障碍者应局部热敷、仔细观察。确定血运良好后，还纳腹腔。行疝囊高位结扎术或修补术。对于绞窄坏死的肠管，应做肠切除和肠吻合，不做修补，切口留置引流物。

六、术中注意事项

(一) 切口的选择

由于婴幼儿体表面积小、腹股沟管短，腹股沟斜疝手术切口可选择外环口体表投影处小切口，或耻骨上方患侧下腹横纹处切口。选择外环口体表投影处小切口时，可采用触摸外环口、精索的方法确定切口的位置，对疝囊较大者可由阴囊向外环口方向触摸确定外环口的位置；疝囊小者，术者用示指在耻骨结节外侧、耻骨的上方左右滑动触摸精索，在精索向上延续摸不清处即为外环，以此点为中心作一 0.8～1.0 cm 横切口可直接显露外环，并能完成疝囊高位结扎手术。下腹横纹处切口位于腹股沟管和外环口稍上方，稍加牵拉即可显露腹股沟管和外环口，但随者患儿年龄的增长，体表面积增大、腹股沟管变长，切口选择位置须逐渐偏于下腹横纹下方，否则距外环较远，暴露不佳，操作困难。双侧腹股沟斜疝，若行双侧疝囊高位结扎时，可选用横贯两侧外环的一字形切口或两侧分别作横切口；若行双侧疝修补术，可在两侧分别作斜切口。

（二）寻找外环和精索

婴幼儿尤其是肥胖儿，外环处皮下脂肪丰满，浅筋膜发育好，经验不足者易将其误认为是腹外斜肌腱膜，如在此层面操作，即不能暴露外环又找不到精索。寻找外环和精索时应注意，应先仔细辨认浅筋膜并将其切开分开脂肪后，再显露腹外斜肌腱膜和外环。

（三）寻找疝囊

疝囊小者术中寻找疝囊有时非常困难，此时如嘱患儿用力、咳嗽，或挤压患儿下腹部可见疝内容物突入疝囊，有利于寻找疝囊。如选择外环口体表投影处小切口手术，多数难以找到疝囊。我们常先选取与腹股沟管方向一致的小斜切口，当难以找到疝囊时，将切口延长，按常规疝切口手术之。如因疝囊过小，或组织解剖层次已被手术者解剖分离紊乱。确实找不到疝囊者，可改用经腹腔疝囊离断修补术。

（四）避免神经损伤

为防止髂腹下神经损伤，切开腹外斜肌腱膜显露精索时，应先沿与精索走性方向一致的腹外斜肌腱膜上作一小切口；在直视下避开髂腹下神经后再将其余的腹外斜肌腱膜切开，或先将髂腹下神经干游离推开再将其余的腹外斜肌腱膜切开；修补腹股沟管前壁时勿将其缝合结扎。在切开提睾肌寻找疝囊时，应避开髂腹股沟神经勿将其切断，重建外环时应注意勿将其缝合结扎。

（五）避免撕裂疝囊、结扎不全

与成人相比，小儿疝囊比较薄弱，而且年龄越小越薄，在分离时易被撕裂；尤其婴儿的疝囊壁异常菲薄，应避免在疝囊颈部撕裂，造成疝囊结扎不完全而致疝复发，游离疝囊时的手法应与成人有所不同。如同成人手术一样，用手指伸入疝囊内、另一手指作钝性剥离疝囊，易造成疝囊撕裂，特别是撕裂疝囊的后壁后，裂口可达疝囊颈部或超越颈部，给手术剥离或结扎疝囊带来不便。

为防止撕裂疝囊，在游离疝囊时，应避免血管钳钳尖与疝囊边缘垂直钳夹、提拉，须横向钳夹菲薄疝囊的断缘（图 14-18）。如术中不慎将疝囊撕裂且超越疝囊颈部、位置较深时，应适当延长切口、剪开腹外斜肌腱膜、牵开腹内斜肌合和腹横肌下缘，再沿疝囊向腹腔侧游离达裂口的上方，将裂口处疝囊用血管钳夹住并向上提拉，在裂口上方缝合结扎疝囊，以免疝囊结扎不全、留有裂口，招致术后复发。高位结扎疝囊时尽可能采用“8”字贯穿缝扎疝囊颈，再于其近端用线单纯结扎一道，少用荷包缝合结扎，可减少撕裂疝囊的机会。

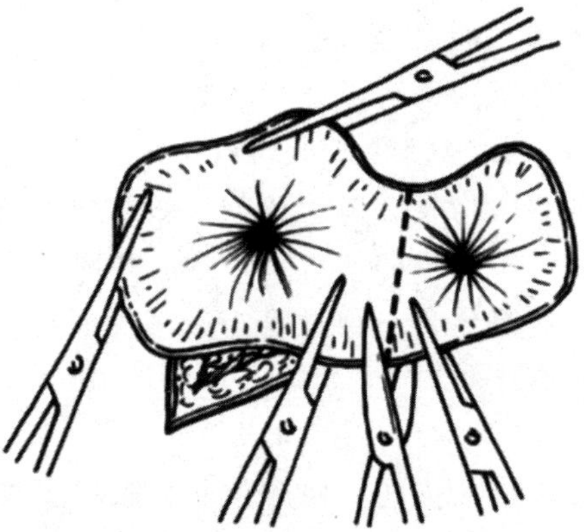

图 14-18　血管钳横夹疝囊边缘

（六）防止将疝内容物扎在疝囊颈部

疝囊完全断离、游离至囊疝颈部后，用一把血管钳夹持疝囊近端作顺时针方向或逆时针方向扭转，使游离的近端疝囊拧成一条索状，然后在拧成条索的疝囊颈部作贯穿结扎缝合。这样即可以防止疝内容物突入疝囊颈被结扎损伤，又可避免荷包缝合时撕裂疝囊。

（七）防止损伤输精管

输精管起自副睾，与精索血管一同被包围在精索鞘膜中，腹股沟斜疝患儿由于疝内容物的扩张和挤压，使其与精索血管分开，位于疝囊后内侧与之紧密相贴。反复嵌顿者，疝囊壁局部增厚并常与输精管粘连。加之小儿输精管细小，不象精索血管那样易于辨认，易将其钳夹或离断。因此，术者在分离、寻找和游离、尤其是切开和切断疝囊、向疝囊近端游离至高位时需小心和细致，必须清楚地辨认输精管，高度警惕损伤输精管的可能，防止钳夹分离疝囊时损伤之。分离疝囊后壁时用手轻轻揉捏，如触及细小、乳白色的硬条索状物即为输精管，勿盲目切断或强力牵拉，须仔细将其与疝囊剥离分开。一旦输精管被离断，年长的大儿童应作输精管吻合；婴幼儿输精管细小，肉眼下吻合困难，须在显微镜下吻合，无条件者可暂时将两断端缝合在一起，必要时成年后可再次手术吻合。若输精管被离断手术中没及时发现或不加处理，再次手术时将难以寻找。

（八）嵌顿或绞窄疝的处理问题

嵌顿疝时应选择腹股沟部斜切口，反复钳夹后小心切开疝囊、剪开外环，并确保嵌顿肠管的色泽、蠕动和系膜动脉搏动正常后方可回纳腹腔。此前，切忌盲目手法复位疝内容物，因为有时肠壁血运已受损，或疝内容为炎性阑尾或 Meckel 憩室，需做相应处理。此外，因炎症刺激，疝囊壁水肿、出血和脆弱更易撕裂，操作宜更加轻柔和细致。

（九）是否探查对侧

关于手术时是否探查对侧问题，意见不一。一般主张术前仔细询问家长，并检查健侧外环。术前未诊断为双侧腹股沟斜疝者，术中不宜探查健侧。

（十）远端疝囊的处理问题

当远端疝囊小于 2～3 cm 时，可将其游离后完全切除；否则，可留置于患侧阴囊内，但需确保创缘无渗血。

七、术后处理

（1）术后避免哭闹、咳嗽和便秘等使腹压增高的因素出现，如因疼痛哭闹时适当应用镇静剂。

（2）卧床 3～5 日。

(3) 嵌顿或绞窄疝、复发疝手术后应使用抗生素，嵌顿或绞窄疝手术后需使用抗生素的时间要依据病情适当延长。

(4) 一般择期手术患儿，清醒后、麻醉反应消失后，先试喝清水一次，不吐即可以恢复清淡饮食，2～3 天后进正常饮食。绞窄疝肠坏死切除吻合者，术后应禁饮食，胃肠减压，肠功能恢复后再进饮食。

(5) 婴幼儿手术后须防止尿液浸湿切口敷料，术毕用敷料密封局部切口。3 日后更换敷料，观察初期愈合情况。术后第 5～7 日拆除缝线。也可用可吸收缝线缝合局部皮下及皮肤。

(6) 年长的学龄期患儿，手术后 3 月内应避免剧烈的体育活动。

第三节　后天性腹股沟斜疝的手术

一、适应证

后天性腹股沟斜疝一旦发病，几乎无自愈可能，早期手术效果好，复发率低。非手术疗法，如佩带疝带虽减轻或缓解局部症状，但治愈的可能性极小，且易导致腹股沟管局部粘连、增加手术困难和并发症。因此，只要没有手术禁忌证，不论易复性疝或难复性疝均应尽早手术，以免腹股沟区局部组织长期受压迫变得更加薄弱，症状和体征随着时间的推移而逐渐加重，并增加手术的难度和术后复发的几率。

二、禁忌证

(1) 年老体衰不能耐受麻醉和手术、无嵌顿或绞窄者。

(2) 合并心、肝、肺、肾、血液等重要脏器或（和）其他系统严重疾病，身体状况差、手术耐受力不良者。如恶性肿瘤晚期、严重心衰、难以控制的糖尿病、出血疾病和有出血倾向未纠正的患者。

(3) 合并全身感染或腹股沟区皮肤或组织感染者，暂时不宜手术。

(4) 引起腹内压升高的疾病未被控制或解除者。如患者患有慢性支气管炎咳嗽、尿道狭窄或前列腺肥大症排尿困难、顽固性便秘排便困难、各种原因引起的腹水等疾病未被控制，可暂不手术，待上述疾病控制后再行手术，以免引起手术后复发。

(5) 妊娠期无嵌顿或绞窄的患者暂不宜手术，应在分娩后择期手术。

三、术前准备

(1) 巨大疝手术前应卧床3～5天，回纳疝内容物，使局部组织松弛，利于手术切口愈合。

(2) 术前服用缓泻药物或灌肠，排空肠道。因传统疝修补手术后患者需卧床数日，而卧床可能导致大便秘结、排便用力，进而使腹内压升高，增加切口疼痛并不利于修补创口愈合，甚至导致复发，故术前应服用缓泻药物或灌肠1～2次，使结肠排空。

(3) 有大量腹腔内容物进入疝囊中的特殊巨型疝，疝修补手术后这些疝内容物还纳腹腔后，腹腔内容物突然增多致使膈肌升高，影响心、肺功能或下肢静脉血液回流。术前应注意检查心、肺功能，并嘱患者头低脚高位，让疝内容物逐渐还纳，使患者心、肺功能逐步适应，并有助于防止术后下肢静脉血液回流受影响或血栓形成。估计术中疝内容物不易还纳，或还纳后心肺功能或下肢静脉血液回流受影响者，术前亦可作人工气腹以扩大腹腔，以利于术中疝内容物还纳和患者心肺功能适应疝内容物还纳后的生理改变。

(4) 术前排尿，必要时留置导尿管，使膀胱排空，以防术中损伤膀胱。

四、体位与麻醉

(一) 体位

腹股沟斜疝修补手术通常采用仰卧位，将床尾略抬高，双腿稍分开，髋微屈，以使手术区肌肉和韧带松弛，利于手术。

（二）麻醉

腹股沟斜疝修补手术可采用局部麻醉、硬膜外麻醉、腰麻或全身麻醉。对于绞窄性疝、巨大疝、双侧疝或复发疝等难度较大、时间长的疝手术，以采用硬膜外麻醉、腰麻或全身麻醉为宜。

（三）腹股沟斜疝修补手术的局部麻醉

大量临床实践证明，局部麻醉下施行腹股沟斜疝修补手术，其效果良好。据报道，加拿大 Shouldice 医院 5 万余例腹股沟疝修补术患者采用局麻，术后复发率仅 0.7%。术后复发率与硬膜外麻醉、腰麻或全身麻醉下行腹股沟疝修补术相比无显著差异。此外，局部麻醉尚具有下列优点：①方法简单有效、经济实用、安全，不需专业麻醉医师亦能顺利完成手术。②无硬膜外麻醉、腰麻或全身麻醉所引起的并发症，也不影响心、肺功能，尤其适用于有严重心、肺疾病不能耐受硬膜外麻醉、腰麻或全身麻醉的老年患者。③无其他麻醉方法导致腹壁肌肉完全松弛、患者无力咳嗽或不能咳嗽，不能从膨起疝块部位寻找疝囊之缺陷。术中令患者咳嗽时，疝块膨起，有助于术中寻找疝囊、明确有无腹股沟斜和直疝并存（马鞍疝），防止遗漏。④嵌顿和绞窄性腹股沟斜疝手术时，可避免因其他麻醉方法导致腹壁肌肉、疝环完全松弛，疝内容物突然还纳而造成探查寻找绞窄和坏死的疝内容物困难、腹腔污染等不必要麻烦。因此，只要各方面条件允许，局部麻醉是较好的选择之一。

局部麻醉需术者完成，外科医师有必要掌握腹股沟疝手术所需的局部麻醉方法和技巧。

1. 常用局部麻醉药物

（1）普鲁卡因：主要用于局部浸润麻醉。组织浸润性相对较差，只有与神经干或神经末梢直接接触时才产生局部麻醉作用。因其具有扩张血管的作用，故吸收迅速、作用持续时间短（约 45～60 分钟）、单独使用术区组织出血明显。

应用时须注意：①其盐酸水溶液不稳定，当药液变黄时，其药效降低，宜避光保存。②对人体具有毒性反应，常用浓度为0.25%～0.5%，成人一次限量为1.0 g。③为拮抗其扩张血管的作用、防止迅速吸收、延长麻醉时间、减少对机体的毒性、减少组织出血，可加用少量的肾上腺素。加入肾上腺素的浓度通常为1：（10万～20万），即每毫升局麻药液中含肾上腺素2.5～5 μg，肾上腺素的总量最多不得超过500 μg，以免发生心血管不良反应。④有时可出现过敏性休克，用药前应详细询问患者过敏史、需作皮内过敏试验。⑤葡萄糖溶液可使其局部麻醉作用降低，故不宜与之配伍。

（2）利多卡因：组织穿透性强、起效快，对血管无明显作用。其局部麻醉作用较普鲁卡因强2～2.5倍。维持作用时间比普鲁卡因长1倍，可达90分钟；与缩血管药物合用能减缓其吸收，作用时间可延长到120分钟。反复使用可出现快速耐药性。毒性也相应较大，浓度为0.5%时，毒性与同浓度普鲁卡因相当；浓度为1%时，毒性则为同浓度普鲁卡因的1.5倍。常用浓度为0.25%～0.5%，成人一次限量为0.4 g。应用利多卡因作局部麻醉时应注意：①患有心、肝功能不全者，应适当减量。②患有二、三度房室传导阻滞者、有癫痫大发作史者、肝功能严重不全者以及休克患者应禁用。

（3）布比卡因：麻醉作用较利多卡因强约4倍，维持作用时间为利多卡因的3倍（5～6小时），毒性亦较大。因血液内浓度低，体内蓄积少，无需为延长作用时间而加用肾上腺素。由于镇痛时间长，术后可不必应用镇痛剂，亦利于术后早期活动。其组织穿透性较差，常与利多卡因合用，或在50 mL布比卡因溶液中加入50单位的透明质酸酶，以增加其作用效果。常用浓度为0.125%～0.25%，成人一次限量为0.15 g。须指出的是，由于其毒性较大，目前不提倡用作局部浸润麻醉或阻滞麻醉，多用于硬膜外麻醉。

2. 常用局部麻醉方法

包括局部浸润麻醉、Braun区域阻滞麻醉、Flanagan区域阻滞加局部浸润麻醉。

（1）局部浸润麻醉：临床上常用0.5%的普鲁卡因直接在手术切口切线上逐层浸润，先浸润后切开。

（2）Braun区域阻滞麻醉：Braun区域阻滞麻醉主要阻滞第11及12肋间神经、髂腹下神经、髂腹股沟神经、生殖股神经。其麻醉步骤为：①用0.5%普鲁卡因，在髂前上棘内侧二横指处作一皮丘。②麻醉髂腹股沟神经：将注射器针头由此皮丘向髂前上棘的深部刺入，穿过腹外斜肌、腹内斜肌、腹横肌直至髂骨的内侧面为止，注射0.5%普鲁卡因5 mL，以麻醉髂腹股沟神经。③麻醉髂腹下、髂腹股沟、生殖股三支神经主干和第11及12肋间神经：完成上述操作后，边注射边缓缓退针至皮下浅筋膜，重新进针至肌层，向脐孔方向、在腹内斜肌和腹横肌之间反复数次呈扇形注入0.5%普鲁卡因10 mL，以麻醉髂腹下、髂腹股沟、生殖股三支神经主干，如此可使腹内斜肌松弛，以解除术中牵拉引起的疼痛并利于缝合。将针再退至皮下，尔后向脐孔方向进针并达脐孔，边退针边注入0.5%普鲁卡因5～10 mL作皮下浸润，以麻醉第11及12肋间神经。④麻醉生殖股神经的生殖支和股支：完成第11及12肋间神经麻醉后，再退针至皮丘处皮下浅筋膜，分别调整方向进针至腹外斜肌腱膜下、腹股沟管内环的内侧和外侧，各注射0.5%普鲁卡因5 mL（注意勿刺入股动脉），麻醉生殖股神经的生殖支和股支。⑤阻滞麻醉阴囊部的神经小分支：在耻骨结节上缘（腹股沟管的外环上侧）再用0.5%普鲁卡因作第二皮丘，并由此皮丘、向精索的两侧垂直进针直至耻骨，各注射0.5%普鲁卡因2～5 mL，以阻滞麻醉阴囊部的神经小分支。⑥麻醉生殖股神经以及分布于精索和睾丸的交感神经：再退针至第二皮丘处皮下浅筋膜，调整方向进针至腹外斜肌腱膜下、精索的内侧和外侧，每侧各注射0.5%普鲁卡因5 mL（注意勿伤及精索血管），进一步麻醉生殖股神经以及分布于精索和睾丸的交感神经。⑦以切口作对角线，在皮内、皮下作菱形注射浸润，麻醉来自对侧及切口周围的神经末梢。

(3) Flanagan 区域阻滞加局部浸润麻醉：①同 Braun 区域阻滞麻醉步骤①和②。②在耻骨结节和腹股沟外环内侧区注射 0.5% 普鲁卡因 5～10 mL。③在腹股沟韧带下方、股动脉搏动的外侧做一皮丘，并由此向腹股沟韧带浅面扇形浸润，注射 0.5%普鲁卡因 10 mL 左右，以麻醉髂腹股沟神经向上的分支。④在腹股沟韧带中点上方 2 cm 再做一皮丘，针头向内环方向刺入，穿过腹外斜肌腱膜并有阻力突然消失感后，注射注射 0.5%普鲁卡因 5～10 mL，以麻醉疝囊颈周围的精索外神经、分布于精索和睾丸的交感神经纤维。⑤沿预定切口做皮内、皮下浸润。⑥切开皮肤、皮下组织、腹外斜肌腱膜后，在疝囊和精索间再做少许浸润，切开疝囊后，由疝囊内注入 0.5%普鲁卡因 5 mL，一则使麻醉更完善，二则利于分离疝囊。

3. 局部麻醉注意事项

(1) 为预防毒性反应，用药时不要超过其一次限量。对局麻药物用量已达规定限量，而效果不佳者，可等待 20～30 分钟左右，若确无毒性反应症状体征时，可适当增加用量。

(2) 每次注射药物前必须回抽针栓，证实针头未刺入血管后方可注药，防止局麻药液注入血管内。

(3) 注意局麻药物的毒性反应。局麻药物吸收入血液后，可引起全身效应，其反应程度和血药浓度有直接关系，当浓度超过一定阈值，就可发生毒性反应。毒性反应的先兆包括：舌和口唇周围麻木和刺灼感，或轻微头痛、耳鸣、眩晕，可无烦躁不安、眼球震颤、寒战、面肌抽搐表现，严重者可出现惊厥、意识丧失、呼吸微弱或停止，抢救不及时或措施不得力者可致死。

(4) 一旦出现毒性反应，应立刻：①停止用药。②为防止脑缺氧应给予吸氧，如有必要，可气管插管控制呼吸。③控制惊厥，常静脉注射安定 10～20 mg 或 2.5%硫喷妥钠 3～5 mL（1～2 mg/kg）。④对有低血压和循环衰竭者，应在输液、扩充有效循环血容量的基础上，应用麻黄碱 10～30 mg 静脉注射。疗效不佳者，改用间羟胺静脉滴注，心率缓慢者可用阿托品静脉注射。

⑤出现呼吸、心跳停止者，应即刻行心肺复苏。

五、常见传统腹股沟斜疝修补手术

（一）Bassini 疝修补手术

此手术由 Bassini 1887 年首创，一直沿用至今。主要适用于青壮年腹股沟斜疝患者、疝块较小的老年斜疝患者，以及腹横筋膜明显缺损、腹股沟管后壁薄弱的腹股沟斜疝患者。主要是通过将腹内斜肌和腹横肌的弓状下缘在精索的后方缝合至腹股沟韧带上（置精索于腹内斜肌与腹外斜肌腱膜之间），以增强腹股沟管后壁来治疗腹股沟斜疝。其手术步骤如下。

1. 手术前期过程

同 Ferguson 疝修补手术步骤 1～9。

2. 修补腹股沟管后壁方法

（1）牵开精索，沿内环至耻骨结节方向剪开腹横筋膜。

（2）缝合腹横肌腱膜弓与腹股沟韧带：用 7 号丝线将腹内斜肌和腹横肌腱膜弓（弓状下缘）、腹横筋膜在精索后方与腹股沟韧带由下内向上外结节缝合 4～5 针，第一针缝线须将腱膜弓最内侧部、腹直肌鞘外侧缘连同腔隙韧带一同缝合于腹股沟韧带，也要将耻骨结节表面的腱膜缝合在内，以避免在下角处遗留空隙（图 14-19）；暂时不结扎各缝线，待将各缝线缝合完毕后，先由第一针缝线始，将缝线逐一结扎，而后检查内环的位置、大小是否符合要求，防止过紧或过松，大小同 Ferguson 疝修补手术要求。

（3）缝合腹外斜肌腱膜、重建外环：将精索置于已与腹股沟韧带缝合的腹横肌腱膜弓前，再检查并确认睾丸在阴囊底部正常位置后，在精索前方以 4 号或 7 号丝线间断缝合切开的腹外斜肌腱膜内上和外下叶（图 14-20）。重建的外环松紧适度，要求同 Ferguson 疝修补手术。注意保护髂腹下神经，不要缝合在内。

此外，Girard、Halsted 及 Ferguson 则提倡将腹外斜肌腱膜重叠缝合在精索前方，即腹外斜肌腱膜的内上叶与腹股沟韧带缝合，腹外斜肌腱膜的外下叶再重叠覆盖在腹外斜肌腱膜的内上叶前面并缝合。Hackenbruch 则主张将腹外斜肌腱膜的内上叶在精索后方与腹股沟韧带缝合，再将腹外斜肌腱膜的外下叶覆盖在精索前面并与腹外斜肌腱膜的内上叶缝合。

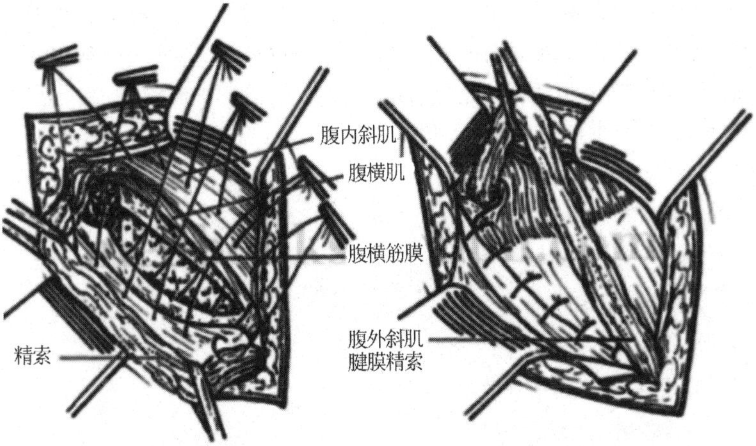

(1) 腹内斜肌、腹横肌、腹横筋膜、与腹股韧带缝合

(2) 精索在腹内斜肌浅面

图 14-19　**修补腹股管后壁（Bassini 法）**

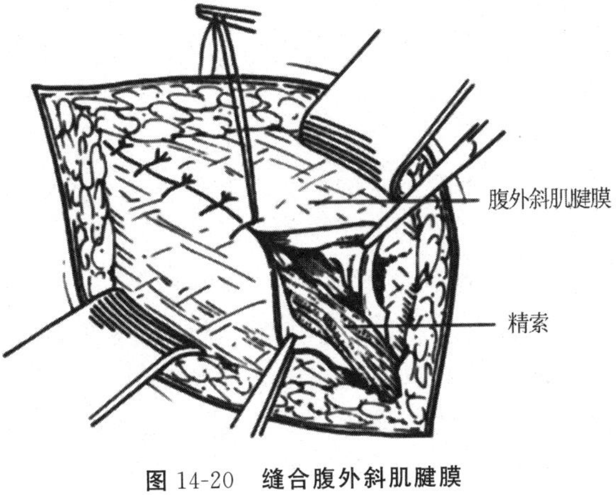

图 14-20　**缝合腹外斜肌腱膜**

3. 缝合切口

同 Ferguson 疝修补手术。

(二) Halsted 疝修补手术

Halsted 疝修补手术是 William Halsted 提出的一种与 Bassini 疝修补术相似的手术，该手术在 Bassini 疝修补手术的基础上，再将腹外斜肌腱膜外上和内下两叶在精索后方间断重叠缝合，将精索移位于腹外斜肌腱膜与皮下组织之间，双重加强腹股沟管后壁，使内、外环的位置处于同一平面，消除了由外上斜向内下的腹股沟管，充分加强了靠近耻骨的内侧部位，进而达到治疗腹股沟疝的目的。

适应证主要为：腹股沟管后壁缺损较明显的老年斜疝、直疝、混合性疝及复发性疝。其方法如下。

1. 手术前期过程

同 Ferguson 疝修补手术步骤 1～9。

2. 双重修补加强腹股沟管后壁

(1) 将精索牵出切口。

(2) 腹内斜下缘、腹横肌腱膜弓与腹股沟韧带缝合（同 Bassini 疝修补术)。

(3) 在精索后方将腹外斜肌腱膜的上、下两叶间断重叠缝合。注意内环大小要适中。

(4) 去掉牵引精索的乳胶条或纱布条，将精索置于腹外斜肌腱膜前面。

3. 缝合切口

检查外环大小合适、将睾丸复位至阴囊底部正常位置后逐层缝合切口。

(三) Andrews 疝修补手术

Andrews 疝修补手术是 Wyllys E. Andrews 在 Bassini 疝修补术的基础上，使腹外斜肌腱膜的内侧叶与腹股沟韧带相缝合，将精索置于其上，然后再将腹外斜肌腱膜的外侧叶覆盖在精索上，并与其上内侧叶缝合，精索置于腹外斜肌腱膜的内上和外下叶之间。主要适用于疝囊较大或腹壁组织退化明显的老年患者。修补方法如下。

（1）切口的选择与切开、腹外斜肌腱膜的切开、精索的显露、疝囊的显露、疝囊的游离及高位结扎及腹内斜下缘、腹横肌腱膜弓与腹股沟韧带缝合同 Bassini 疝修补术。

（2）缝合腹外斜肌腱膜：将腹横肌腱膜弓与腹股沟韧带结节缝合完毕后，在精索后方将腹外斜肌腱膜的内上侧叶再与腹股沟韧带结节缝合 4～5 针，置精索于腹外斜肌腱膜的内上侧叶之上（图 14-21）最后将腹外斜肌腱膜的外侧叶覆盖在精索上，并与内侧叶间断缝合 4～5 针（图 14-22），检查重建的内环大小。

（3）逐层缝合切口。

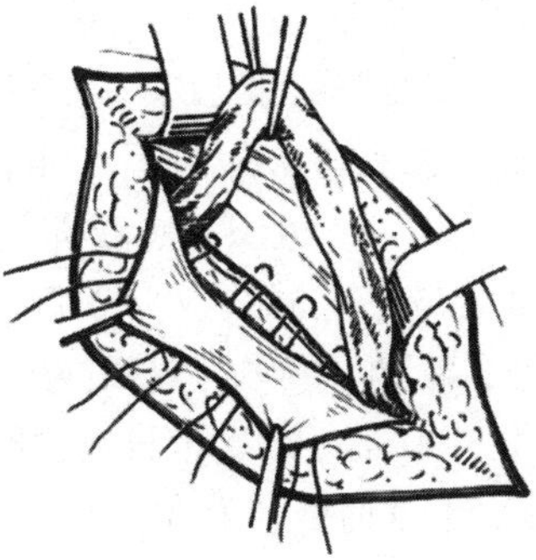

图 14-21　腹外斜肌腱膜在精索后与腹股沟韧带缝合

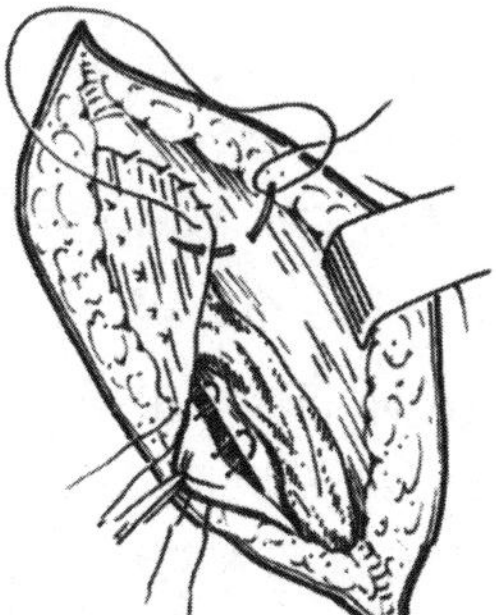

图 14-22　腹外斜肌腱膜外侧叶覆盖在精索上，并与内侧叶缝合

六、复发性腹股沟斜疝的再手术

(一) 传统疝修补术后复发疝的经前路的再修补术

1. 术前准备

由于复发性腹股沟斜疝绞窄率比原发性腹股沟斜疝高，国内外学者主张复发性腹股沟疝应行手术治疗。由于复发性腹股沟斜疝行传统疝修补术后再复发率较高，有学者综合几组复发性腹股沟疝的病例，发现复发两次以上者达 20%左右，甚至有的病例复发次数多达 6 次。而且因手术局部广泛的瘢痕组织粘连、解剖关系不清、疝囊不完整（尤其是多次复发病例）等病理特点，手术较为困难，因此必须慎重对待每例再次疝手术。

(1) 手术时机的选择复发性腹股沟斜疝的再手术时间通常在前次手术后 3 个月或更长一些。如再手术距前次手术时间过短，因组织水肿尚未完全消退，或组织初愈抗张力弱，致使再次手术后愈合能力不良，而且易发生感染。对于因切口感染而复发者，由于组织内可能潜伏有细菌，再次手术最好在前一次手术后 3～6 月进行，以免术后发生感染导致手术再次失败。

(2) 详细了解前次手术的修补术式。

(3) 消除复发的原因（引起腹内压增高的疾病，例如慢性支气管炎、哮喘病；充血性心力衰竭、慢性便秘、慢性膀胱炎、前列腺肥大、肝硬化腹水等），尽可能消除对手术有不利影响的因素，降低再复发率，提高手术疗效。

(4) 制订出本次手术方案：包括术前准备、术中操作及术后处理等各个环节的工作。

(5) 预防感染：复发疝的切口组织瘢痕较多，局部组织的抵抗力较差，尤其是原有感染的切口，组织中可能有潜伏的细菌，再次手术易再发生感染，应在手术前预防性应用抗生素。

2. 麻醉与体位

因瘢痕组织粘连，局部麻醉效果多不满意，宜采用硬膜外麻醉或腰麻。体位取仰卧位。

3. 手术步骤

（1）切口的选择与切开：如无特殊，一般采用原切口入路，切口外上端须超出原切口 1～2 cm。用电刀作梭形切除前次手术瘢痕，直至腹外斜肌腱膜。

（2）探查、寻找并游离精索。再次手术须探明：复发疝的类型、数量；腹股沟管后壁的强度、缺损的范围等。部分病例由于局部有较多的瘢痕组织粘连、解剖关系不清，操作不易进行。因此，在探查过程中应心中有数，按步骤逐步进行。①寻找精索：如初次手式为 Halsted′s 疝修补术，精索则位于皮下，切开皮肤和分离皮下组织应避免将其损伤；如前次手术是 Bassini、Mc Vay 或其他手术方法，精索则位于腹外斜肌腱膜下，其周围很可能有瘢痕组织粘连、包绕，如遇此种情况时应避免在腹外斜肌腱膜中部（前次手术瘢痕的区域）切开直接显露，须从前次手术未涉及的无瘢痕区，即外上方或内下方所谓的“处女区”作切口寻找，由于该处前次手术未涉及，局部无瘢痕粘连，组织层次清楚，不但易于寻找，而且可防止副损伤。②切开腹外斜肌腱膜、游离精索：仔细、小心地切开腹外斜肌腱膜（注意勿切断位于其下面的髂腹下神经和髂腹股沟神经），尔后确认并将髂腹下神经和髂腹股沟神经游离、牵开予以保护。沿腹外斜肌腱膜内上叶深面潜行分离，直至显露出同侧的腹直肌鞘；沿腹外斜肌腱膜外下叶深面潜行分离，直至腹股沟韧带完全显露。游离出精索，并绕一条带作牵引。

（3）探查：打开腹股沟管、完全显露精索。令患者咳嗽，以了解疝块脱出的部位是在腹壁下动脉内侧或外侧，即复发疝是直疝还是斜疝。如疝块膨出位于精索内，则切开提睾肌寻找疝囊。找到并切开疝囊后，术者将示指伸入腹腔内，仔细地探查：①内环大小。②是否修补失败的真性复发疝或遗留疝、遗漏疝、新发疝。③有无伴发的直疝、股疝等。④判断腹横筋膜（腹股沟管后壁）缺损的范围及抗张力强度。⑤前次手术情况。

（4）游离和高位结扎疝囊：探查完毕后，仔细游离疝囊。因多次手术，疝囊与精索和周围组织往往粘连较紧，致使游离疝囊较困难，必要时可作锐性分离、仔细止血，但注意勿损伤输精管和精索血管。游离疝囊直至其颈部，行高位结扎。

（5）修补腹股沟管后壁。

依据上次手术术式、复发疝的发病原因和腹股沟管局部的探查情况，正确选择手术修补方法。①无张力修补手术：近年来，由于现代疝外科病理解剖理论、现代疝外科技术的良好治疗结果已被广大普通外科医师所接受。因此对于复发性腹股沟疝等，越来越多的外科医师喜用新的无张力修补方法，国内外学者主张，无论是平片、疝环充填式、还是腹膜前修补术式都应是复发性腹股沟疝首选的再修补术式。充填式修补术或平片修补术中，疝环充填物和整张平片须用不吸收缝线在周边进行间断或连续缝合，尤其是平片与耻骨结节处的缝合，一定要缝合严密，以免平片未与该处牢固结合而形成空隙，而导致再复发。对于无张力修补手术材料的选择，聚丙烯材料无论是在组织相容性，还是抗感染能力方面已获得公认，应作为首选。而瘢痕广泛形成和精索纤维化的复发性腹股沟斜疝，膨体聚四氟乙烯（e-PTFE）材料较为理想，它与组织的粘连少，不易形成更多的瘢痕组织。并可减少精索的进一步纤维化。②Shouldice 疝修补手术：该手术作为一种低张力疝修补手术，一直被视为是复发疝的较好修补方式，但应限于腹横筋膜缺损不严重、尚可利用、抗张力强度较好的复发性腹股沟斜疝病例，而且操作比较复杂，基层医院开展不多。当应用无张力修补术受到某些条件限制时，可考虑应用该术式治疗复发疝。③Halsted 或 Mc Vay 手术：对于既没有无张力修补手术条件又不能开展 Shouldice 手术者，可考虑采用 Halsted 或 Mc Vay 手术再次修补。④自体组织移植疝修补手术：传统的自体组织移植修补包括阔筋膜、腹直肌鞘、股薄肌等自身组织做为修补材料对缺损进行修补。自体组织作为修补材料，其最大优点是修补材料为自身组织，对局部无异物刺激，不会发生慢性感染。尤其人类自体阔筋膜具有很强的诱导胶原合成和沉积的作用，该作用可直接纠正腹股沟疝患者的基本缺陷。自体股薄肌转移修补复发性腹股沟疝，转移肌肉具有与腹壁肌肉同样的功能，对腹内压力刺激产生收缩性反应，明显地增强了腹股沟管区对抗机械性应力的能力。临床上亦取得了较好的效果。但是，其缺陷是手术会造成取材部位的较大范围的损伤及其并发症。因此，近年来多数学者在复发性腹股沟斜疝治疗上不主张应用该手术方法，仅作为在缺乏人工修补材料、又不适宜于传统疝修补手术时应用。

4. 术中注意事项

(1) 因前次手术导致局部瘢痕组织粘连，解剖不清，术时容易损伤腹股沟区神经、精索血管、输精管、疝内容物等组织，术者须细心解剖分离、仔细止血，防止副损伤。

(2) 巨大复发疝手术还纳疝内容物时，须注意呼吸、循环功能的变化。

(3) 复发疝组织粘连较重、手术剥离范围广，渗血渗液一般较多，除仔细止血外，术毕时须安置引流物如橡皮片、单腔负压引流管等。

(二) 传统疝修补术后复发疝的经后路再修补术

经后路的修补术是指经腹腔镜行疝修补手术。包括：腹膜前修补（transabdominal preperitoneal approach，TAPP）、完全腹膜外修补（total extraperitoneal approach，TEP）和腹腔内置网修补（introperitonra onlay mesh technique，IPOM）。该手术可对多次复发的腹股沟疝进行修补，而且能避免因瘢痕组织粘连前入路解剖和施行手术困难、易导致对腹股沟区再次损伤的弊端。但该手术技术要求高，经济负担重。但须强调的是，一些难以施行前路手术的复发疝，腹腔镜修补术是唯一有效的治疗方法。

(三) 无张力疝修补术后复发疝的再手术

1. 术前准备、麻醉方式的选择

同传统疝修补术后复发疝的手术。

2. 手术方式的选择

(1) 平片修补和疝环充填式无张力修补术后，因补片缝合固定不佳，尤其是补片与耻骨结节的缝合不严密、不牢固，疝囊自补片与耻骨的间隙内突出而复发者，可首选疝环充填式无张力修补术进行再次修补。

（2）因充填物放置不到位或平片卷曲而复发者，可选择平片修补或疝环充填式无张力修补术。

（3）对于：①多次经腹股沟入路行修补手术，估计再次经腹股沟入路修补非常困难者。②经腹腔镜修补失败，又难以再经腹股沟入路手术者。③经腹膜前修补未能完全覆盖整个内脏囊者。可首选经腹腔镜再次修补。

（4）前次（或首次）手术为经腹腔镜修补术，如经腹股沟入路（经前路）仍可进行再次手术修补时，可选用疝环充填式修补术。

3. 手术操作过程

具体手术操作详见本章本节有关手术步骤。

4. 无张力疝修补术后复发疝再手术的注意事项

（1）因聚丙烯补片相对粗糙的表面和相对宽大的空间能增加成纤维母细胞反应，促成大量成纤维细胞进入补片内，与手术区瘢痕组织紧密结合交织在一起，手术中将其去除相当困难，强行剥离去除易导致髂腹下神经、髂腹股沟神经、生殖股神经、精索血管、输精管的再损伤。如去除确实困难者，可不必强调去除补片。如需重新放置补片时，可用膨体聚四氟乙烯平片进行再修补，以防再手术后的瘢痕粘连进一步加剧。

（2）如手术中发现前次手术放置补片缝合牢固可靠，探查又没有发现其他部位有缺损者，可不必重新放置补片。

（3）如前次手术放置补片发生卷曲，已丧失增强和修补腹股沟管后壁的作用时，应重新放置补片。

（4）补片与耻骨结节的缝合不严密、不牢固，疝囊自补片与耻骨的间隙内突出而复发者，充填物须与耻骨结节缝合。

（5）充填物放置不到位或平片卷曲而复发者，最好去除原充填物和补片。

七、手术后处理

（一）传统腹股沟斜疝手术后处理

1. 体位

疝修补术后，可取平卧位或侧卧位，手术侧膝部用小枕头垫起，使膝部微屈，以减少腹股沟切口部的张力，减轻切口的不适和疼痛、促进愈合。除巨型疝修补术外，一般术后可早期起床活动。

2. 预防血肿

术后腹股沟区应用沙袋压迫 24 小时，并用丁字带或毛巾等将阴囊托起。如发生血肿，较小的血肿手术后 48～72 小时内局部冷敷，72 小时后热敷；较大血肿且有波动者，可在严密无菌条件下，用粗针头抽出积血，再行局部压迫；穿刺后又迅速增大，立即再手术重新止血。

3. 防止腹内压增高

（1）预防肺部并发症。术后注意保暖，及时控制呼吸道炎症。如发生上呼吸道感染、气管炎、肺炎等，咳嗽将使腹内压增加，引起切口部疼痛加剧并影响愈合。

（2）防止腹胀。疝修补术后发生腹胀将影响修补部分的愈合，术前须排空结肠内容物，术后饮食中应少含产气的食物。

（3）保持排尿、排便通畅，防止排尿费力和便秘。

4. 预防感染

择期疝修补术属清洁手术，一般不会发生切口感染，一但发生感染，将导致手术的失败。术中应按照严格的无菌要求操作，注意保护切口防止污染。术后须严密观察切口是否有感染并作及时处理，适当应用抗生素及理疗。皮下有感染时，可早期拆除皮肤缝线将积液或积脓排出并安置引流条，避免感染深入肌层、波及整个手术区域。

5. 体力活动或劳动力恢复

疝修补术后卧床时间的长短、体力活动或劳动力的恢复，需根据疝大小、腹壁缺损的程度、修补方法的不同，以及患者身体条件等决定。对于术后卧床及活动问题存有不同看法，传统观点是术后必须卧床。目前认为，若手术修补不存在张力，术后早期下床是应鼓励的，术后较长时间的卧床对防止复发无意义。通常认为，疝修补术的深层愈合需约4～6周的时间方能十分牢固，因此术后不要过早进行重体力劳动、避免术后6～8周使腹压增高或腹肌过度紧张的活动还是应该强调的。

对于腹壁缺损不大、腹股沟斜疝疝块不大、修补后局部张力不大者，术后卧床1～2天即可，早期下床活动可减少尿潴留、肺部感染、下肢静脉血栓形成等并发症的发生，促进血液循环，以利于康复。因此对无禁忌者，术后1～2天可下地活动、术后3周开始轻非体力性工作、两个月后恢复轻体力劳动、三个月后参加正常的体力劳动（学生三个月内应避免跳高、跳远以及剧烈的对抗性体育活动和比赛）。对于病史久的较大或巨大腹股沟斜疝患者，尤其腹壁缺损严重、修补困难或术后有并发症者，应视情况而适当延长休息和恢复劳动的时间。

6. 并发症的预防及处理

见本节“九、术中意外及并发症的预防与处理”。

（二）疝环充填式无张力疝修补和平片式无张力疝修补术后处理

无需特殊处理，通常术后2～3小时可以下地，稍后可回家，24～48小时后可驾车及冲浴。只要患者有要求，即可恢复正常生活如轻微运动、行走和提举25磅重的东西。较重的体力活动如需氧运动、慢跑、打网球等宜在2周左右开始并需控制时间。

（三）嵌顿性或绞窄性腹股沟斜疝手术后处理

嵌顿性或绞窄性腹股沟斜疝病情相对较复杂，应根据患者自身的情况、手术处理方法不同，作相应的术后处理。

（1）疝内容物无坏死、还纳腹腔后并同时作腹股沟管修补手术者，按一般腹股沟斜疝术后处理。

（2）对行肠切除肠吻合手术者，除按一般腹股沟斜疝术后处理外，须按腹部和胃肠道手术后的处理原则进行处理，如在胃肠功能恢复以前，应保持有效的胃肠减压、补充水和电解质、加强营养支持、继续全身应用抗生素、促进胃肠道蠕动功能的恢复、防止各种腹部和胃肠道手术后并发症等。

（3）切口有污染时，应及时行伤口换药处理，给予抗生素，预防术后感染。

（四）复发性腹股沟斜疝再手术后处理

（1）因手术后局部瘢痕组织愈合力差，或反复复发导致腹壁薄弱，加之愈合后的短期内局部抗张力强度不够。与非复发性腹股沟斜疝相比，再手术修补后休息时间可稍长一些，避免过早下床运动或负重，致使手术区切口裂开而再度复发。

（2）巨大复发性腹股沟斜疝再手术后需注意呼吸、循环变化，及时处理因膈肌抬高后而引起的呼吸和循环功能障碍。

（3）应用抗生素预防感染。

（4）及时更换敷料，并在渗出液减少后及时拔除引流，避免因污染而影响切口的愈合。

（5）其他同非复发性腹股沟斜疝术后处理。

第四节 股疝手术

一、适应证

（1）股疝容易发生嵌顿，嵌顿率超过60%。因此，股疝一经发现除非有明确的禁忌证，一般均应手术治疗。

（2）嵌顿、绞窄性股疝应紧急手术。

二、禁忌证

同腹股沟斜疝的手术。

三、术前准备

同腹股沟斜疝的手术。

四、麻醉与体位

（一）麻醉

可采用局部麻醉，也可用硬膜外麻醉、腰麻或全麻。局麻方法：患者取仰卧位，一般采用四点麻醉法（图 14-23），A、B 点的选择与注射方法同腹股沟斜疝麻醉，C、D 点的选择在疝块的外侧和下方以浸润麻醉筋膜和疝囊周围组织，在 C 点向深部穿刺时，应注意避免损伤股血管，最后在 D 点范围内进行皮下浸润麻醉。

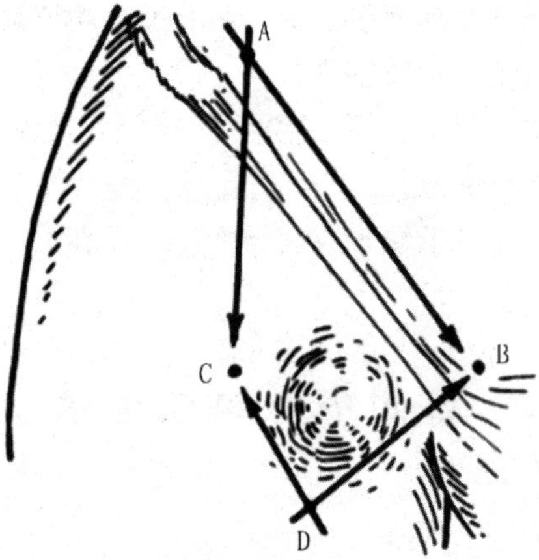

图 14-23　局部麻醉

（二）体位

取仰卧位，患侧臀部轻度垫高。

五、常见术式

（一）经腹股沟途径股疝修补术

该途径修补术是一种较理想的手术方法，手术野显露良好，容易达到高位结扎疝囊、进行修补的目的，适合于巨大的股疝，尤其是嵌顿或绞窄性股疝。

1. 手术切口

同腹股沟斜疝（图 14-24），沿皮肤切口方向切开腹外斜肌腱膜。

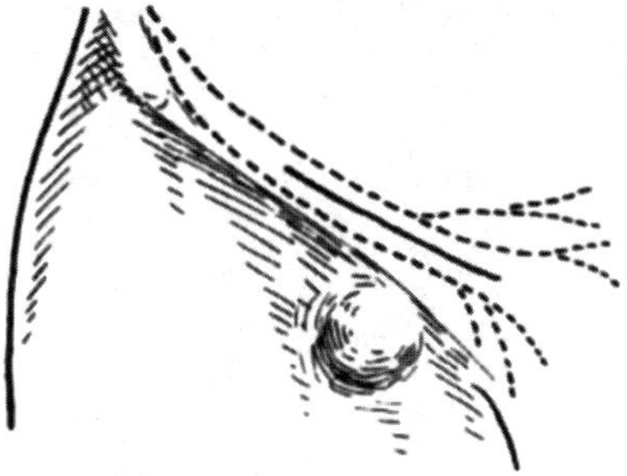

图 14-24　腹股沟切口

2. 显露和游离疝囊

切开腹外斜肌腱膜后，将圆韧带（精索）、腹内斜肌、腹横肌及联合肌腱牵向上内，显露腹股沟管的后壁，切开腹壁下动脉的内侧腹横筋膜。推开腹膜前脂肪组织，在股环处辨认、寻找疝囊，充分游离疝囊颈部以及疝囊和周围的粘连，用一只手向上轻提，另一只手向上推挤股部疝隆起，将进入股管内的疝囊全部暴露在切口内，使股疝变为腹股沟疝。

3. 处理疝囊

切开疝囊，检查疝内容物，将内容物还纳腹腔（图 14-25）。如股环过紧，疝内容物被嵌顿，难以拖出，可直视下切断内侧的腔隙韧带（lucunar ligament），但应避免损伤变异的闭孔动脉。

4. 疝囊高位结扎

通过股环将疝囊拉至腹股沟管，行高位贯穿缝合结扎或内荷包缝合结扎疝囊颈部，切除多余的疝囊。

5. 修补股环

（1）Mc Vay 修补法：用 7 号丝线将联合腱、耻骨梳韧带及腹股沟韧带一并缝合 4～5 针（图 14-26），然后逐一打结。修补缝合时，应注意保护股静脉，以免损伤。

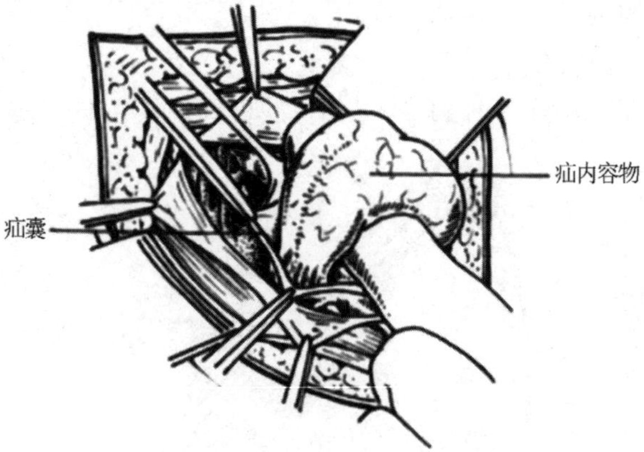

图 14-25 **检查并还纳疝内容物**

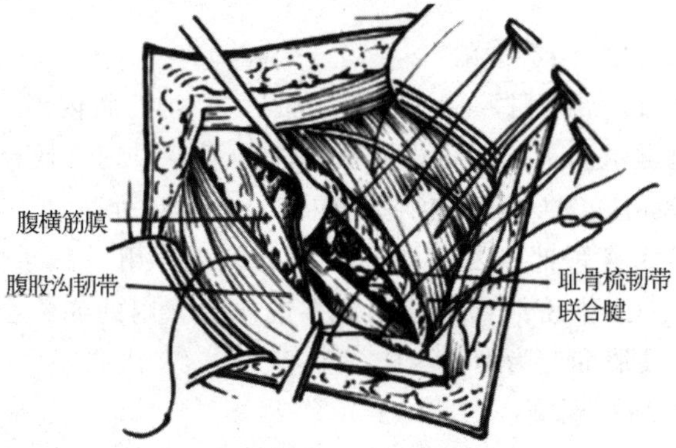

图 14-26 Mc Vay **修补法**

(2) Moschkowitz 修补法：用 7 号丝线将腹股沟韧带与耻骨梳韧带和髂耻束缝合 4～5 针，并逐一打结（图 14-27）。

(3) 改良 Shouldice 修补法：依照 Shouldice 方法，先由耻骨结节开始将耻骨梳韧带与腹横筋膜连续缝合，然后缝合腹横筋膜。

6. 缝合切口

将子宫圆韧带（或精索）复位，依次缝合腹外斜肌腱膜、皮下组织和皮肤。

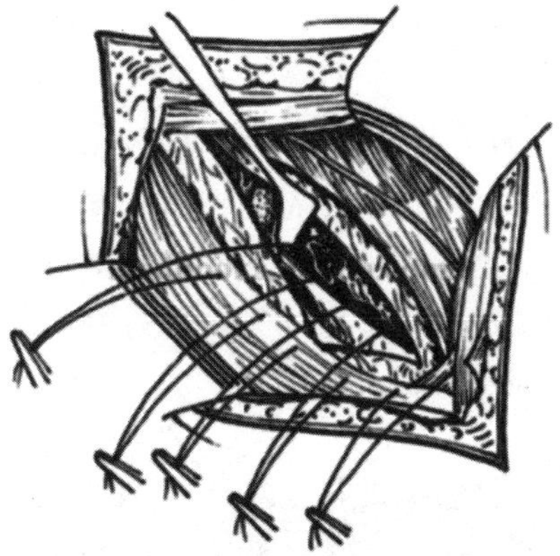

图 14-27 Moschkowitz 修补法

（二）经股途径股疝修补术

该途径进行股疝修补操作简单、局部损伤轻、术后恢复快，但手术野暴露差，个别情况难以充分游离疝囊和进行疝囊高位结扎，不能完美地修补和关闭股环，仅适合股疝较小或患者情况危重者。

1. 手术切口

可于股动脉内侧自腹股沟韧带上方 3 cm 处开始，经疝块表面采取纵切口向下切开 6～7 cm。也可平行腹股沟韧带，在其下方 3 cm以股管为中心作 6～7 cm 切口。

2. 显露疝囊

切开皮肤和浅、深筋膜至卵圆窝处筛筋膜，以股静脉为标志在其内侧寻找显露疝囊，注意保护股静脉和大隐静脉，显露疝囊颈以上的腹膜，清除附着于腹股沟韧带、腔隙韧带与耻骨筋膜上的脂肪组织。

3. 处理疝囊

切开疝囊，如果疝内容物无绞窄，即可还纳腹腔，如果还纳困难一方面可切开疝囊颈部，另一方面可切开陷窝韧带或腹股沟韧带，但应注意勿伤异常的闭孔动脉。

4. 疝囊高位结扎

向下牵拉疝囊，充分游离疝囊至颈部，在腹膜突出的最高处贯穿缝合结扎，切除多余囊壁。

5. 修补股环

(1) Fabricius 修补法：将股静脉向外侧推开加以保护，用7 号粗丝线在腹股沟韧带上约 1.0 cm 处贯穿韧带，再缝合腔隙韧带和耻骨梳韧带 2～3 针（图 14-28），依次结扎缝线，关闭股环（图 14-29）。再间断缝合镰状韧带与耻骨筋膜，封闭股管。修补后应检查股静脉和大隐静脉是否受压。

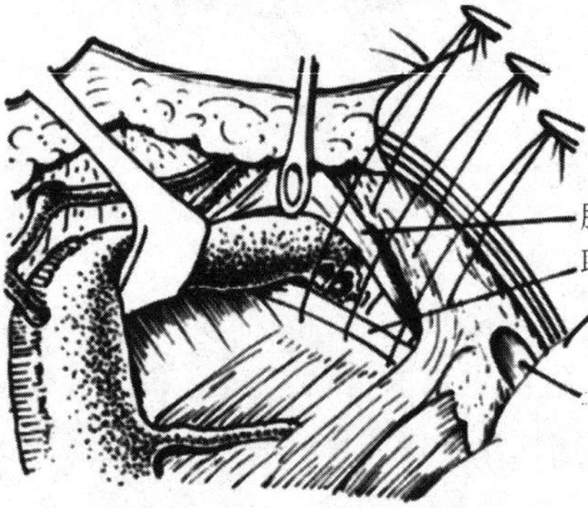

图 14-28　**缝合腹股沟韧带、腔隙韧带及耻骨梳韧带**（Fabricius **修补法**）

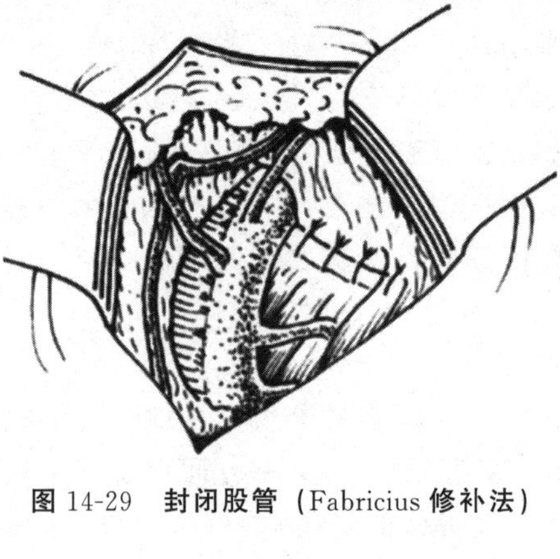

图 14-29　**封闭股管**（Fabricius **修补法**）

(2) Kummer 修补法：疝囊高位结扎后，将切口上方皮肤、皮下组织上牵，游离出腹股沟区腹壁的肌肉及腱膜，将耻骨梳韧带及髂耻筋膜与腹股沟韧带、下腹壁肌肉及腱膜用7号丝线U形缝合2～3针，进出针在腹股沟管上方（图14-30），然后逐一收紧打结（图14-31）。

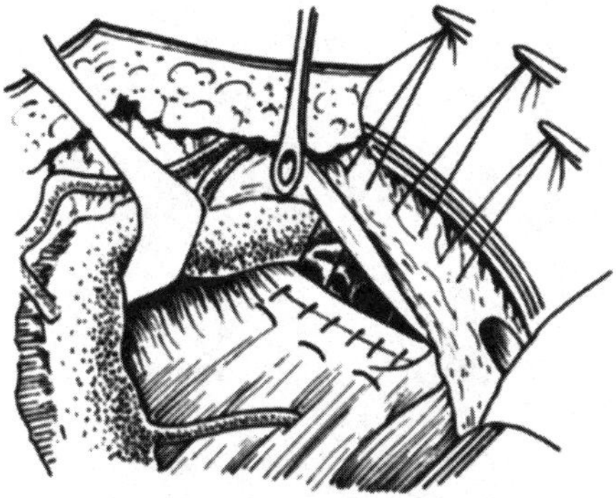

图14-30 耻骨梳韧带、髂耻筋膜与腹股沟韧带、腹内斜肌和腹横肌弓状下缘缝合（Kummer修补法）

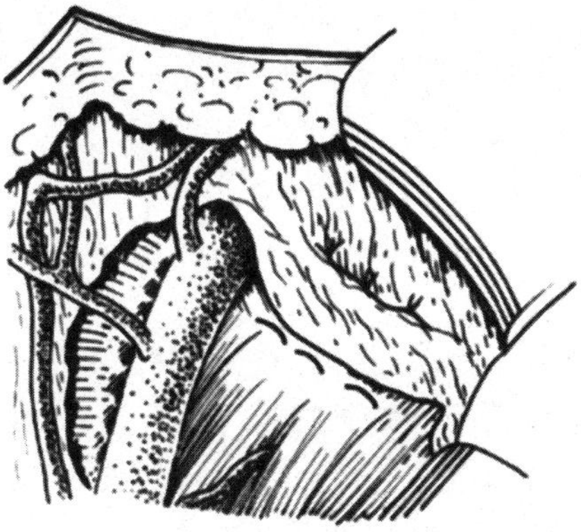

图14-31 打结缝线，闭合股管（Kummer修补法）

注意：①本法适用于缝合后张力不大的女性股疝患者，男性患者易损伤精索，应禁用此法。②防止损伤股静脉、髂腹下神经和髂腹股沟神经。③如腹股沟韧带与耻骨梳韧带之间距离较宽，缝合后张力太大或腹股沟韧带、下腹壁肌肉及腱膜不能覆盖股环，应禁忌强行缝合打结，可改用Bassini修补法。

（3）Bassini 修补法：疝囊高位结扎后，用 7 号丝线将腹股沟韧带与耻骨梳韧带缝合 3～4 针，第一针由内侧开始，应缝合在腔隙韧带（陷窝韧带）上，然后收紧打结（图 14-32）。

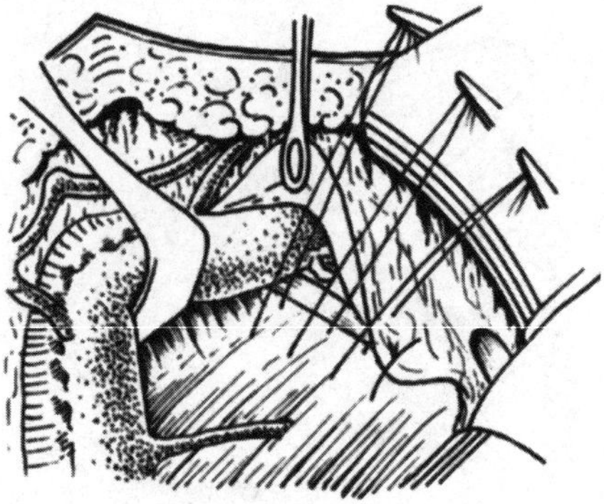

图 14-32 **腹股沟韧带与耻骨梳韧带缝合（**Bassini **修补法）**

（4）Salzer 修补法：疝囊高位结扎后，先切一半圆形筋膜瓣，半圆形底部与耻骨梳韧带 U 形缝合 3 针，然后将筋膜瓣向上翻折，筋膜瓣游离缘与腹股沟韧带间断缝合。

6. 缝合切口

逐层缝合皮下组织和皮肤。

（三）腹膜前途径股疝修补术

1. 切口

选择取耻骨上 3 cm 作横切口，其中 1/3 经腹直肌前方，2/3 在其外侧。切口直达腹外斜肌腱膜，在腹直肌外半部相当切口线处，切开腹直肌前鞘，平行切口向外切开腹内斜肌，向内牵拉腹直肌，显露腹横筋膜。

2. 暴露疝囊

牵开腹壁肌肉等组织，横形切开腹横筋膜，钝性分离将腹膜从耻骨后方和腹股沟部推向上方，牵拉下叶，暴露腹股沟和股管（图 14-33），找到突起的疝囊，并将其从股管内游离出来（图 14-34）。

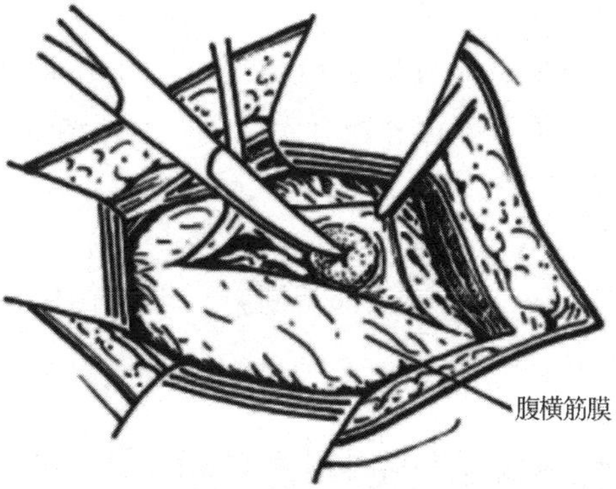
腹横筋膜

(1)

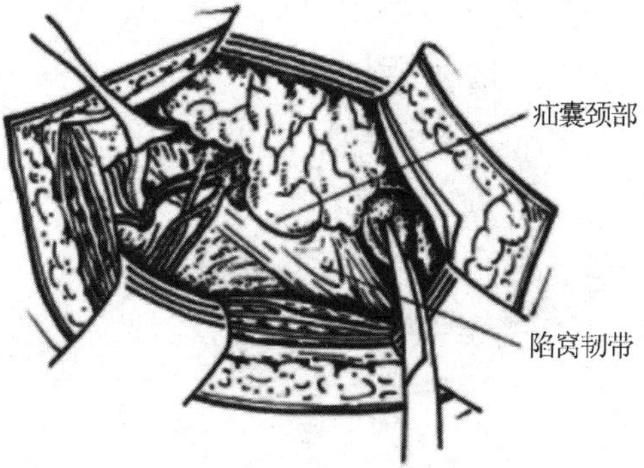
疝囊颈部
陷窝韧带

(2)

图 14-33 **切开腹横筋膜，显露疝环及疝囊颈部**

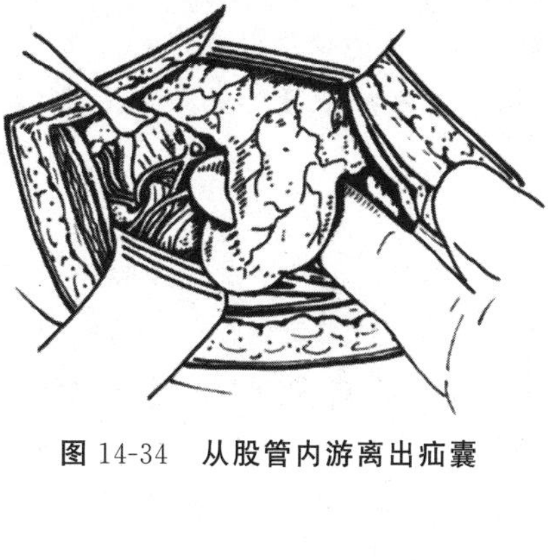

图 14-34 **从股管内游离出疝囊**

3. 处理疝囊

如果是嵌顿性疝，则在股环内侧缘小心切开髂耻束，以解除嵌顿，切开疝囊，检查疝内容物有无绞窄，并还纳或切除。

4. 疝囊高位结扎

高位贯穿缝合结扎疝囊颈部，切除多余的疝囊。如果疝囊较大时，可将疝囊切开，并于颈部切断，近端高位用荷包缝合，远端不必处理。

5. 修补

将腹横筋膜、髂耻束与耻骨上韧带缝合 2～3 针，以关闭股环（图 14-35）。缝合时要注意保护股静脉。修补后依次缝合切口。

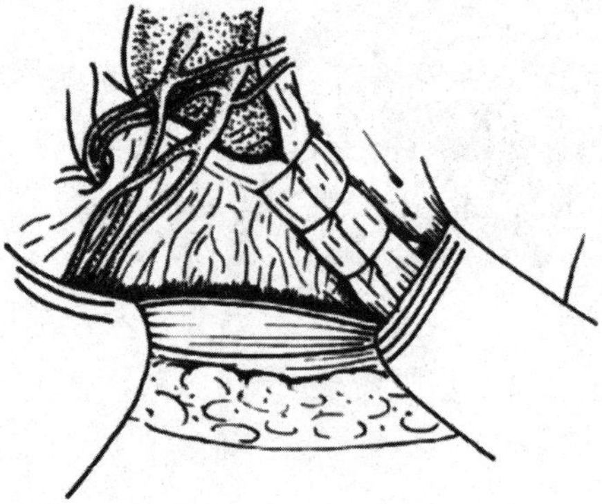

图 14-35　**闭合股环**

（四）疝环充填式无张力疝修补手术

在疝囊回纳后用网塞置于股环处，在固定网塞时勿损伤内侧的股静脉。

1. 切口

选择同经腹股沟途径股疝修补术或经股途径股疝修补的切口。

2. 游离疝囊

显露腹股沟韧带，在其内下方卵圆窝处找到并游离疝囊。

3. 还纳疝内容物

提起疝囊，用手轻轻推挤，仔细将疝内容物还纳腹腔，尽量不打开疝囊。

4. 修剪锥形充填物

依据疝囊大小，适当修剪锥形充填物或将锥形充填物内层瓣片剪除。

5. 置入锥形充填物

将锥形充填物尖端顶推疝囊底部，自股环处徐徐推入腹腔，然后将锥形充填物与股环用缝线固定 4 针。注意：锥形充填物的浅面不使用成型补片。

6. 缝合切口

皮内缝合切口。

（五）绞窄性股疝手术

1. 经股途径手术

操作大致为：①切开皮肤、皮下组织，分离显露疝囊。②用盐水纱布保护好切口，仔细切开疝囊，吸净渗液。③切开部分腹股沟韧带，扩大疝环（图 14-36）。④将疝环以上（腹腔内）肠管牵出少许，经吸氧、纠正低血压和血容量不足，用温生理盐水纱布热敷肠袢 15～20 分钟，或应用 0.25％或 0.5％普鲁卡因溶液行肠系膜封闭等措施处理，确认嵌顿肠管已坏死时，行肠切除、肠吻合术（图 14-37）。⑤修补股环。⑥缝合切口。

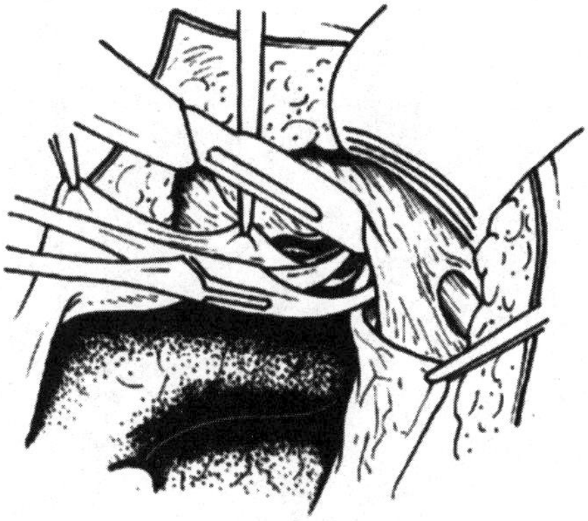

图 14-36　扩大疝环

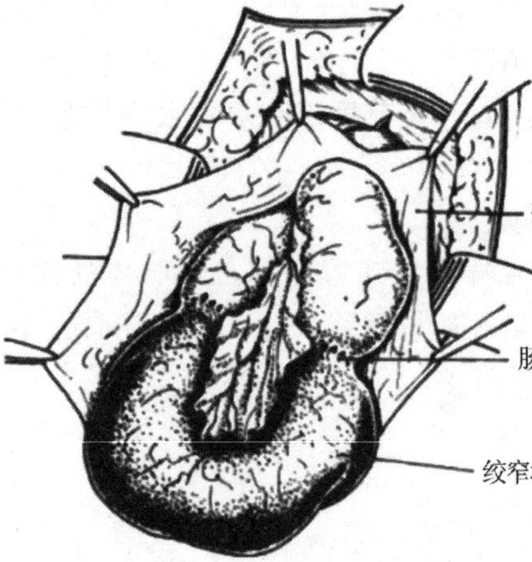

图 14-37　显露全部绞窄肠管

2. 经腹股沟途径手术

操作步骤为：①切开皮肤、皮下组织、腹外斜肌腱膜，牵开子宫圆韧带或精索，切开腹横筋膜，显露疝囊颈及股环（图 14-38）。②切开部分腹股沟韧带，扩大疝环，将股管内的疝囊及疝内容物牵至切口内，使之变为腹股沟疝（图 14-39）。③判断嵌顿肠管生机、肠管切除与吻合、修补股环同上。

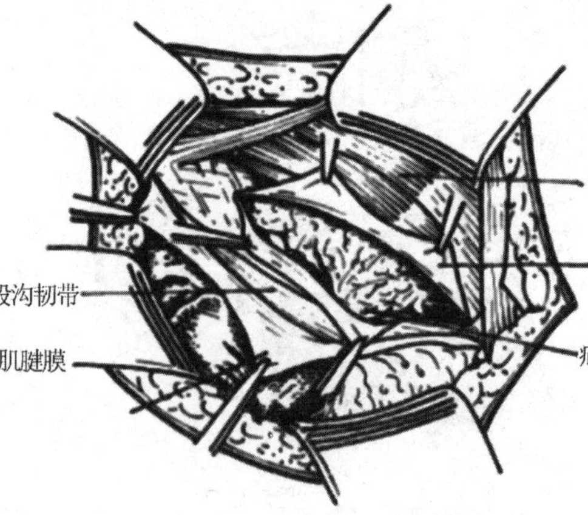

图 14-38　显露疝囊颈及股环

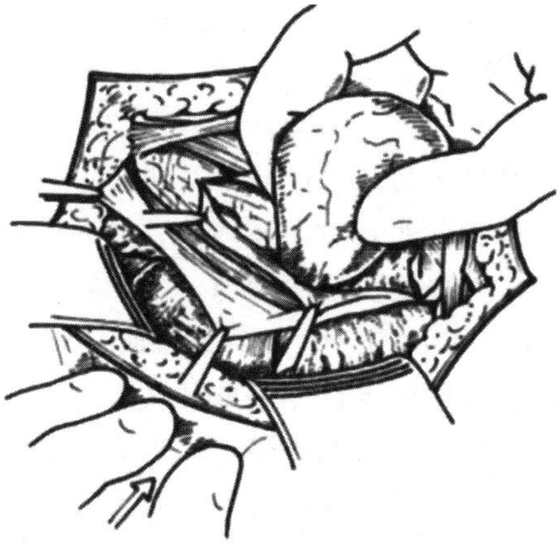

图 14-39 将股疝变为腹股沟疝

六、术中意外及注意事项

（一）手术入路的选择

股疝手术有经腹股沟下股部途径、经腹股沟途径及腹膜前途径修补三种，目前多用腹股沟途径入路，因为据文献报告有12%的股疝同时并存腹股沟疝，如用腹股沟途径入路，则不致有遗漏。而且，值得提出的是腹股沟疝手术常常是继发性股疝发生的主要原因之一，因传统腹股沟疝手术采用腹股沟韧带修补，该韧带被牵拉上提，致使股环增大，为股疝的发生提供了机会。如果是这种情况，由腹股沟区原切口进入，改用耻骨梳韧带作修补，手术更为彻底。

（二）股环修补方式的选择

股环修补的方法有：①经腹股沟下股部途径关闭股环的方法包括 Fabricius 法、Kummer 法、Bassini 法、Salzer 法、②经腹股沟途径关闭股环的方法有 Mc Vay、法、Moschkowitz 法、改良 Shouldice 法。③补片修补。④疝环充填式无张力疝修补。依据当代疝理论，应采用补片修补或充填式无张力修补，尤其是腹股沟韧带与耻骨梳韧带之间间距较宽、缝合后张力过大者，更是如此。但技术和经济条件不具备者，传统股环修补方法仍为较好的选择。

（三）股静脉损伤

股静脉位于股环外侧，是股环的外侧缘，走行向下，又构成股管的外侧壁。股静脉薄，受压后不易辨认，在实施股疝修补手术时容易损伤股静脉。尤其封闭股环时，最外侧的缝合很容易刺穿或撕豁股静脉。为避免损伤股静脉，在把腹横筋膜结构缝合于耻骨梳韧带或将髂耻束缝合于腹股沟韧带时，应充分显露深层后，手术者以左手示指向外侧推挤股静脉并做引导，然后准确地将缝针穿过股静脉内侧的韧带组织，确认无出血、未缝伤股静脉后再缓缓打结。如不慎刺破股静脉，切勿慌张、盲目钳夹，用干纱布压迫 5～10 分钟即可止血。如撕豁股静脉，破口过大，应迅速切断腹股沟韧带，用无损伤钳夹住出血处，切开股鞘进行缝合修补。

（四）损伤变异闭孔动脉

正常闭孔动脉起于髂内动脉的前干，穿过闭孔管至股部，其间分出耻骨支，和同侧的腹壁下动脉耻骨支吻合。有时此吻合支很粗大，而正常的闭孔动脉则很细小或不存在，此粗大的吻合支即为异常闭孔动脉，或称副闭孔动脉。在行股疝修补，尤其是对绞窄性股疝企图松解绞窄而切断陷窝韧带时，容易损伤变异的闭孔动脉。为防止损伤变异闭孔动脉，股疝手术应选用经腹股沟切口，以便松解股环绞窄时能充分显露股环口。如发现有变异的闭孔动脉同时又须切开陷窝韧带以松解绞窄时，应先结扎切断变异的闭孔动脉，然后切断陷窝韧带。如不慎损伤，应充分显露术野，缝扎止血。

（五）其他

见腹股沟斜疝修补手术。

七、术后并发症的处理

（一）栓塞性深静脉炎

为股疝修补手术后的常见并发症，迄今无准确的发生率，据

Anlyan 报告约为 3%，而 Atkin 等采用^{126}I 标记纤维蛋白扫描方法发现股疝修补手术后栓塞性深静脉炎的发生率超过 30%，但 75% 的患者并未出现显著临床症状。由此可知，股疝修补手术后栓塞性深静脉炎的发生机会较其他腹股沟疝手术要大，其原因除静脉壁损伤、术后卧床时间较长、血液流动缓慢、血液高凝状态等发病原因外，术中修补股环时保留的股静脉通道过于狭小，致使股静脉受压、血液回流受阻是其主要原因。为防止该并发症，在修补股环时应注意勿损伤股静脉，勿妨碍股静脉回流，术后早期下床或在床上练习下肢活动，是非常重要的。

一旦发现，应及时治疗。

（二）股疝复发

股疝修补术后复发率与股环修补方法有关，复发率最低的是 Shouldice 法，Glassow 在 1973 年总结 4874 例股疝手术复发率为 1.3%；其他几种常用方法的复发率分别为：Mc Vay 法为 7.6%～9.0%，Moschkwitz 法为 8.4%，Bassini 法为 3.0%。其复发原因包括：①张力性修补。②手术前被误诊为斜疝，术中在腹股沟区无法找到疝囊即草草结束手术，导致术后疝还在。③术者不熟悉局部解剖，缝合修补不确切。④股疝嵌顿率高，易发生肠坏死，因而术后有可能发生感染，招致修补失败而复发等。

为防止复发，术者应熟悉局部解剖、准确辨认各有关解剖结构、掌握疝修补的一般原则、避免张力缝合。由于修补层次较深，手术中须做到显露清晰、解剖细致、缝合层次准确。修补股环时，内侧应封闭陷窝韧带处的三角区，外侧最后一针应仔细穿过股鞘而一并扎紧。尽可能多采用无张力修补方法。

（三）并发症

见腹股沟斜疝修补手术。

八、术后处理

同腹股沟斜疝修补手术。

第五节 腹壁肿瘤手术

一、腹壁血管瘤切除术

血管瘤手术治疗操作简单，效果可靠。瘤体较小者，手术切除后可直接缝合皮肤；范围较大放射、激光及冷冻疗法无效者，亦应手术切除，切除后直接缝合困难时可植皮修补。

手术可在局麻或全麻下进行。采用局麻时先麻醉切开线处皮肤，切开皮肤，分离血管瘤时患者诉痛，可在切口内做肿瘤周围浸润麻醉，不要在作切口前作皮下浸润麻醉，否则极易将麻药注入肿瘤内引起术中分离困难。

手术切皮时，不要一刀切到皮下，以免切破血管瘤造成分离困难。轻轻分次切开皮肤，待有一处切透皮肤，就在该处用血管钳撑开切口，轻分肿瘤，再用止血钳挑起皮肤，扩大切口。沿肿瘤缘作钝性分离。遇有纤维连接，先用止血钳夹住切断，然后用线结扎。在肿瘤的两侧或基底部，常可见到有进出入血管瘤的血管，应妥善结扎。将其切除后，仔细检查有尢出血，止血后放置引流条，缝合切口。

二、腹壁淋巴管瘤切除术

淋巴管瘤的发病率在小儿仅次于血管瘤。淋巴管瘤包括三种类型：①单纯性淋巴管瘤。②海绵状淋巴管瘤。③囊状淋巴管瘤。

（一）囊状淋巴管瘤切除术

囊状淋巴管瘤一般由多个囊组成，囊间有分隔，亦可相交通。体积大，突出于皮肤表面，壁薄柔软，边界清楚。腹壁的囊状淋巴管瘤多由腋下蔓延而至，或发生于腹股沟区。因外伤挤压、合并囊内出血时，肿块迅速增大，皮肤青紫色伴疼痛，少数有低热，合并感染可有高热。手术切除是治疗腹壁囊状淋巴管瘤的有效方法之一。手术可采用局麻或全麻。

手术要点为：①依据瘤体的部位采用与瘤体长轴或皮纹一致的切口，两端超出肿瘤边缘，肿瘤大者，可取瘤体表面梭形切口，以切除多余皮肤。②切开皮肤、皮下组织，仔细分开达肿瘤包膜，然后沿包膜分离，仔细将其完整切除（图 14-40～41），如遇血管应结扎切断。为减少出血，应用电刀分离、止血效果可更好。

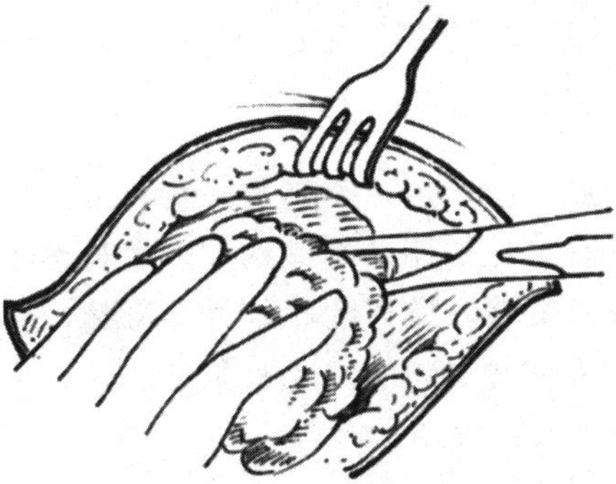

图 14-40　**沿包膜分离**

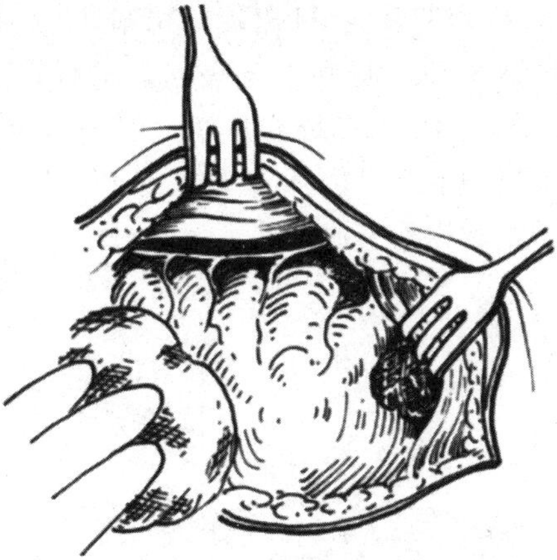

图 14-41　**分离显露瘤体**

（二）海绵状及单纯性淋巴管瘤切除术

切除后容易复发，可做包括受侵皮肤在内的大块肿瘤及其周围组织切除，切除后的皮肤缺损如不能缝合，可行植皮术。有学者曾将切除的淋巴管瘤表面的皮肤，用鼓式取皮机取下断层皮片，再植于皮肤缺损处，受到良好的效果，避免从其他部位取皮，大面积淋巴管瘤一次切除困难者，可分期切除。

合并感染的淋巴管瘤，如抗生素控制无效，应切开引流，术后可形成淋巴瘘，可待以后切除。部分肿瘤在感染后囊壁的内膜遭破坏，失去分泌机能而纤维化。

三、腹壁脂肪瘤切除术

脂肪瘤位于皮下脂肪层，腹壁是好发部位，多发于腹壁的前面或两侧。由发育成熟的脂肪组织构成，生长缓慢，多数呈半球形或扁圆形隆起，柔软，呈分叶状，边界清楚，有薄的包膜，与正常皮下组织分界明显。患者多无自觉症状，亦不影响功能，手术切除是可靠的根治方法。

一般采用局部麻醉。

手术要点为：①按肿瘤大小决定切口长度，尽可能顺皮纹方向切开。②用组织钳提起切口边缘，沿肿瘤外膜作钝性分离。③待脂肪瘤部分露出后，将其钳夹提起，用剪刀边剥离边切开，直至完全摘除。④用丝线间断缝合皮肤（图 14-42）。如肿瘤较大，摘除后皮下遗留空隙较大，可放置乳胶条引流。缝合皮肤切口，并加压包扎。24 小时拔除引流条。

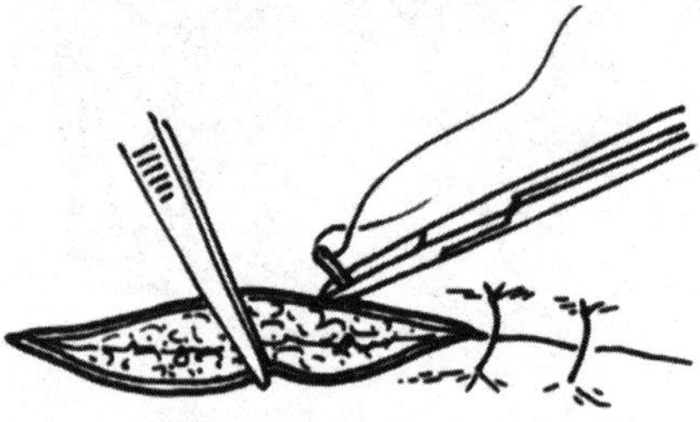

图 14-42　缝合皮肤切口

四、腹壁皮肤附属器肿瘤切除术

（一）皮样囊肿切除术

皮样囊肿是最常见的体表肿物，是一种先天性上皮残留，亦称囊性畸胎瘤。表皮样囊肿，无自愈的可能，且以继发感染及有恶变的可能，因此要择期手术切除，如已发生感染，则应根据情况处理。若感染只限于囊肿之内，囊内容物未完全液化，周围炎症反应不重，亦可将肿瘤切除。若囊内容物为脓液，则应切开引流，待愈后2～3个月再行切除术。

手术要点为：①在肿瘤表面沿皮纹方向切开皮肤、皮下组织，用皮肤拉钩牵开切口边缘。②沿囊肿外膜作钝性或锐性分离。③分至基底部将其完整切除，如遇血管，应结扎切断。

术中勿将囊肿弄破，以免复发和继发感染。

（二）皮脂腺囊肿切除术

俗称粉瘤，是由皮脂淤积所形成的潴留性囊肿，为体表常见肿物，容易继发感染亦有恶变的可能。

手术要点与表皮样囊肿完全相同。

（三）表皮样囊肿切除术

是由外伤将一小块含有生长层的表皮植入皮下而形成的囊肿。囊壁呈灰白色，光滑，圆形或椭圆形，有完整包膜。囊壁的最外层相当于表皮的生发层，内层为角化细胞，由于囊壁内层细胞不断角化脱落，堆积囊肿不断长大，可单发或多发，以单发为多。多发者在每个囊肿之间有结缔组织隔开，互不相通。手术切除是唯一有效方法。

采用局部麻醉，切口在肿物表面正中切开皮肤，切口长度应达肿物两侧缘，否则易挤破囊肿，切开时也不要一刀切透皮肤，应轻轻地逐渐切开，当见一处切透皮肤时，用蚊式钳将其撑开，再将皮肤挑起，用刀扩大切口，因植入性囊肿有一完整包膜，并较坚实，只要用蚊式钳顺包膜轻轻一分，就能将整个囊肿摘除，摘除一个囊肿后，应检查是否还有其他小囊肿，应一并摘除。

植入性囊肿术后易复发。复发的原因可能为：①原来为多个囊肿，手术遗留较小的囊肿。②术中暴露不好，囊肿破裂，而致部分囊壁残留所致。因此手术是要暴露充分，探查要仔细，若遇可疑的小囊肿应一并摘除。

第六节　腹壁感染手术

一、痈切开引流术

经保守治疗后红肿范围仍扩大，出现多个脓栓、中央皮肤紫黑色、已破溃流脓或全身反应重者，应尽早行手术切开引流。较大的痈应在全麻下切开，范围较小的可在局麻下切开或切除。通常作“＋”或“＋＋”形切口，有时亦可作“川”形切口，切缘应超出病变边缘少许，切口深达痈的底部，可达深筋膜。用镊子夹住皮瓣角，用刀尖做皮下潜行分离，使其与下面的坏死组织分开，分毕皮瓣后，用剪刀剪去皮下所有腐烂和坏死的组织，如深筋膜也已坏死，也应将其一并切除。创面用盐水清洗后，用碘伏纱布或盐水纱布填压创面止血，外用干纱布加压包扎。除非皮肤已坏死，否则应尽量多的保留些皮瓣，以免术后瘢痕收缩，延长愈合和影响功能。若痈的病变范围广，患者全身中毒症状明显，可在全麻下做痈整块切除。待创面健康肉芽组织生长后再行植皮。

二、腹壁脓肿切开引流术

应在压痛或水肿明显处，用粗针线穿抽出脓液。在该处做皮内皮肤麻醉。切开皮肤和皮下组织后，再用粗针试穿，待抽得脓液后，顺穿刺针用尖头刀将脓肿切一小口，向两端延长切口，把脓肿前壁完全打开。用手伸入脓腔，探查大小，并分开脓腔内间隔。排净脓液后，用止血钳把纱布条送至脓腔底，另一端放在脓腔外，盖上纱布（图 14-43～50）。

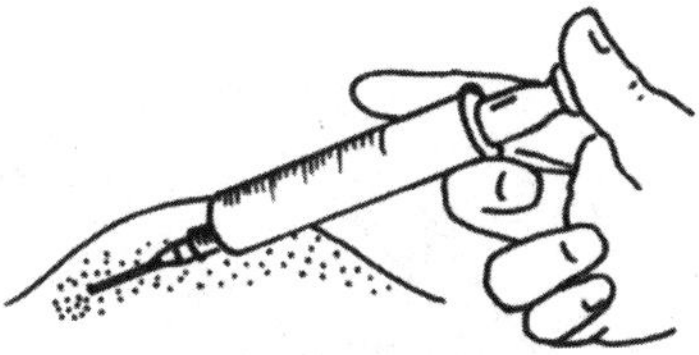

图 14-43　局部麻醉

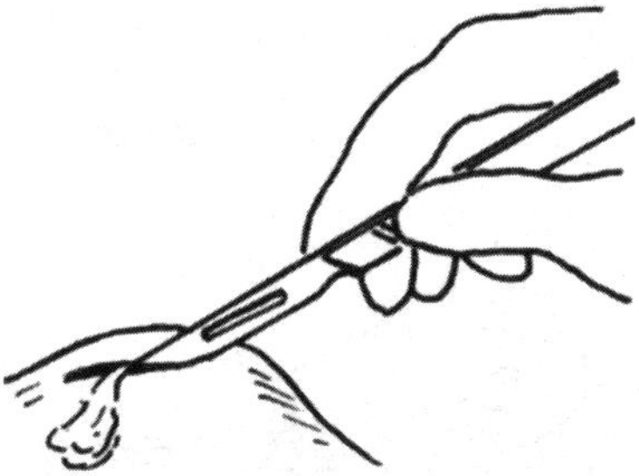

图 14-44　脓肿切开

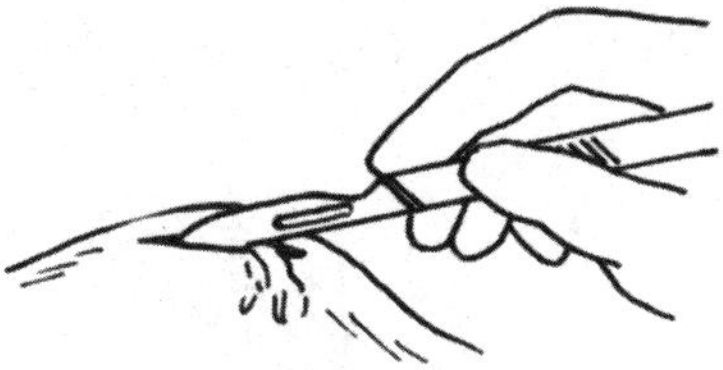

图 14-45　扩大切口

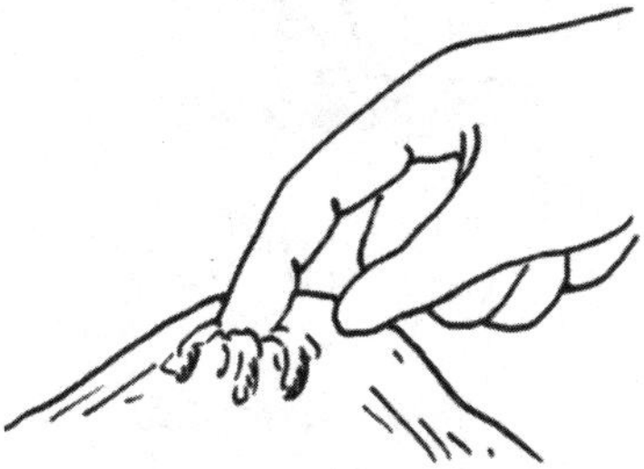

图 14-46　探查脓腔

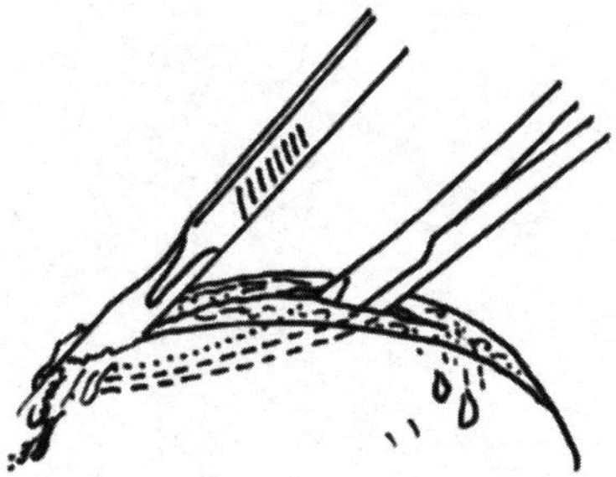

图 14-47　扩大切口，敞开脓腔

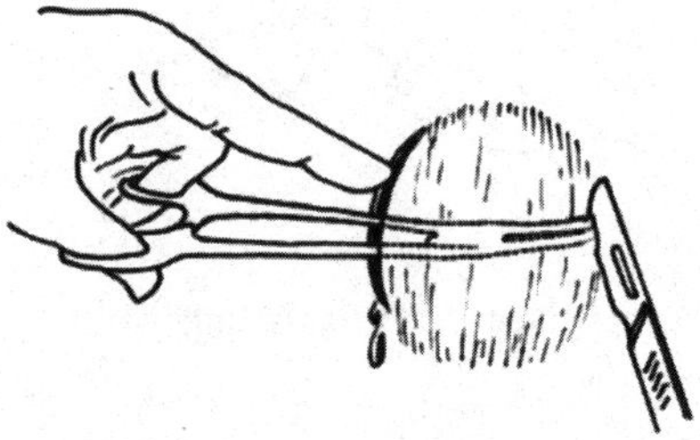

图 14-48　作对口引流切开

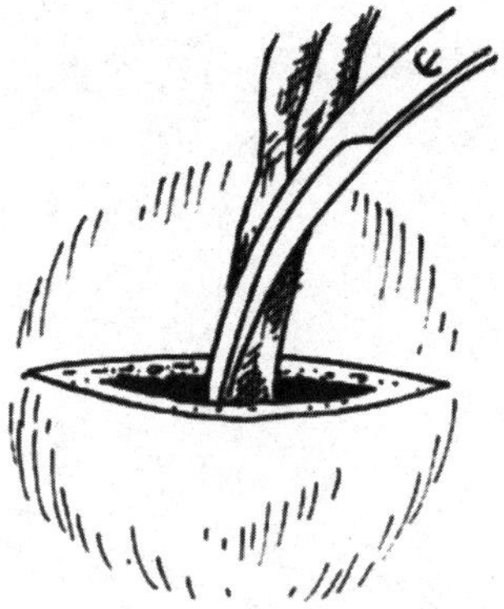

图 14-49　放置引流物

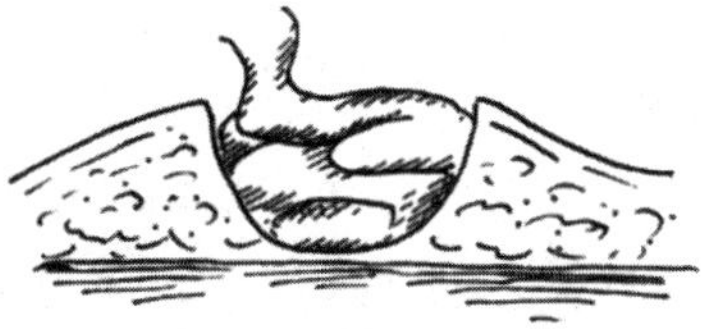

图 14-50 将纱布引流条放置脓腔底部

第七节　腹裂手术

一、手术前准备

(一) 保温与复温

因腹裂患儿：①多为早产儿，体温调节功能不完善，易受环境温度的影响。②腹腔开放、肠管脱出，散热加快等因素影响，易导致低体温并引起代谢紊乱。患儿须置于温度和湿度适宜的保温箱中，以防患儿发生低体温和硬肿症，影响其手术耐受力和预后。寒冷季节应提高手术室室温，在转诊过程中更需注意保暖。

对于入院时已出现低体温的患儿必须采取复温处理，多采用温盐水复温法。Muraji 报道 7 例入院时即有低体温的患儿，6 例手术前采用温盐水复温法复温者（将患儿放入 40～42℃ 温盐水中 1 分钟，恢复正常体温），术后全部成活；而 1 例未采用复温者，则死于体温过低所造成的不可挽回的代谢紊乱。

(二) 纠正电解质和酸碱平衡紊乱

因腹腔开放和肠管脱出，水、电解质易于丢失，一些入院较晚的患儿几乎都有不同程度的水、电解质和酸碱平衡紊乱。入院后必须先建立通畅的静脉输液通路，依据病情、生化检测情况补液纠正水、电解质失衡和酸中毒，有学者主张术前静脉输注两倍于正常需要量的液体，以改善患儿手术耐受力，确保手术成功。必要时，术前应输入血浆 10～20 mL/kg，球蛋白 50 mg/kg 或输清蛋白等。

（三）保护脱出肠管

如出生时即发现肠管脱出，在产房内就应马上用无菌温生理盐水纱布覆盖好脱出肠管，外加无菌塑料薄膜；如出生前B超检查已发现胎儿有腹裂时，应准备无菌塑料袋包裹肠管、外加无菌敷料包扎，以防止污染、避免肠管继续脱出、防止水分蒸发引起肠壁干燥受损和体液丢失，此举也有保温作用可避免患儿低体温，然后急请小儿外科治疗。对于入院时已有脱出肠管污染的患儿，术前（或在复温的同时）用温庆大霉素溶液冲洗，然后再用含有庆大霉素的湿纱布覆盖脱出肠管。在等待手术期间，须随时观察肠管血运、有无发生嵌顿或扭转等情况。

（四）应用广谱抗生素

由于全身抵抗力低下，局部因出生前肠管脱出及腹腔开放和受羊水刺激，肠管和腹腔存有不同程度的炎症改变。如出生后处理不当，肠管和腹腔可发生污染或感染，严重者可发生脓毒血症。因此，在建立通畅静脉输液通道的基础上，滴入广谱抗生素，可控制已发生的肠管和腹腔的污染或感染，预防或治疗脓毒血症等全身感染。

（五）配血、输血准备

作好配血、输血准备。

（六）胃肠减压

置胃管，持续胃肠减压，排出吞入的空气，吸净胃内容物，减少肠管充气和腹胀，以利麻醉和手术操作。

（七）术前行必要的体格检查

除作好以上手术前准备外，术前还应行必要的体格检查和B超、泌尿系造影等检查，了解有无泌尿系畸形，以便术中同时处理。

（八）灌肠排出胎粪

腹部膨隆患儿，应灌肠排出胎粪。

二、麻醉与体位

通常采用气管内插管麻醉，并应用肌肉松弛剂以保证术中腹肌松弛，便于脱出肠管还纳和腹壁缺损修复。采取仰卧位。

三、手术方法

确诊后宜尽早手术。手术方式有一期修补术、二期修补及分期硅化橡胶袋修补术。术式的选择应根据腹腔的大小、脱出肠管的多寡和患儿的一般状况决定。

(一) 一期修补术

1. 传统一期修补术

(1) 冲洗和消毒脱出肠管及周围皮肤：先用温生理盐水彻底冲洗脱出的肠管及周围皮肤，后用新洁尔灭溶液、温庆大霉素溶液冲洗，再用碘伏消毒，铺无菌手术单后仔细清除肠管表面的纤维素膜。温湿盐水纱布覆盖，保护肠管。

(2) 切除脐带、结扎脐动静脉：于脐带的根部将其切除，然后分别缝扎脐动静脉。

(3) 扩大切（裂）口、探查：在缺损裂口的上、下两端做延长切口，使裂口开大，暴露腹腔器官并探查，除脱出腹腔的肠管外，可见十二指肠在右侧，横结肠在左侧，并形成带状，表面覆盖一层浆膜（图 14-51）。

(4) 处理肠系膜和有关畸形：剪开覆盖于十二指肠和横结肠的浆膜，显露肠系膜上动、静脉及增宽的肠系膜。自十二指肠起依次探查肠管，排除肠狭窄、肠闭锁（特别注意有无膜状肠狭窄）等先天性肠畸形，同时应探查有无其他脏器畸形，并作相应处理。

(5) 排空肠道、还纳脱出肠管：自肠管近端逐渐向远端挤压，尽量排出肠道内胎粪及气体，以排空肠内容物。肠管整理完毕后，将脱出肠管依次有序、轻柔地还纳入腹腔。不必分离肠袢间的粘连，以免造成肠壁损伤。肠管还纳困难时，禁忌切除肠管，必要时行肠减压，扩大腹腔容积。

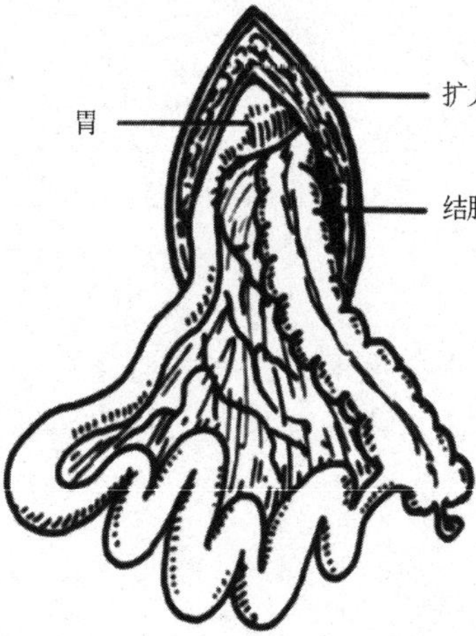

图 14-51　扩大切口、暴露并探查腹腔脏器

（6）切除阑尾：以免日后发生阑尾炎，因其位置异常难以诊断而延误治疗。

（7）固定肠道：将十二指肠固定于右侧后腹膜，盲肠固定于左侧腹壁。这样可以使肠系膜根部增宽，避免术后发生肠扭转(图 14-52)。

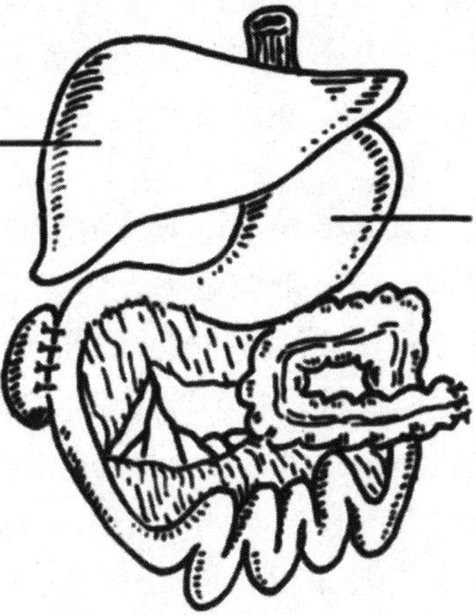

图 14-52　固定肠管

（8）扩大腹腔：由脊柱两侧向前腹壁切口处用手缓慢地反复扩张腹壁，可用强力扩张手法，使本来容积很小的腹腔逐渐扩大。

（9）逐层解剖两侧腹壁，依层次缝合腹壁、关闭腹腔，缝合腹壁很困难时，可应用肌松剂或采用减张缝合。

2. 应用人工编织材料、一期修补术

（1）常用人工编织材料：有涤纶织物、硅橡胶片、膨体聚四氟乙烯补片等。膨体聚四氟乙烯补片（GORE-TEX 补片）是经特殊工艺拉伸而成的多孔生物材料，有 MycroMesh 和 DualMesh 两种。MycroMesh 表面微孔直径平均 22 μm，利于组织细胞向内长入而与组织融合固定。而 DualMesh 有两个不同的面，光滑面（防粘连面）微孔直径小于 3 μm，组织细胞不能长入，与组织不发生粘连；组织面与 MycroMesh 相同，允许组织细胞长入。化学性能稳定，材料柔软，耐用性强，抗张力强度高于聚丙烯、聚酯材料 2.5 倍。临床上应用 DualMesh 修补巨大腹壁缺损、腹部切口疝修补取得了非常好的效果，而且无其他人工编织材料易于与腹腔脏器粘连的弊端。中国医科大学报道 1 例腹裂患儿，用涤纶编织物修补腹壁肌层缺损，并缝合皮肤。术后 4 年复查，发现仅该处腹壁稍薄弱，认为对一期缝合修补有困难的病例，用涤纶织物或硅橡胶片修补肌肉缺损的方法是可取的，甚至有些病例可免除二次手术。

（2）手术适应证：该手术适用于脱出肠管还纳后一期修补有困难的病例。

（3）手术步骤为：①同传统一期修补术操作步骤（1）～（8）。②解剖裂口两侧腹壁，游离皮瓣。皮瓣游离的要求、注意事项见脐膨出二期修补术中一期修补手术。③修剪 DualMesh 膨体聚四氟乙烯补片，使之与腹裂裂口相适应，光滑面（防粘连面）与腹腔脏器相贴，将腹膜、腹直肌鞘、腹壁肌层与 DualMesh 膨体聚四氟乙烯补片用不吸收缝线连续缝合。④将游离的皮瓣向中间牵拉，覆盖在 DualMesh 膨体聚四氟乙烯补片组织面之上，并缝合皮肤。

（二）二期修补术

1. 一期手术

延长腹壁裂口，充分游离两侧皮肤，将皮肤直接覆盖于内脏上面。也可将涤纶织物或硅橡胶片当作内衬，先缝合于腹壁裂口的肌膜周围，然后再缝合皮肤。缝合困难时，可在两侧腹壁在腋中线处做纵行或减张切开。

2. 二期手术

待患儿1～2岁腹腔已扩大到容纳脱出的脏器时，即可行第二期手术。主要操作如下。

（1）由于存有一期手术瘢痕组织粘连，切开腹壁时易损伤肠管，切口的选择应考虑经未曾受前次手术干扰的部位入路，即不应在有手术瘢痕的区域作切口直接显露。通常沿原切口切开，在原切口上或下端要超出原切口2～3 cm，切除皮肤手术瘢痕，从上方或下方所谓的“处女区”切开入腹，分离粘连，切除多余的皮肤。

（2）分层解剖两侧腹壁，依层次缝合腹壁。

（三）分期硅化橡胶（或涤纶织物）袋修补术

1. 手术适应证

脱出肠管较多，而腹腔容积较小时，应采用分期硅化橡胶袋修补术。

2. 手术步骤

（1）同传统一期修补术步骤（1）～（7）。

（2）缝合硅化橡胶袋：基本同脐膨出二期手术。将硅化橡胶片或涤纶织物做成袋状，一端边缘缝合于已开大裂口的肌膜边缘上，尽量还纳脏器在袋的顶端钳夹或缝合，以缩小涤纶袋的体积。每隔1～2天适当加压，还纳部分内脏，卷动钳子，紧缩涤纶袋或在中线附近再拉紧缝合，使脱出的脏器逐渐还纳入腹腔，促使腹腔容积渐渐扩大。一般经十余次的紧缩缝合，内脏可以全部还纳入腹腔。此时再手术除去硅化橡胶（或涤纶织物）袋，分层缝合腹壁。Fisher等在硅化胶袋的入口处安装弹簧环，弹簧环可直接嵌入腹壁缺损的边缘内，不用缝合，也取得了良好的效果。

分期硅化橡胶（或涤纶织物）袋修补术使一些不能行一期修补术的病例得到挽救，由于腹腔体积逐渐扩大，腹压不致急剧增高，术后发生呼吸困难者相对较少。缺点是有异物刺激作用，可使局部抗感染能力低下，易致切口感染，有时须过早取除硅化橡胶（或涤纶织物）袋。

四、术中意外及处理

（一）脱出内脏还纳困难

腹裂患儿，当脱出肠管较多，而腹腔容积较小时，可造成脱出内脏还纳困难。手术越早，肠管尚未积气扩张时，突出肠管越容易还纳。为减少肠管还纳困难，术前可置胃管胃肠减压，灌肠排出胎粪，减少肠腔内滞留液。术中由近向远端逐渐挤压肠管，尽量排空肠内容物，必要时行肠减压；术者用手缓慢地反复扩张腹壁，有人用手法强力扩张腹壁达15分钟之久，使腹肌向两侧推移，以扩大腹腔容积利于脱出肠管的回纳。有学者认为无张力疝修补的原则亦适用于腹裂修补手术，对于一期缝合修补确有困难的病例，可改用涤纶编织物或DualMesh膨体聚四氟乙烯补片修补腹壁肌层缺损，切忌张力性缝合；脱出内脏还纳困难者，应采用分期硅化橡胶（或涤纶织物）袋修补术。还纳肠管时切忌用暴力，以防因腹压急剧增加，膈肌抬高，引起呼吸循环衰竭而死亡。

（二）脱出内脏损伤或坏死

术前注意保护脱出的肠管，可用抗生素生理盐水清洗脱出的污染肠管，并用温盐水纱布覆盖。术中用新洁尔灭溶液清洗肠管表面的胶冻样物和纤维素假膜，但不可强求清除，不必分离肠袢间的广泛粘连，以免造成肠壁广泛渗血和浆膜破裂。手术过程中动作应轻柔，禁用暴力挤压、强行回纳肠管，否则会造成肠坏死、肠破裂。腹腔压力过高，下腔静脉受压扭转时也会影响肠管的静脉回流。一旦发生脱出内脏损伤或坏死，须进行修复或切除。对于肝脏边缘受挤压后发生坏死者，可切除部分肝组织。

五、术后处理

（一）体位

麻醉清醒前置平卧位，面部偏向一侧，以防呕吐后误吸。清醒后置斜坡卧位，抬高床头 15°～30°。

（二）注意保温

置辐射热暖箱或远红外线辐射式保暖台，维持患儿体温37～38 ℃。

（三）呼吸循环管理

持续吸氧，有明显呼吸困难的患儿应使用呼吸机。由于肠管整复后的腹腔内高压会带来呼吸困难，腹式呼吸受限，易致呼吸循环衰竭。因此，术后早期应继续用肌肉松弛剂，同时做辅助呼吸，改善循环灌流并保持呼吸平稳。呼吸机机械通气时、连接多参数监护仪连续检测血氧饱和度、心率，每小时测量一次血压，直至病情稳定。当患儿自主呼吸较强，使用 CPAP 时，若 FiO_2＜0.4，压力＜0.294 kPa（3 cmH_2O），血气仍在正常范围，可考虑拔管。

（四）预防和治疗感染

感染多来自创面、呼吸道及引流管，致病菌多为革兰阴性杆菌。术前肠管长期浸泡在羊水中及暴露于体外，多有不同程度的污染，涤纶织物可引起异物反应，造成切口感染，甚至裂开。为了减少感染，术中可用抗生素溶液冲洗腹腔，缝合腹壁时皮下放置引流条等措施；术后静脉应用抗生素预防和治疗感染，防止术后脓毒血症的发生。

（五）禁饮食

腹裂患儿术后需 2～4 周肠管才能恢复正常蠕动，此间应禁饮食，不宜过早经口进食，并尽量减少胃造瘘。

（六）保持胃肠减压

保持胃肠减压通畅，减轻腹胀，防止切口裂开。

（七）保持清洁

每日必须更换硅化橡胶囊袋外敷的配液纱布，保持局部清洁。

（八）加强支持疗法

由于术前肠管暴露在空气中，大量水分蒸发，蛋白质损失为50～250 mg/（kg·h），易造成水、电解质紊乱，低蛋白血症，而术后肠道功能恢复较慢，因此，术后应注意及时纠正水、电解质失衡，胃肠道外营养支持2～5周。

六、术后并发症及其处理

（一）切口感染或裂开

腹裂一期修补术后腹腔压力较高，皮瓣张力大，易导致皮瓣血液循环障碍，加之术前腹腔开放、肠管长期暴露污染，均可造成术后切口感染，甚至导致切口裂开。术后应密切观察切口愈合情况，出现切口、周围皮肤红肿等感染迹象时，可给予局部理疗、乙醇纱布湿敷等处理，必要时拆除几针缝线以利引流。如果切口部分裂开，可用胶带拉拢后加压包扎，如全部裂开，则应在全麻下二次减张缝合，术后腹带加压，加强静脉营养。分期修补术使用的硅化胶袋，可引起异物刺激，产生排异反应，易导致切口感染，一旦发生感染应及时拆除涤纶袋。

（二）呼吸循环障碍

腹裂脱出肠管较多时，往往还纳较困难，一期手术还纳后，腹腔压力明显升高，有学者报道，腹裂患儿关腹时中心静脉压可由120 mmH_2O升高到300 mmH_2O，一般术后24～48小时可恢复正常。加上术后肠麻痹、肠梗阻等因素，致使膈肌升高，术后出现呼吸困难，呼吸快，紫绀，如不及时治疗，可以导致死亡。此类患儿术后应禁饮食、全量输液，加强呼吸管理，必要时应用肌松药物，呼吸机控制呼吸。分期修补术时，每次还纳肠管不宜过多，以免引起腹腔压力过高，膈肌抬高，影响呼吸。

（三）术后肠麻痹、肠梗阻

Tibboel等通过动物实验认为腹裂患儿术后肠功能恢复较差，且多伴有肠吸收不良，这与脱出肠管慢性缺血和在含有尿素、肌酐和尿酸的羊水中长期浸泡有关。这种肠麻痹的恢复一般需要两周左右，此期间应禁饮食，应用胃肠道外营养支持。由于羊水的长期浸泡，化学性刺激，使脱出肠管表面充血、水肿、渗出增多，还纳腹腔后肠管紧密相连，可发生粘连成角，导致肠梗阻。另外，手术中应特别注意探查有无肠管畸形，如肠旋转不良、肠闭锁、肠狭窄和肠系膜固定不良等，并及时矫治。如第一次手术中漏诊，术后短期可出现肠梗阻症状。麻痹性肠梗阻与粘连性肠梗阻不易鉴别，剖腹探查应持慎重态度。

（四）术后腹膜炎

腹裂患儿的脱出肠管，如出生后未及时保护、可造成污染，发生感染，还纳腹腔后可导致术后腹膜炎，合并肠梗阻肠穿孔、肠坏死及坏死性小肠结肠炎时也可出现腹膜炎症状。若术后发生典型腹膜炎，应立即行剖腹探查术。如为感染所致，应行腹腔冲洗引流；如系肠坏死，则应行肠切除肠吻合或肠造瘘术，同时加强静脉营养，应用广谱抗生素。

（五）短肠综合征

腹裂患儿的肠管总长度较短，Gilbert 测量 17 例腹裂患儿肠管总长度为 35～130 cm，平均 70 cm，而且均有中肠未回转，致使脱出肠管易发生嵌顿、扭转、肠坏死，在肠切除后肠道总长度更短，形成术后短肠综合征。10％～15％腹裂患儿合并肠闭锁或肠狭窄，需要切除部分肠管，是造成术后短肠综合征的另一原因。因此，在腹裂畸形儿出生后至手术治疗前应特别强调重视保护脱出肠管，防止发生嵌顿、扭转、坏死。已发生肠坏死或合并肠闭锁、肠狭窄者，在行肠切除吻合时应尽量保留血液循环良好、有生机的肠管。脱出肠管不能回纳时禁忌切除肠管，以免造成短肠综合征。

近年来，由于采取分期修补手术，人工控制呼吸，全胃肠道外营养支持，加强监护，病死率明显降低。影响病死率的因素有腹壁缺损大小、脱出内脏的多少、患儿出生体重、伴发畸形和治疗方法的选择等。

（罗长江）